名医が教える
自分で治す
脊柱管狭窄症
改善トレ

整形外科医・カイロプラクター
竹谷内康修●著

徳間書店

根深い脊柱管狭窄症のお悩みに新たなアンサーを提示します

脊柱管狭窄症の治療の難しさ

私は、祖父から代々、カイロプラクティックを生業《なりわい》とする家系で育ち、おのずと自分もカイロプラクティックの道を目指しました。しかし、日本ではカイロプラクティックに関する法律がないため、医療分野のなかでの位置づけが確立されていません。そこで、私はまず日本の大学の医学部を卒業して整形外科医となり、3年間臨床を経験したのちにアメリカに留学して、カイロプラクティックを修《おさ》めました。現在は、整形外科医でカイロプラクターでもあるという、特異なドクターとして自らのクリニックを開き、患者さんの治療にあたっています。

整形外科ではおもにレントゲン検査などの画像で原因を探っていきますが、残念ながら、画像検査には限界があります。というのも、レントゲン検査では骨などのかたい組織は画像にあらわれますが、そもそも痛みの原因と考えられる筋肉や軟骨《なんこつ》、神経

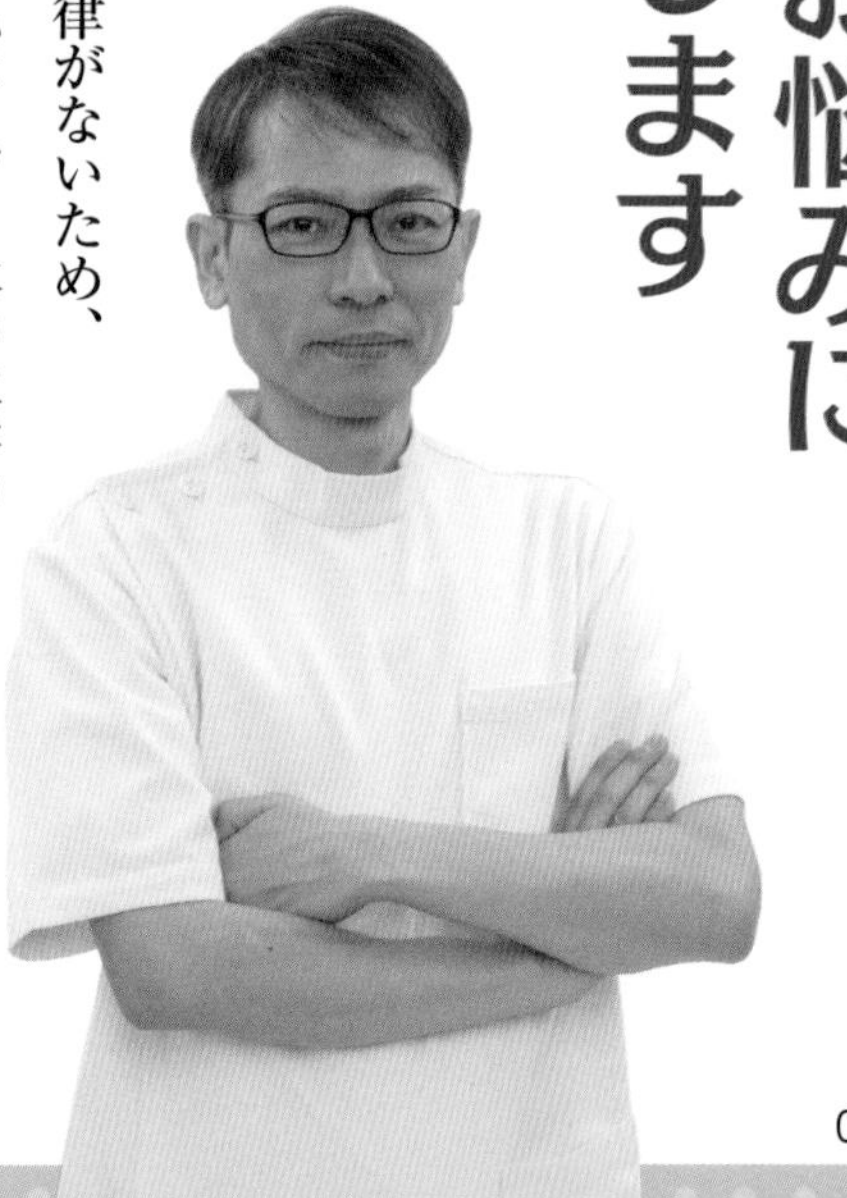

などのやわらかい組織ははっきりとは映し出されないのです。また、MRI検査の結果、画面上では脊柱管《せきちゅうかん》がそれほど狭くなっていないのに、脊柱管狭窄症《せきちゅうかんきょうさくしょう》のつらさを訴える人もいます（その逆もいます）。実は、診断においては、痛みの原因がどこにあるかの判断に画像検査の果たす役割は、あまり大きくありません。いつ、どこで、どのような症状があらわれるのかを詳しく尋ねる問診と、体を触ったり動かしたりして入念な診察を行うほうが、はるかに大切なのです。

現在、私のクリニックでは、薬や注射、手術に頼らずに、手技やセルフケアの指導を重視して、体を根本から治すことを目指し、治療にあたっています。どこから痛みが生じているのか、なぜそこが傷《いた》んだのか、体は今どんな状態なのか、生活や過去のできごとに隠れた原因はないか、そして、ベストの治療法は何か。1人ひとりの患者さんに寄り添いながら、お悩みを解決すべく最善を尽くしています。

脊柱管の狭窄以外に原因が潜む

そして、私の臨床経験からいえば、脊柱管狭窄症でクリニックに来院される患者さんの8割以上が、脊柱管の狭窄以外にも、坐骨神経痛《ざこつしんけいつう》（脊柱管狭窄症の代表的な症状）の原因を抱えています。詳しくは本書で述べますが、脊柱管の狭窄だけに目を向けて治療をするだけでは不十分だというのが、私の考えです。

具体的には、脊柱管の狭窄のほかに、梨状筋《りじょうきん》の緊張、足首のゆるみが、症状の原因として絡んでいるケースが数多く見られることに注目しています。

このことから私は、本書では脊柱管狭窄症を、

狭義の脊柱管狭窄症 脊柱管のみが原因で発症

広義の脊柱管狭窄症 脊柱管のほかに梨状筋や足首の原因も絡んで発症

と定義して、今まで語られてこなかった知見や最新のバージョンアップしたセルフケアをお伝えします。

私のクリニックには、ほかの整形外科で手術をすすめられた、かなり重度の脊柱管狭窄症の患者さんもたくさん来院されます。立っているのもつらい、あるいは数分間歩いただけでも痛みやしびれで歩けなくなるといった間欠跛行《かんけつはこう》を起こしている人も来院されます。そのような患者さんでも、体を根本から改善する治療を行うと、すっかりよくなる方も大勢いらっしゃいます。

とくに、脊柱管狭窄症と診断されて治療を続けているのに、思うような効果が得られない、という方には、梨状筋、足首に目を向けてみることを強くおすすめします。

1人でも多くの患者さんが苦しみから解放されることを心より願っています。

竹谷内 康修

脊柱管狭窄症のチェック

さて、どのような症状があれば脊柱管狭窄症の可能性が疑われるのでしょうか。下の5つのポイントを確認してみてください。

□ しばらく立っていると、お尻から太もも、ふくらはぎやすねなどに痛みやしびれが出てくる

□ 痛みやしびれは腰を後ろに反らすと強くなる

□ 痛みやしびれは前かがみになると楽になる

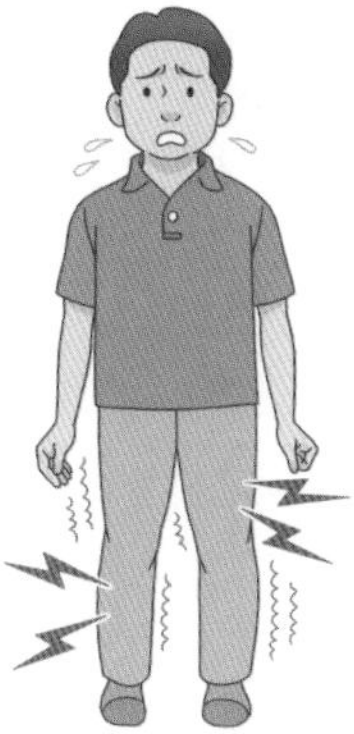

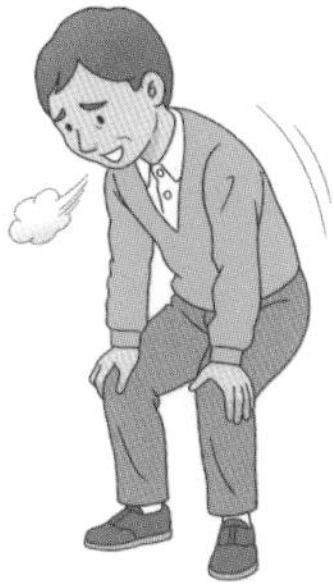

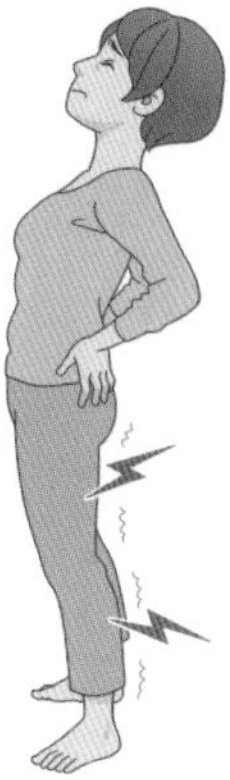

□ 歩くと足の痛みやしびれが強くなり、立ち止まったり座ったりすると楽になる

□ 自転車やショッピングカートを使うと移動が楽になる

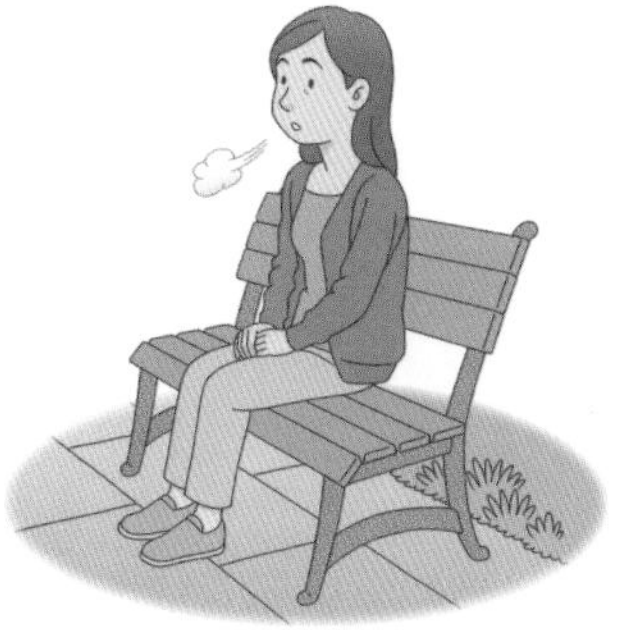

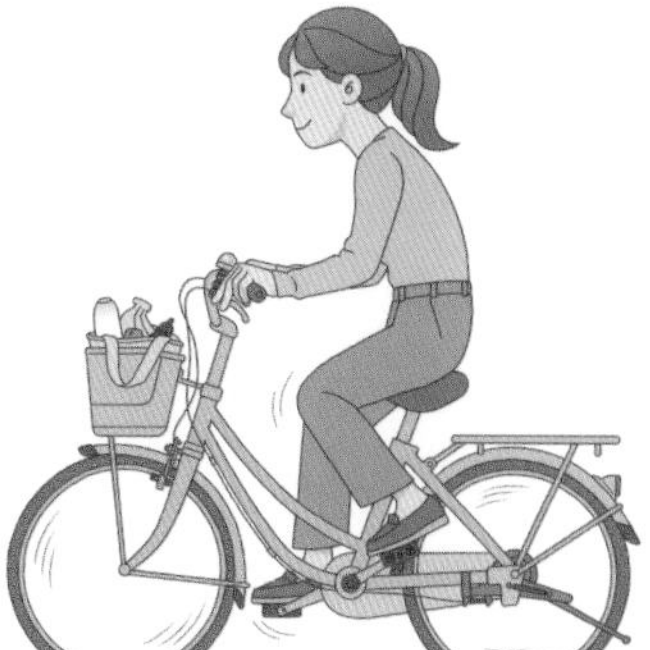

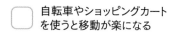

もし、2つ以上あてはまるようなら要注意です。本書を参考にしてセルフケアを覚えて、生活習慣を見直すことをおすすめします。

目次

名医が教える 自分で治す 脊柱管狭窄症 改善トレ

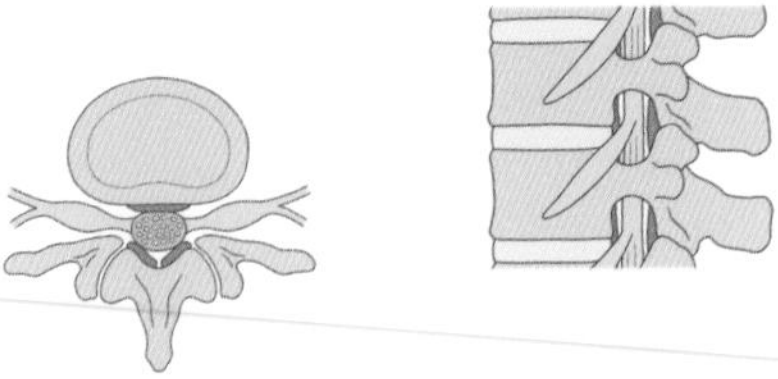

第1章 新提唱! 押さえておきたい脊柱管狭窄症のメカニズム

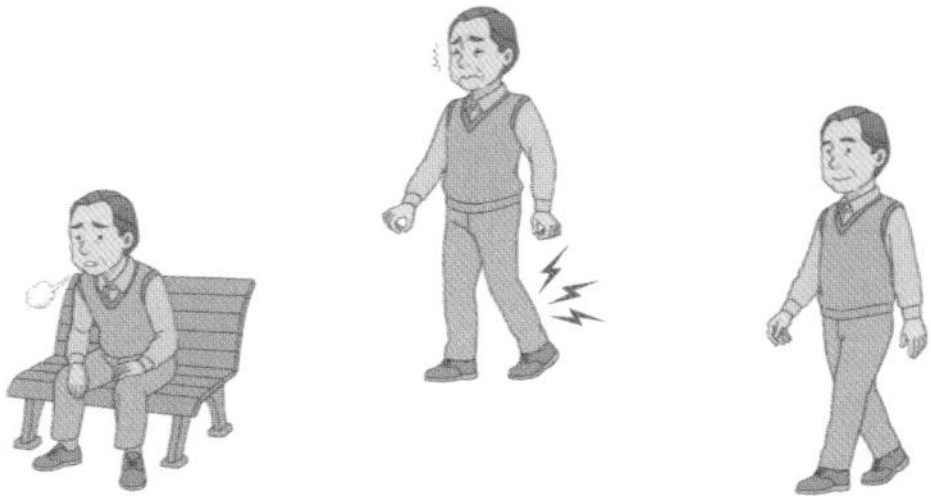

第2章 実践！ 脊柱管狭窄症を治す 竹谷内式 トリプルケア

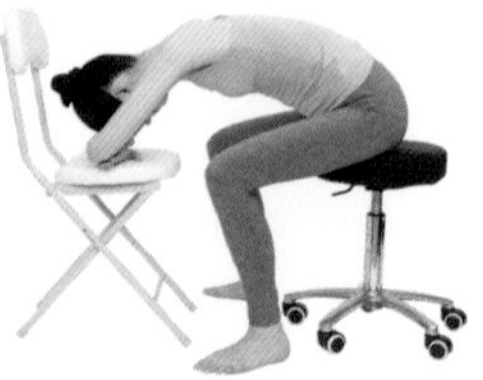

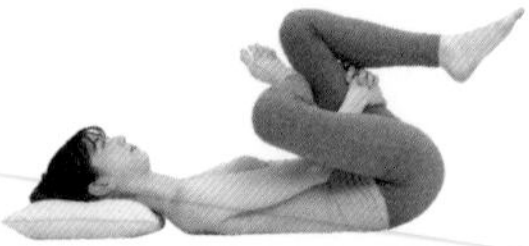

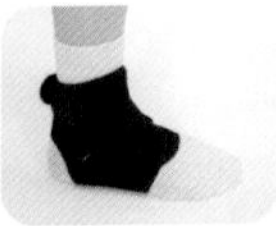

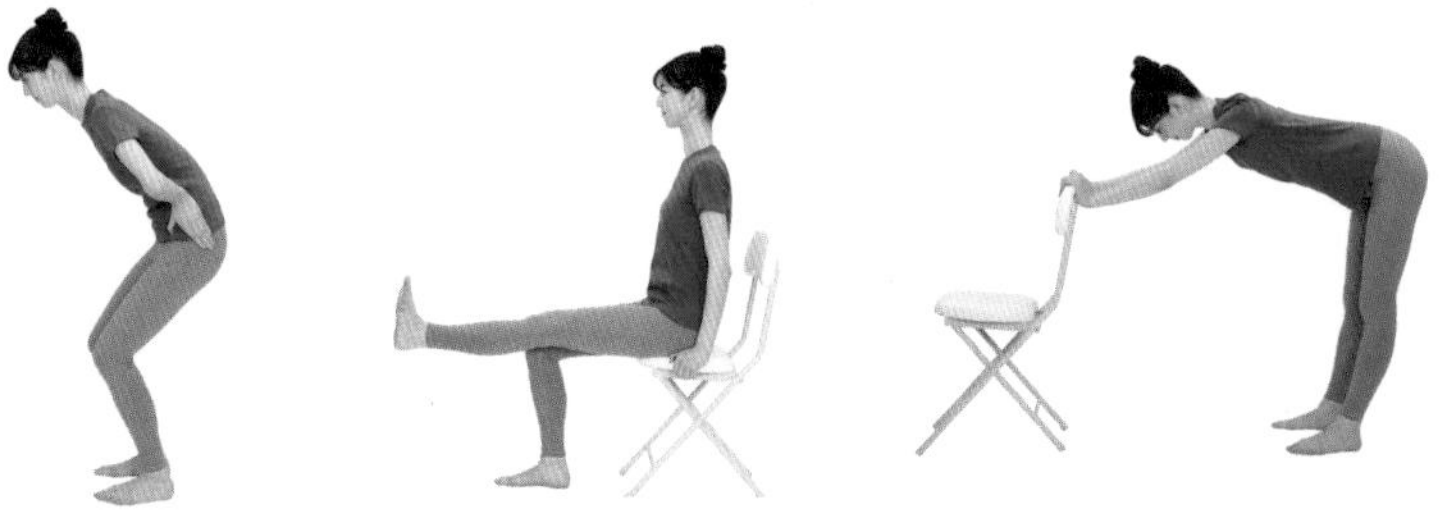

第3章

日常に取り入れたい！　早く治すための生活の工夫

※本書で紹介している体操や方法を実践しても症状の改善が見られない、
あるいは痛みが出る場合は中止し、医師の診察を受けてください。

付章 もっと知りたい！ 早く治したい！ 脊柱管狭窄症Q&A

巻末収録 ケース紹介！ 竹谷内メソッドでしつこい症状を治した4人

第1章

新提唱！押さえておきたい脊柱管狭窄症のメカニズム

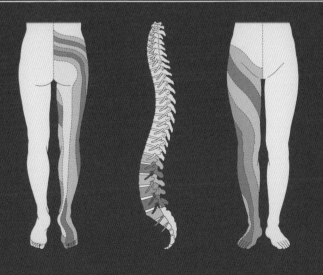

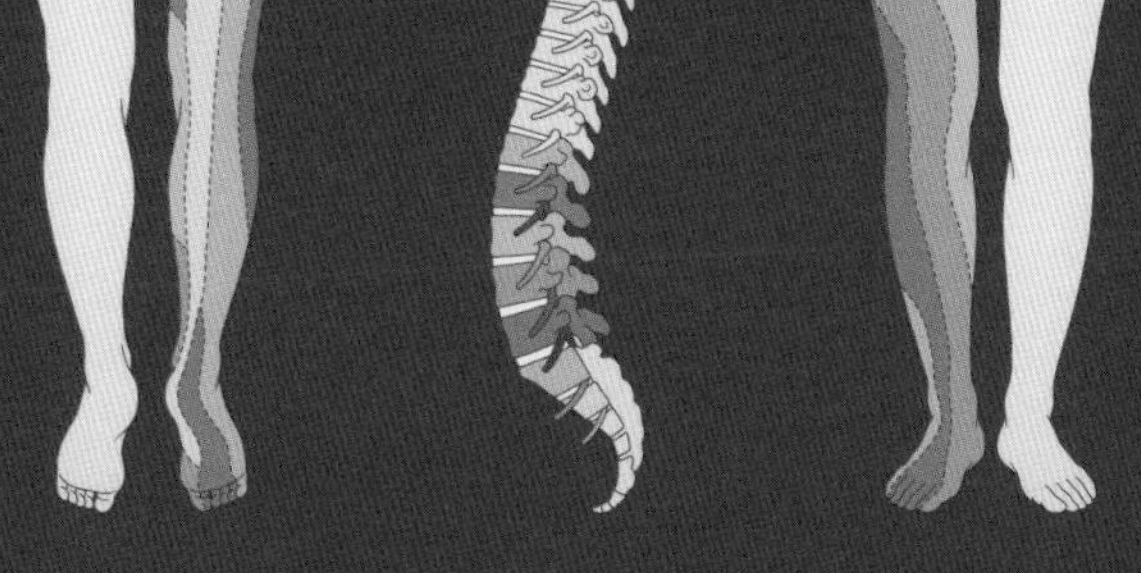

最大の原因は加齢であり、誰でも発症する可能性がある病気

脊柱管狭窄症が発症するメカニズム

この章では、脊柱管狭窄症《せきちゅうかんきょうさくしょう》に正しく向き合うために、押さえておくべきことを紹介していきましょう。まず、この病気が発症にいたる大まかな経緯は、以下の3段階で説明できます。

❶腰椎《ようつい》や、軟骨《なんこつ》である椎間板《ついかんばん》、脊柱管内の靭帯《じんたい》が老化により変形する

❷脊柱管（背骨の後ろ側にある神経が通る管）のなかを通る神経が圧迫される

❸お尻や足に痛みやしびれなどが起こる

骨や軟骨、靭帯などが加齢とともに変化（あるいは老化）していくのは自然な生理的現象で、誰も止められません。そういう意味で、**脊柱管狭窄症はけっしてめずらしい病気ではなく、どんな人でも発症する可能性があります。**最大の原因は加齢といっても過言ではないでしょう。

事実、日本では脊柱管狭窄症の患者が増加していますが、その理由の第1に

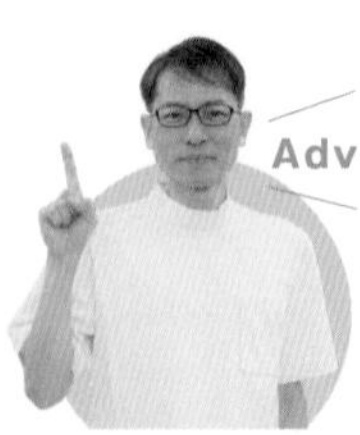

Advice!

あきらめずに対処を！

この病気の大きな原因が加齢（老化）なのは確かですが、だからといって「仕方がないもの」とあきらめるのはよくありません。これまでどおり過ごしていれば悪化の一途をたどる可能性もあります。自分次第で、症状の改善や進行を遅らせることもできますので、本書を読み進めて、対処しましょう。

挙げられるのが、高齢者人口の増加です。脊柱管狭窄症は、加齢に伴って有病者の割合が増加することがデータでも裏づけられていますから、今後、高齢化に拍車がかかれば、患者数がさらに増えていくことが想像できます。

しかも、加齢とともに徐々に進行する❶や❷の変化に、本人が症状が出る前に気づきにくいのがこの病気の厄介《やっかい》なところです。**本人が気づかぬうちに腰椎やその周辺部位の老化が進み、病態がある程度できあがってしまった段階で、❸で挙げた症状があらわれてはじめて気がつく**——これが脊柱管狭窄症という病気の特徴です。

脊柱管狭窄症は、長期間、症状に悩む人が少なくない病気ではありますが、症状の改善や回復、あるいは悪化の予防を目指すことができます。あきらめてはいけません。

どうして脊柱管狭窄症になるのか

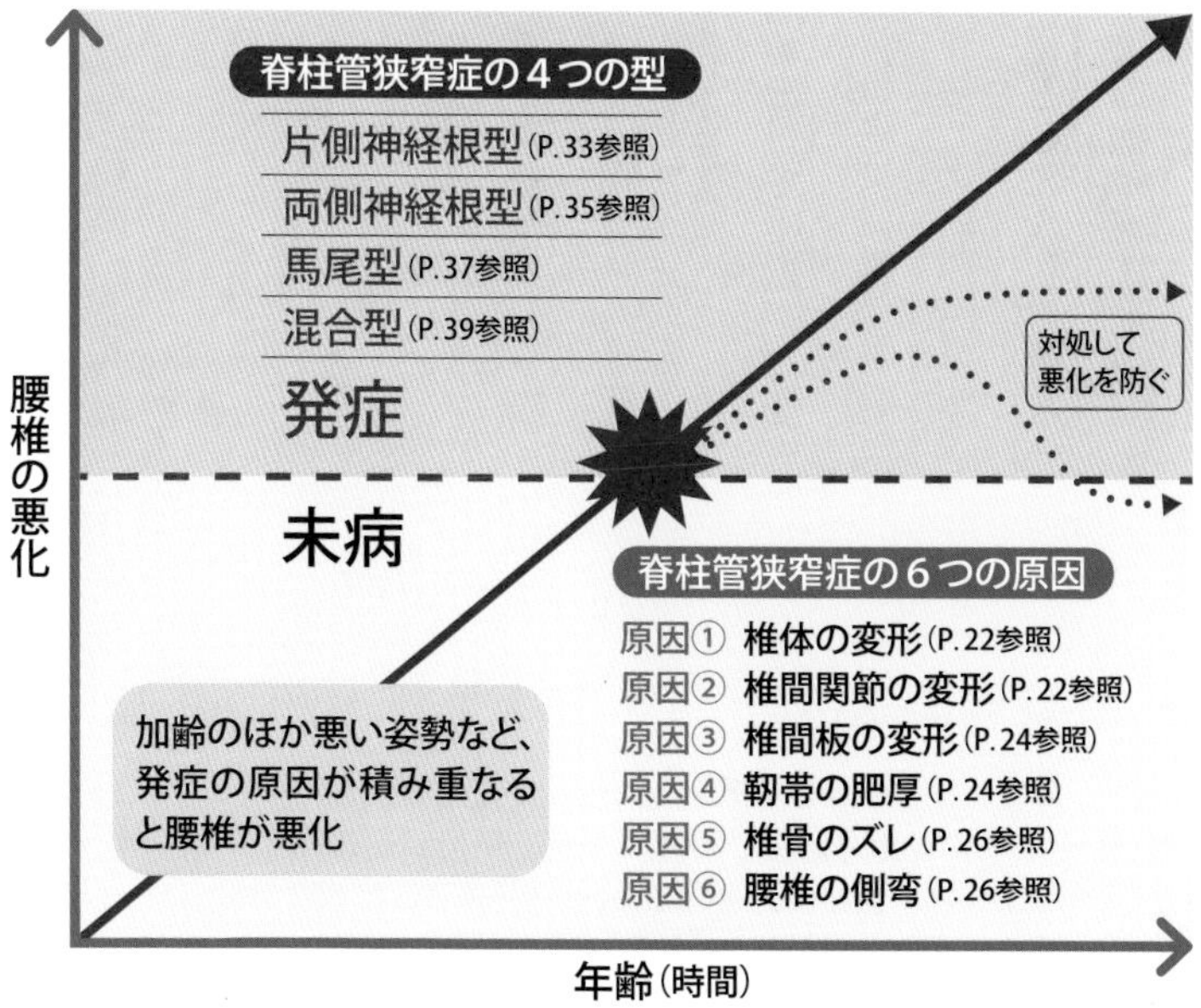

脊柱管狭窄症には体の構造的な問題も潜んでいる

背骨＝脊椎・脊柱にはいつも負担がかかっている

脊柱管狭窄症を理解するためには、背骨の構造を理解しておきましょう。

背骨は「脊椎《せきつい》」または「脊柱《せきちゅう》」ともいいます。脊椎は椎骨《ついこつ》と呼ばれる小さな骨が連結し、S字状のゆるやかな背骨のカーブを描いています。頭側から頸椎《けいつい》7個、胸椎《きょうつい》12個、腰椎5個があり、その下に仙骨《せんこつ》、尾骨《びこつ》があります。

椎骨と椎骨の間には、弾力性をもつ軟骨「椎間板」がはさまっています。椎間板は重い荷重に耐えられるうえ、その柔軟性ゆえに椎骨の動きと、椎骨の連《つら》なった脊柱のS字カーブの伸び縮みを可能にしています。さらに、椎骨同士は帯状の丈夫な線維《せんい》の束「靭帯」でしっかりと結合されています。こうした構造によって、自由に背中（とくに腰部）を曲げたり、運動による衝撃や椎骨への負担を緩和したりすることができます。見方を変えれば、**脊椎は体を支えたり、動いたりする際に、非常に大きな負担がかかっているのです。**

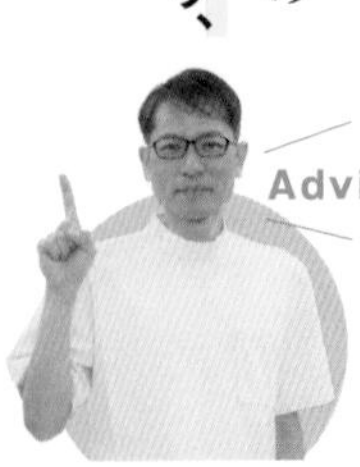

Advice!

背骨の構造について知ろう

背骨はS字状のカーブを描いています。S字のカーブによって、体を上下に動かすときに背骨にかかる負担や衝撃をやわらげることができます。また、人間は二足歩行をすることで脳が発達し、重い頭をもっていますが、S字カーブの真上に、重い頭をのせることで、背骨にかかる負担を軽くしています。

背骨（脊椎）の構造

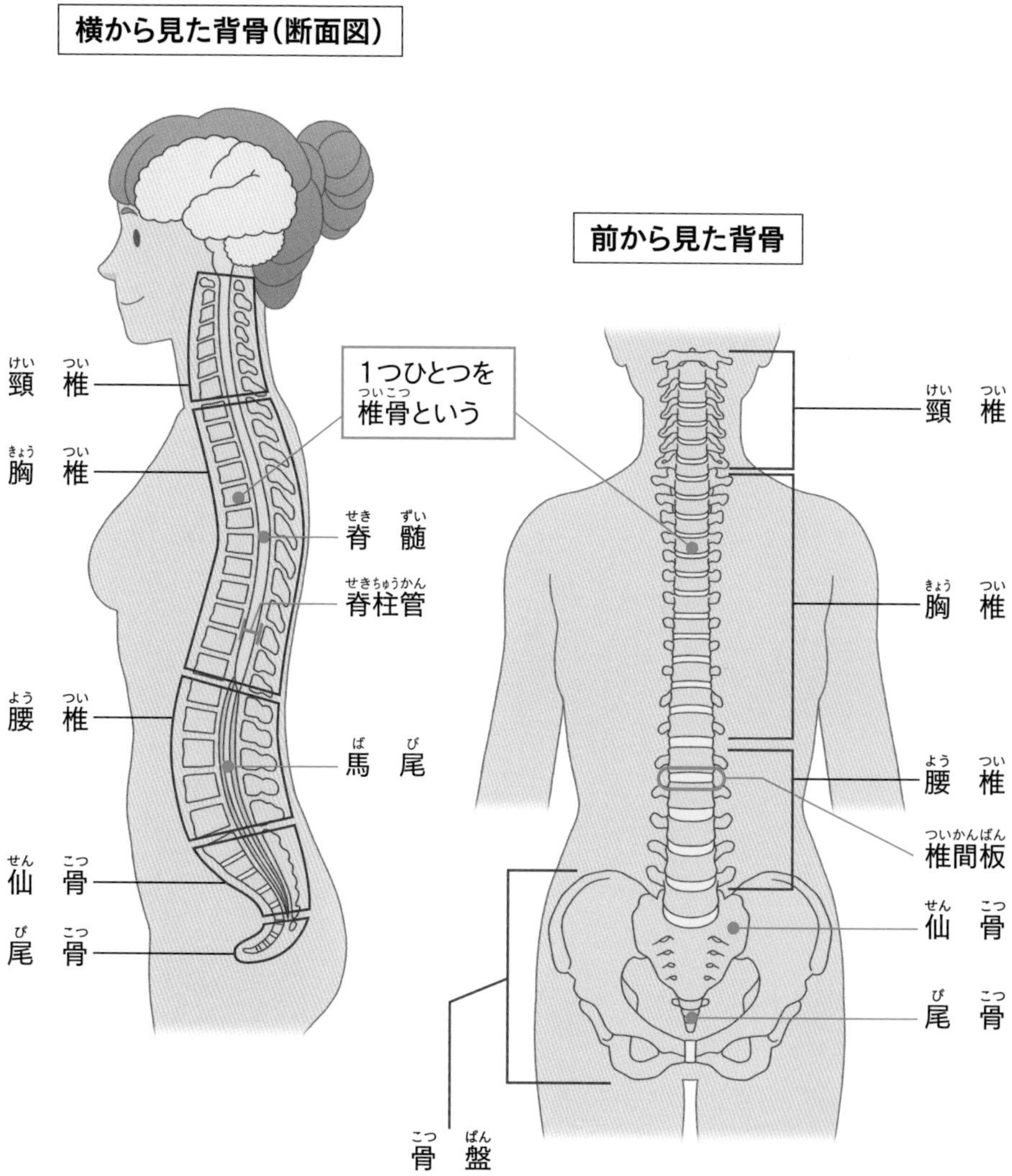
横から見た背骨（断面図）
頸《けい》椎《つい》
胸《きょう》椎《つい》
腰《よう》椎《つい》
仙《せん》骨《こつ》
尾《び》骨《こつ》
1つひとつを
椎骨《ついこつ》という
脊《せき》髄《ずい》
脊柱管《せきちゅうかん》
馬《ば》尾《び》
前から見た背骨
頸《けい》椎《つい》
胸《きょう》椎《つい》
腰《よう》椎《つい》
椎間板《ついかんばん》
仙《せん》骨《こつ》
尾《び》骨《こつ》
骨《こつ》盤《ばん》

背骨は重要な運動器で、脊柱管は神経を守る働きも担う

神経を保護する役割を担う脊柱管

脊椎を構成する椎骨は、「椎体《ついたい》」という前側の部分と、「棘突起《きょくとっき》」「横突起《おうとっき》」「椎弓《ついきゅう》」などからなる後ろ側の部分に分けられますが、**椎体と椎弓に囲まれた中心部分に「椎孔《ついこう》」と呼ばれる穴があり、椎骨が積み重なると、この椎孔が連なった筒状の空洞「脊柱管」となります。**

脊柱管には中枢神経である「脊髄《せきずい》」と、その末端で馬のしっぽのように伸びる「馬尾《ばび》」と呼ばれる末梢神経の束《たば》が通っています。脊髄は脳と体の各部分とを結び、信号を伝える神経のメインストリートにあたります。

正常な脊柱管は、脊柱管のなかに脊髄や馬尾がおさまり、ここから分かれて体の各部分へとつながる神経の根っこの部分（神経根《しんけいこん》）が出ています。また、椎骨同士を連結している靭帯のうち、「後縦靭帯《こうじゅうじんたい》」と「黄色靭帯《おうしょくじんたい》」が脊柱管のなかに収まっています。

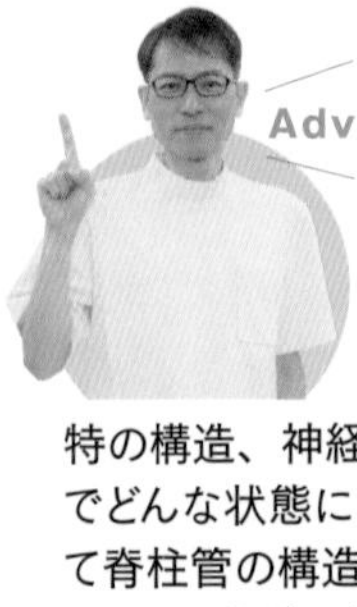

Advice!

脊柱管の構造について知ろう

脊柱管狭窄症による痛みやしびれは、脊柱管独特の構造、神経とのかかわりによって起こります。自分の体のなかでどんな状態になっているのか、病気への理解を深める一環として脊柱管の構造を頭に入れておきましょう。体内のイメージができているほうが、体操や日常の動作も、適切に行いやすくなります。

正常な腰の脊柱管と椎間孔

横から見た図

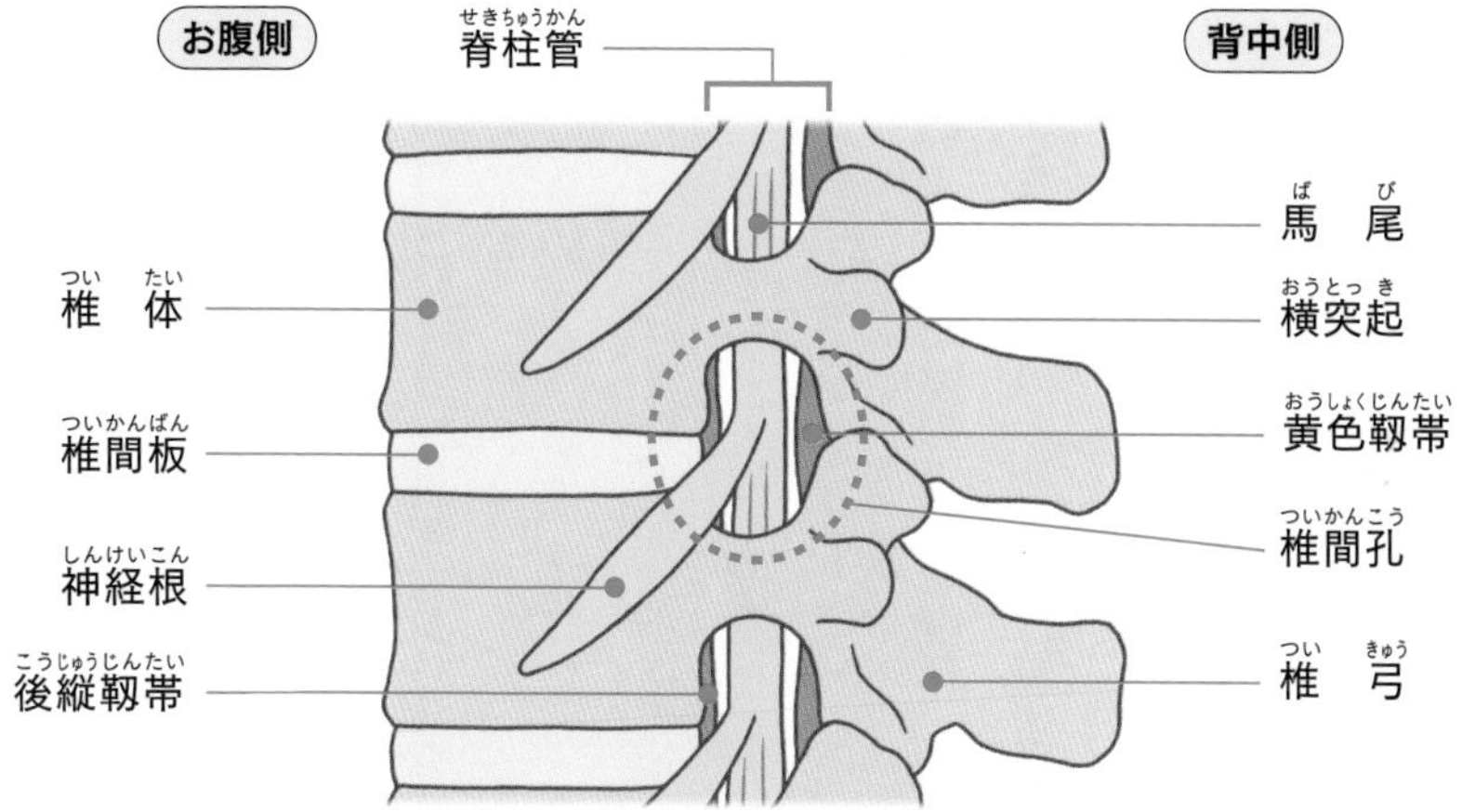

椎骨が積み重なると、椎孔が連なって筒状の空洞（脊柱管）ができあがる。そのなかを馬尾が通っている。

上から見た断面図

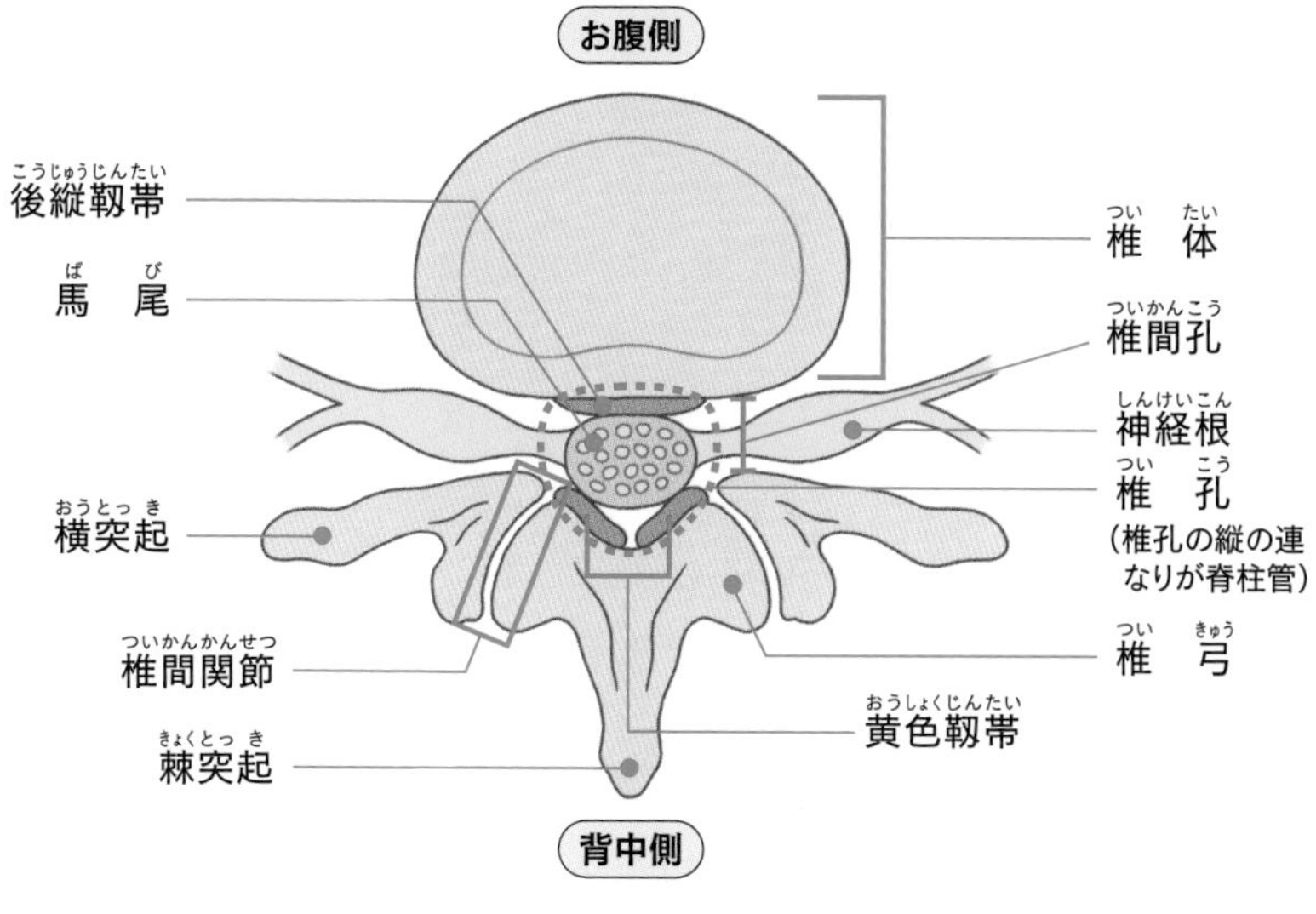

腰椎に多大な負担がかかり続けて狭窄が進行してしまう

腰椎は20～30キロの上半身を支える

脊柱を構成する椎骨のうち、胸椎は肋骨《ろっこつ》とつながり、胸骨《きょうこつ》とともに強固な胸郭《きょうかく》をつくりあげています。また、仙骨や尾骨を含む骨盤《こつばん》も、がっちりとした輪のような構造をしていて、上半身や内臓を支えるとともに下半身の動きも支えています。

一方、**腰椎はといえば、前述のような胸郭（12本の肋骨）や骨盤と異なり、ただの一本柱にすぎません。**つまり腰椎は構造的に弱いのです。

しかしながら、腰椎は少なくとも20～30キロの重さをもつ上半身を日常的に支えています。さらに、腰椎は腰の曲げ伸ばしなどを行うための運動器としての役割も担っています。狭窄を招く要因はさまざまで、22ページ以降で詳しく述べますが、長い年月にわたって腰椎へ大きな負担をかけ続けていることが引き金になるという点では共通しています。

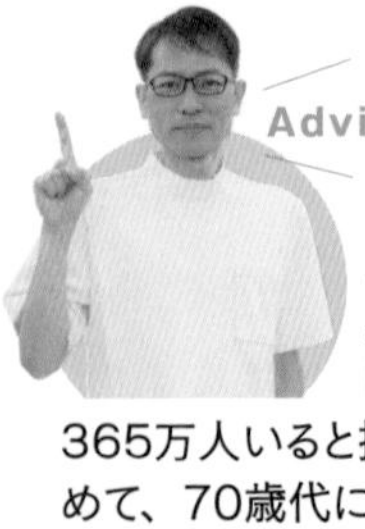

Advice!

脊柱管狭窄症の患者数

日本国内で、脊柱管狭窄症の患者数はおよそ365万人いると推測されています。40歳代から徐々に発症しはじめて、70歳代になると男女ともに1割以上の人が発症しています。高齢社会が進み、今後さらに患者数が増えることが見込まれています。

狭窄した腰の脊柱管と椎間孔

横から見た図

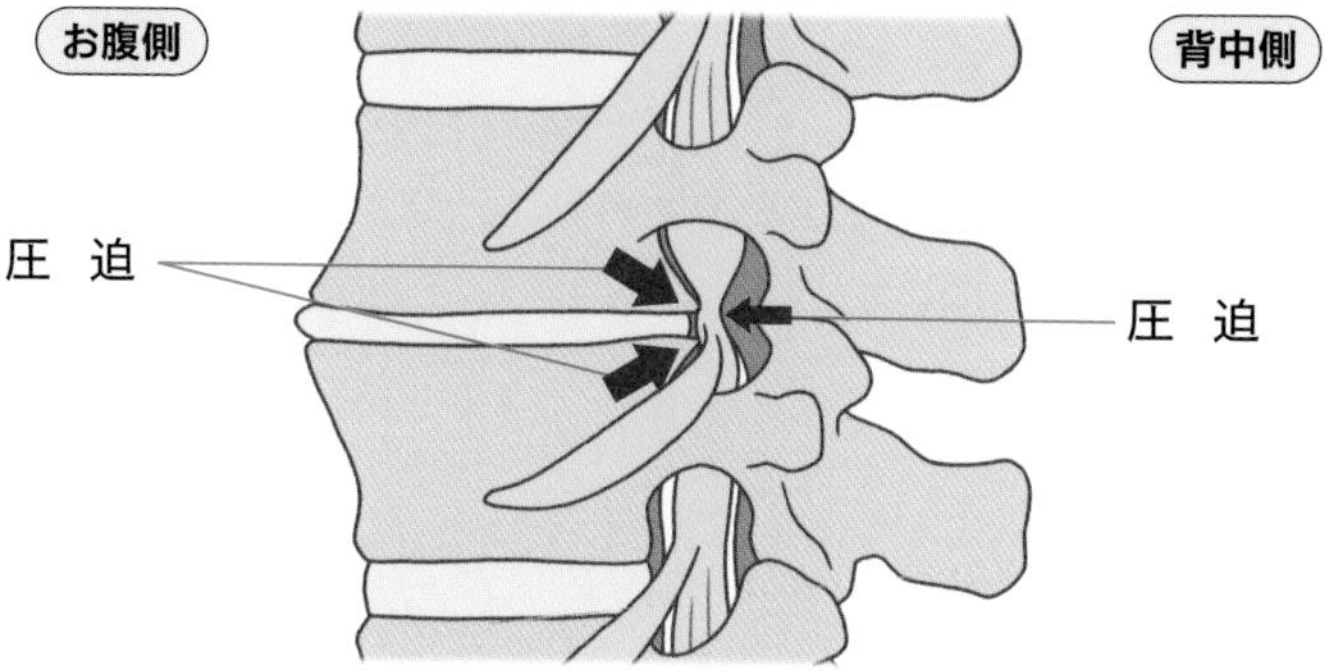

脊柱管周辺の骨や軟骨、靱帯などが変形し、脊柱管を通る馬尾や椎間孔を通る神経根を圧迫している。これが脊柱管狭窄症の原因。

上から見た断面図

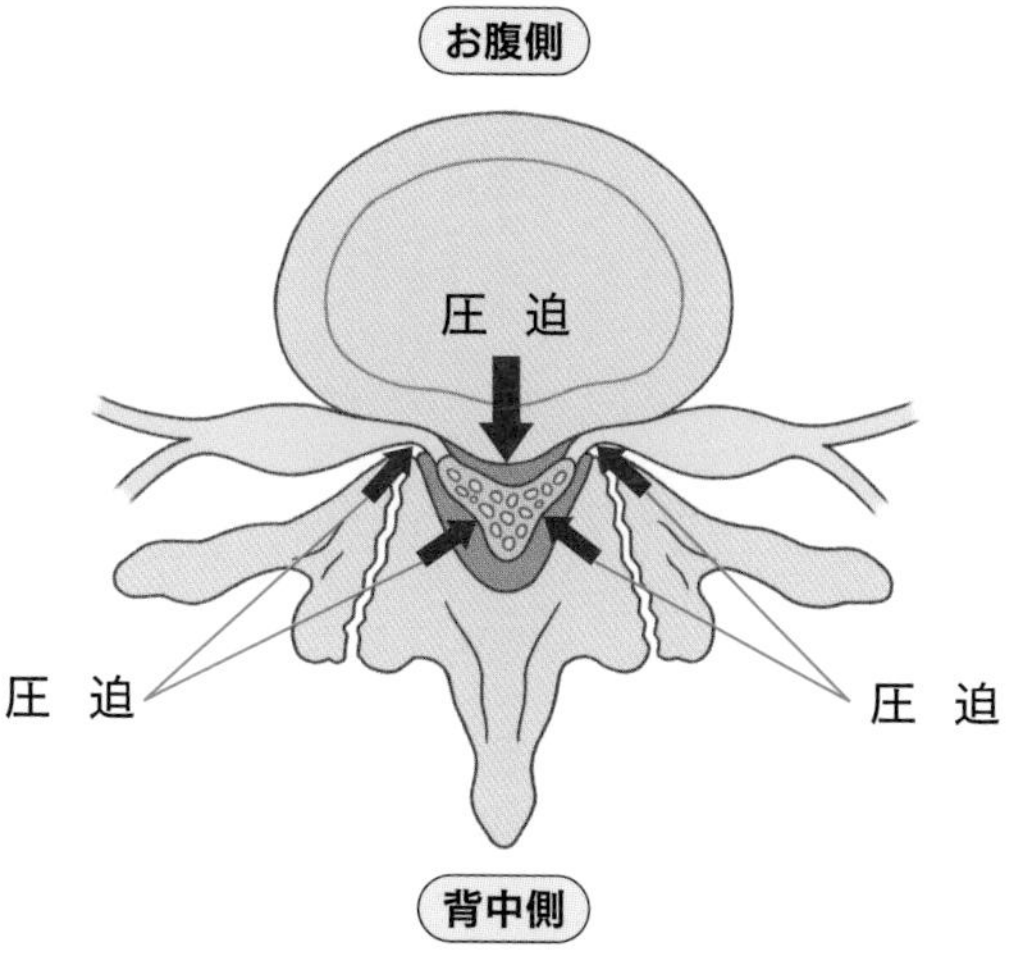

椎孔を囲む骨や靱帯などが、椎孔のなかの馬尾や椎間孔を通る神経根を圧迫している。

一定の時間や距離を歩くうちに症状が悪化して歩くのが困難になる

もっとも特徴的な症状「間欠跛行」

脊柱管狭窄症でもっとも特徴的な症状が「間欠《かんけつ》跛《は》行《こう》」です。間欠跛行とは、歩きはじめは何ともないのに、しばらく歩いているうちに、足のしびれや痛みが出てきて、歩くのが困難になり、しばらく休息すると症状がなくなるか、軽くなるので、再び歩けるようになるものの歩き出してしばらくすると、また同じ症状が出る状態です。

原因は大きく2点あります。**歩いていると腰がやや反った状態になるため、神経への圧迫がより強くなること、足を前後に動かす動作により、足に向かう神経が引っ張られることが挙げられます。**そのため、痛みやしびれが強くなり、それがピークに達すると歩けなくなるのです。間欠跛行が出ないようにこまめに休むのが基本ですが、症状が出てしまった場合、「腰まるめ休憩ポーズ」（112ページ）を実践するなどして脊柱管を広げると回復しやすくなります。

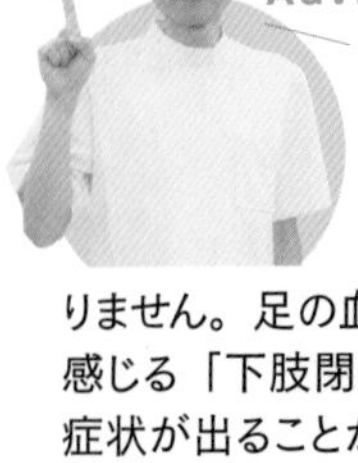

Advice!

下肢閉塞性動脈硬化症とは

間欠跛行は、脊柱管狭窄症に限った症状ではありません。足の血管が狭まって血流が悪くなり、歩くと足に痛みを感じる「下肢閉塞性動脈硬化症」でも、同じように間欠跛行の症状が出ることがあります。両者の見分け方については、133ページで詳しく述べます。

脊柱管狭窄症に特徴的な「間欠跛行」とは

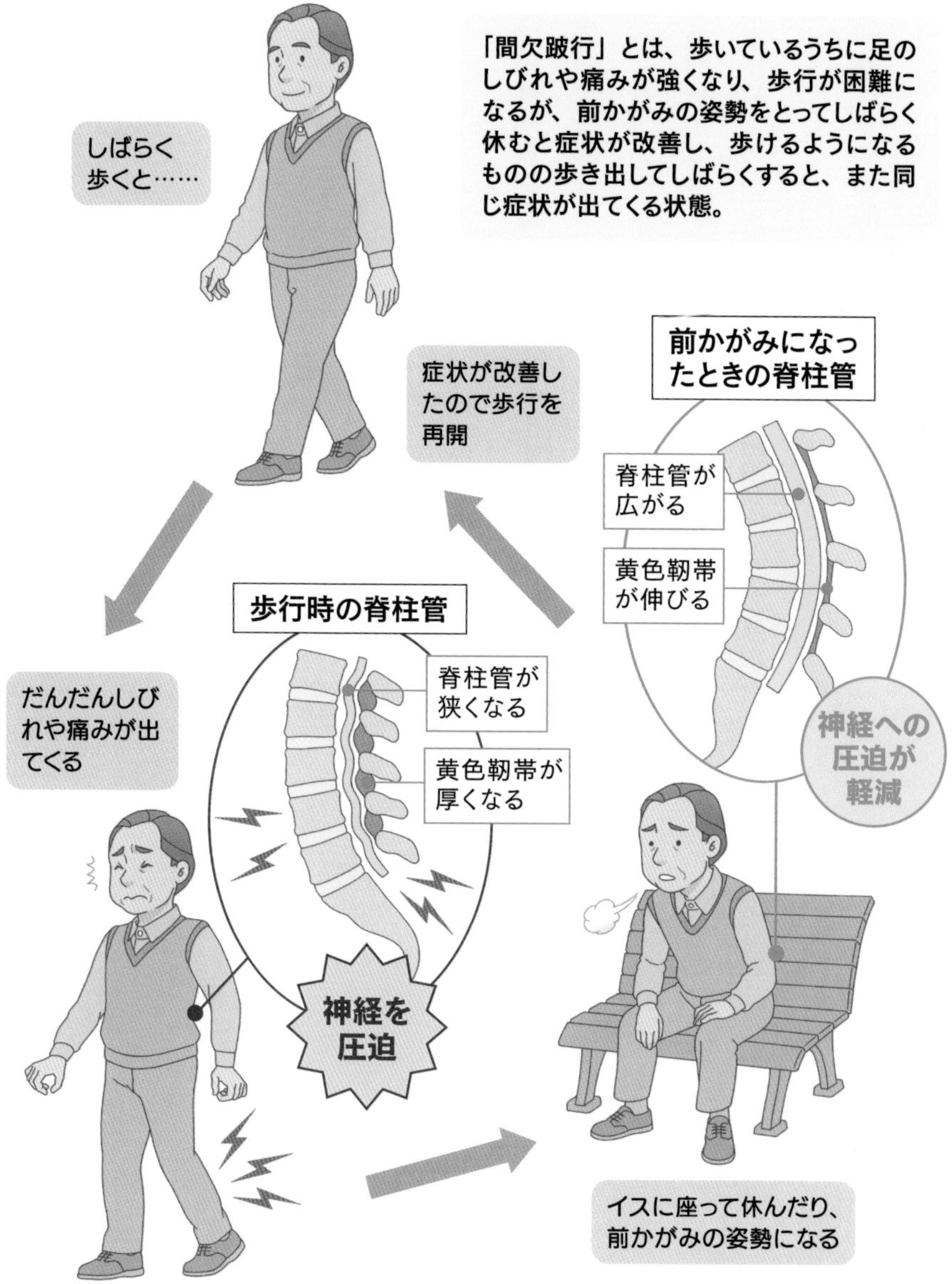

「間欠跛行」とは、歩いているうちに足のしびれや痛みが強くなり、歩行が困難になるが、前かがみの姿勢をとってしばらく休むと症状が改善し、歩けるようになるものの歩き出してしばらくすると、また同じ症状が出てくる状態。
しばらく歩くと……
症状が改善したので歩行を再開
前かがみになったときの脊柱管
脊柱管が広がる
黄色靭帯が伸びる
神経への圧迫が軽減
歩行時の脊柱管
脊柱管が狭くなる
黄色靭帯が厚くなる
神経を圧迫
だんだんしびれや痛みが出てくる
イスに座って休んだり、前かがみの姿勢になる

脊柱管狭窄症が発症する原因を探る
――椎体と椎間関節の問題

原因① 椎体の変形
原因② 椎間関節の変形

長年にわたって腰椎に負荷がかかり続けると、椎体の上縁と下縁にトゲのような出っぱりが形成されることがあります。こうした骨の変形を「骨棘《こっきょく》」と呼びます。**この骨棘が脊柱管や椎間孔《ついかんこう》に突き出て狭窄を起こし、神経を圧迫するようになります。**骨棘は、かかとなどの皮膚がこすれて厚くなることをイメージするとわかりやすいでしょう。

また、椎間関節が変形することでも脊柱管の狭窄を招きます。椎骨の後ろ側の部分を上下に結ぶのが椎間関節《ついかんかんせつ》です。椎間関節もまた体重の負荷がかかる部分で、負荷が長年にわたって続くと、**関節自体が肥大化してせり出し、骨棘も形成されて、脊柱管や椎間孔を狭めてしまうことがあります。**その結果、神経を圧迫して痛みやしびれを引き起こすのです。

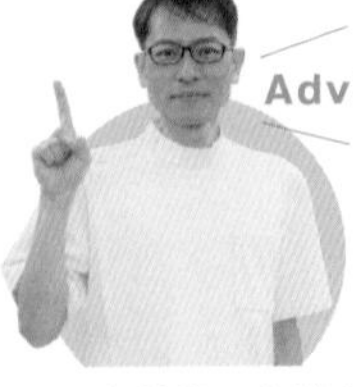

Advice!

骨棘が形成される理由

たとえば、腰をまるめて座ったり、前かがみで立ったり歩いたりする習慣があると、腰椎に負担がかかります。すると、椎骨は、負荷を分散させようと、荷重がかかる接触面を広げようとします。それが、椎体の上縁と下縁にトゲのような出っ張り＝骨棘が形成される理由です。

原因① 椎体の変形

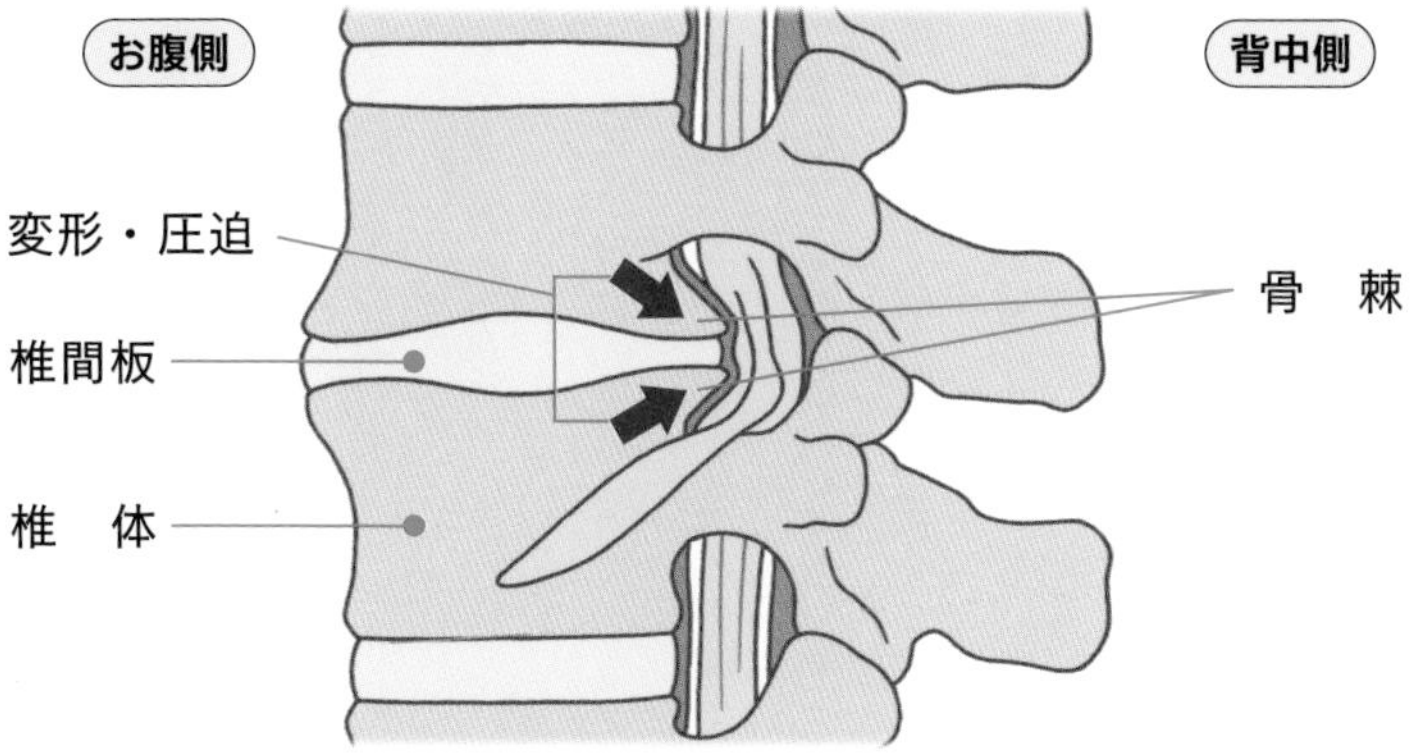

椎体に骨棘が形成され、脊柱管や椎間孔に突き出て神経を圧迫する。

原因② 椎間関節の変形

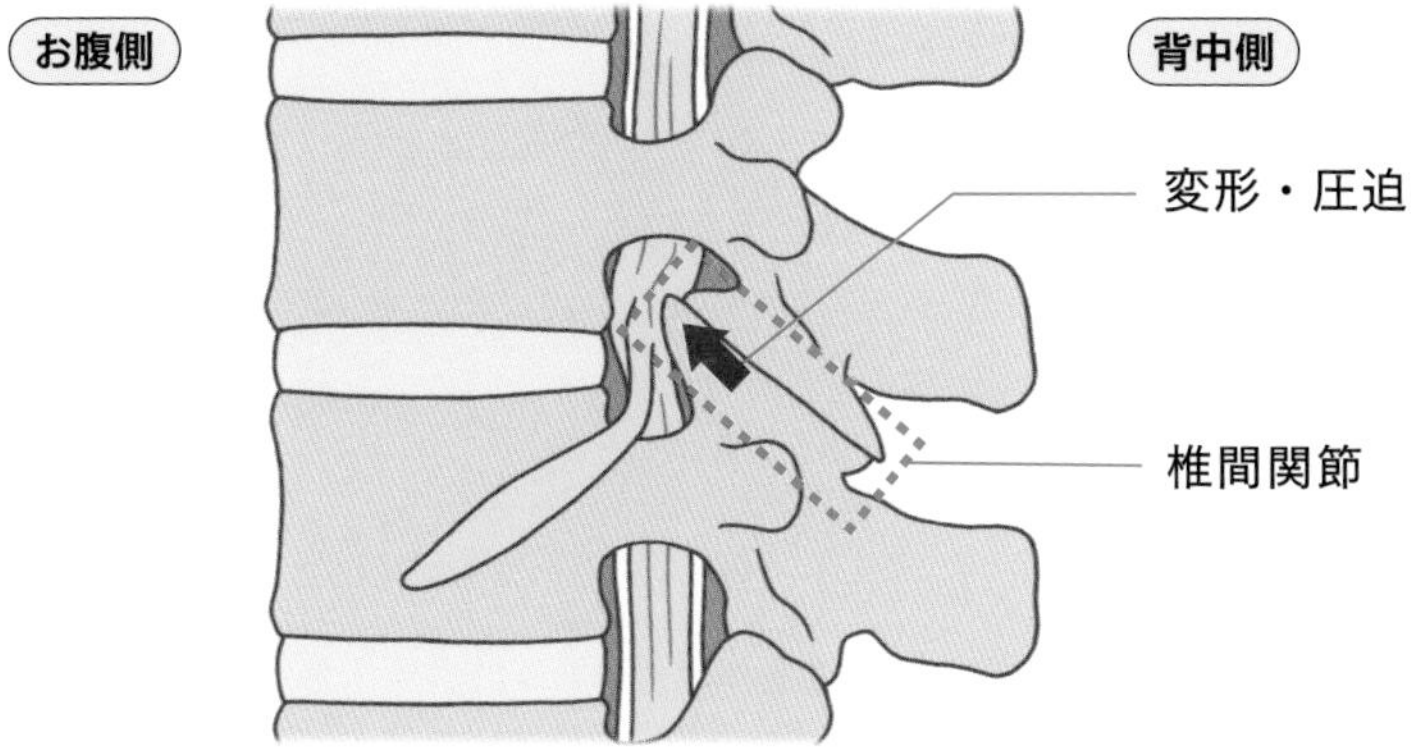

椎間関節が変形し、せり出すことで脊柱管と椎間孔を狭める。

脊柱管狭窄症が発症する原因を探る
——椎間板と靱帯の問題

原因③ 椎間板の変形

椎間板は、椎体と椎体の間で荷重を支えながらも変形する軟骨組織です。この椎間板が老化によって水分が減って弾力を失うと、**椎間板がつぶれてはみ出し、変形した椎体とともに脊柱管を狭めることがあります。**また椎間板が薄くなると、椎間孔の上下の高さも狭くなります。これらによって神経が圧迫されて、痛みやしびれが出てくるのです。

原因④ 靱帯の肥厚《ひこう》

また、靱帯の肥厚も脊柱管を狭める原因になります。靱帯は上下に連なる椎骨を結合させる線維《せんい》性の組織で、椎骨は前縦靱帯《ぜんじゅうじんたい》、後縦靱帯、黄色靱帯など数種類の靱帯によって連結されています。長い間、悪い姿勢が続くと、とくに黄色靱帯はつねに引っ張られた状態になります。すると、**靱帯が、伸ばされないようにしようという防衛反応が働いて厚くなってしまうのです。**

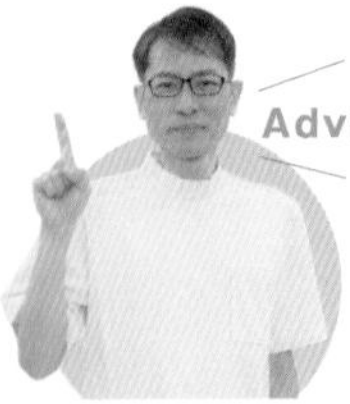

Advice!

体幹の筋肉をつける

靱帯が厚くなってしまう要因の1つが姿勢の悪さです。加齢によって、体幹の筋肉が衰えて体を支えられなくなり、いわゆる猫背や、腰が曲がってしまうケースも多く見受けられます。姿勢の悪化を招かないように、背筋や腹筋など、体幹の筋肉を鍛えることも大切です。

原因③ 椎間板の変形

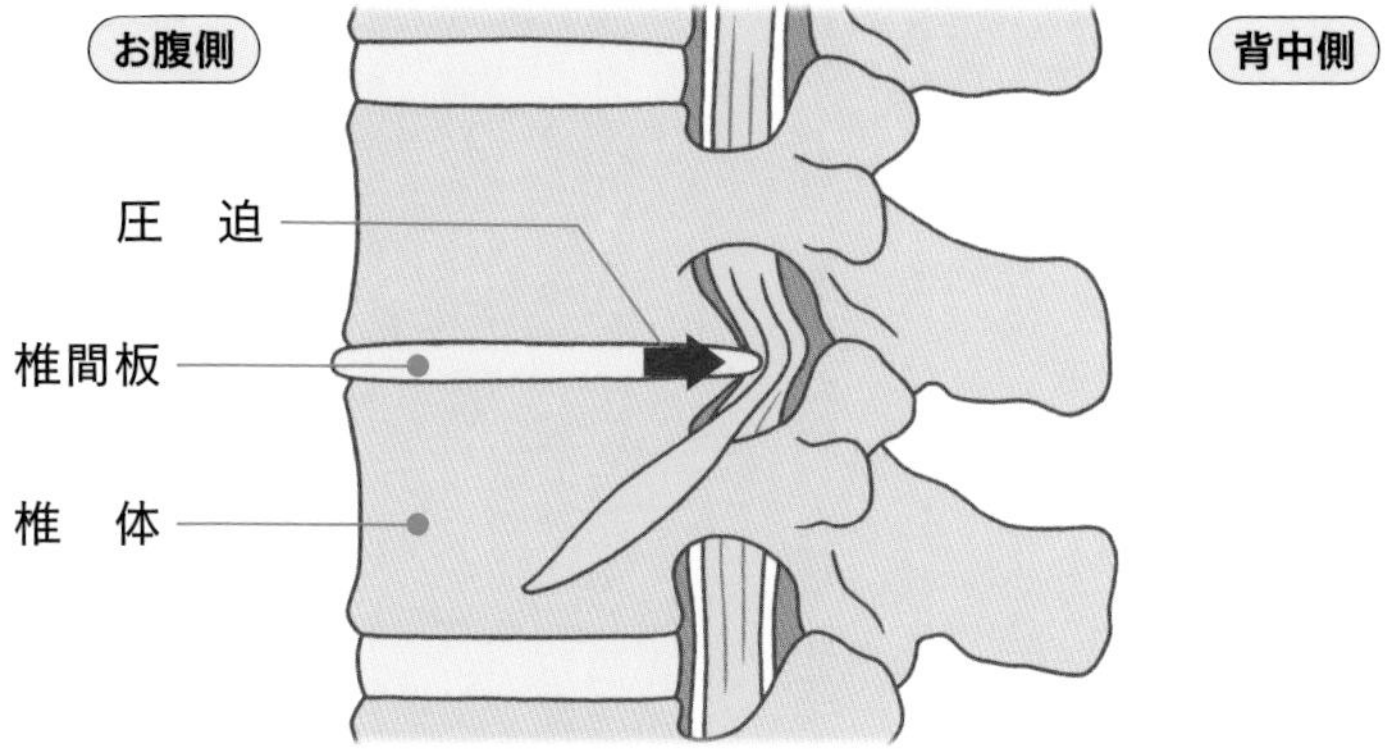

老化によって椎間板の組織が変形し、つぶれてはみ出して脊柱管や椎間孔を狭める。

原因④ 靭帯の肥厚

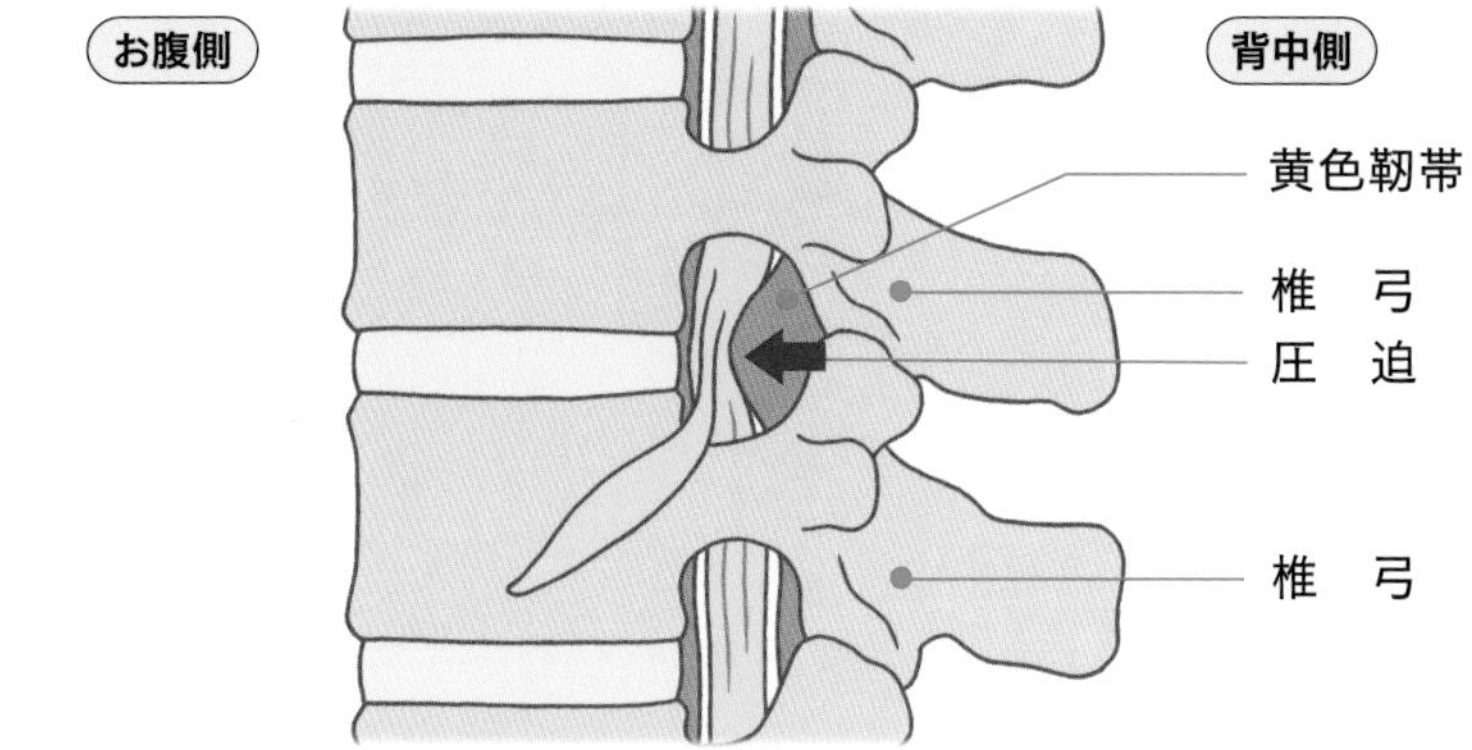

椎弓を連結している黄色靭帯が、伸ばされないように自ら厚くなり、脊柱管を狭めてしまう。

脊柱管狭窄症が発症する原因を探る
——ズレと側弯の問題

原因⑤ 椎骨のズレ
原因⑥ 腰椎の側弯《そくわん》

椎骨は通常、縦にきちんと整列していますが、老化に伴って椎骨が前後にズレてくることがあります。椎骨がズレると、**椎骨のなかを通る脊柱管もズレたところで狭くなり、その結果、神経が圧迫されて、痛みやしびれを引き起こします。**椎骨のズレによって生じた脊柱管狭窄症を、とくに「腰椎すべり症」と呼びます。

年齢とともに椎体や椎間関節が変形して骨棘ができ、椎間板が押しつぶされて出っぱります。また、脊柱管のなかの靭帯が負荷によって肥厚しても脊柱管が狭くなります。さらに、**腰椎が左右に曲がる、つまり側弯（弯曲）することで、椎骨同士の隙間である椎間孔が狭くなる場所ができて、神経根が圧迫されて痛みやしびれを引き起こすことがあります。**

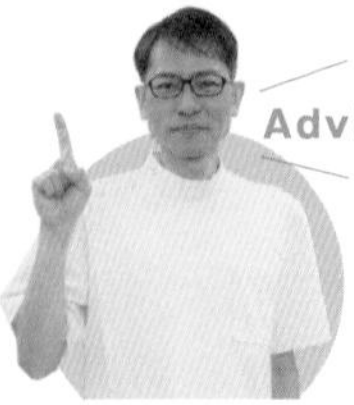

Advice!

症状は複合的な原因で発生

ここまでに脊柱管狭窄症の原因となる脊椎の変化を6つ挙げましたが、実際は、これらの6つが複合的に組み合わさって発生することがほとんどです。その結果、神経が圧迫されて、痛みやしびれの自覚症状があらわれるのです。

原因⑤ 椎骨のズレ

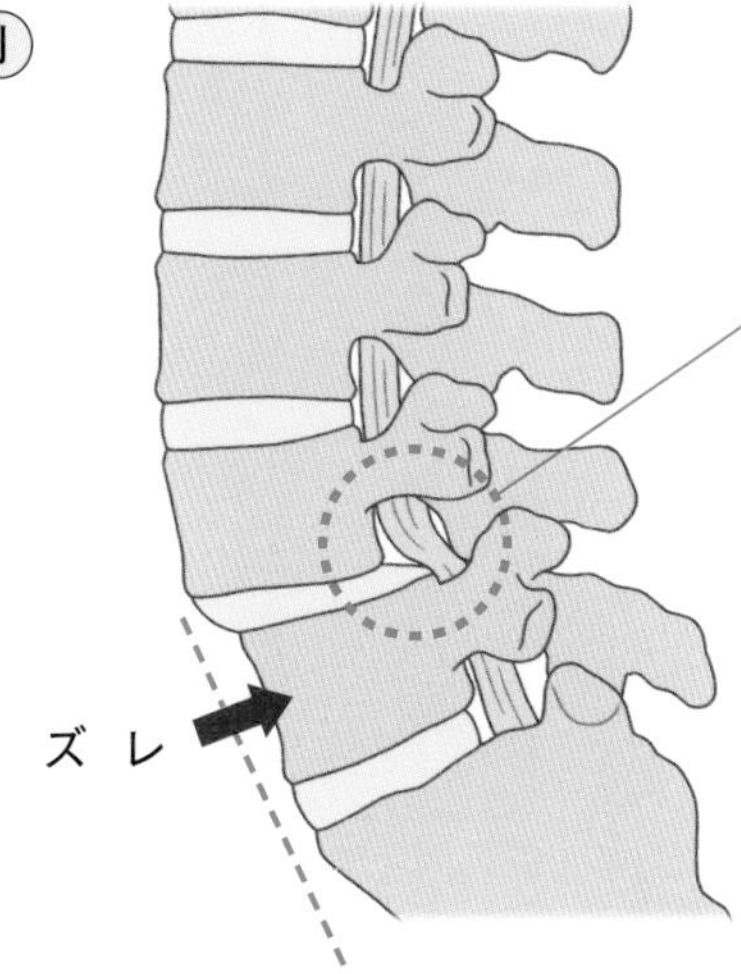

上下の椎骨の列が前後にズレることで脊柱管もズレて狭められる。

原因⑥ 腰椎の側弯

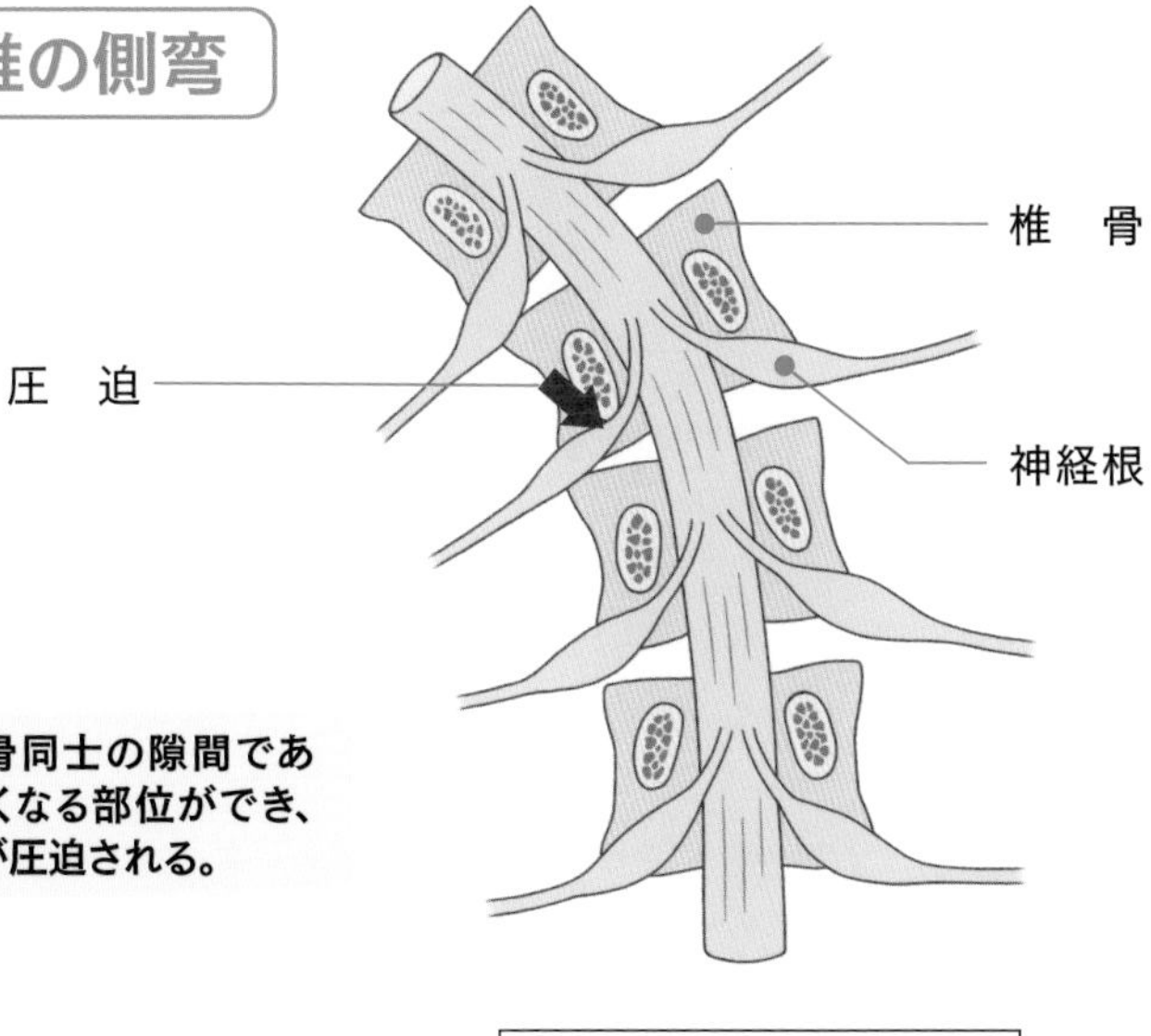

弯曲により椎骨同士の隙間である椎間孔が狭くなる部位ができ、そこで神経根が圧迫される。

背中側から見た断面図

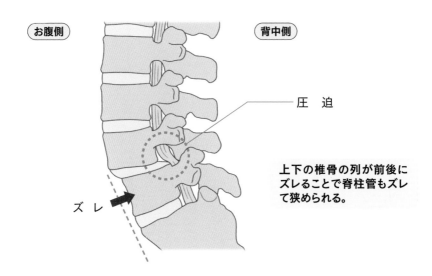

神経根が圧迫されたら「神経根型」、馬尾が圧迫されたら「馬尾型」となる

フローチャートで4つの型を判定！

22～27ページでは脊柱管で神経が圧迫される6つの原因についてご紹介しましたが、ここでは、さらに神経が圧迫される部位によって脊柱管狭窄症を4つの型に分けられることを説明します。

4つの型とは、神経根の部分が圧迫されて起こる片側神経根型《へんそくしんけいこんがた》および両側《りょうそく》神経根型、脊髄の末端の部分が圧迫されて起こる馬《ば》尾《び》型《かた》、そして神経根型と馬尾型の両方の特徴を併せもつ混合型です。

型によって症状が異なるほか、症状のあらわれる部位、治療のアプローチや改善のしやすさにも違いが出てきます。ですから、症状改善を目指すには、自分がどの型にあてはまるのかを知ることが不可欠です。

次ページのフローチャートでは、症状と症状があらわれる部位を手掛かりに、自分がどの型なのかを判定できます。ぜひ試してみてください。

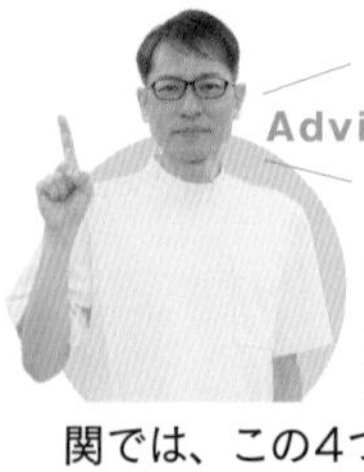

Advice!

フローチャートによる判定

「脊柱管狭窄症」と診断されても、多くの医療機関では、この4つのどの型にあてはまるかまでを伝えられることは滅多にありません。けれども、自分の病気と向き合っていくためには、より正確に状態を把握してケアを行う必要があります。ごくシンプルなフローチャートなので、判定してみてください。

脊柱管狭窄症4つのタイプの判定フローチャート

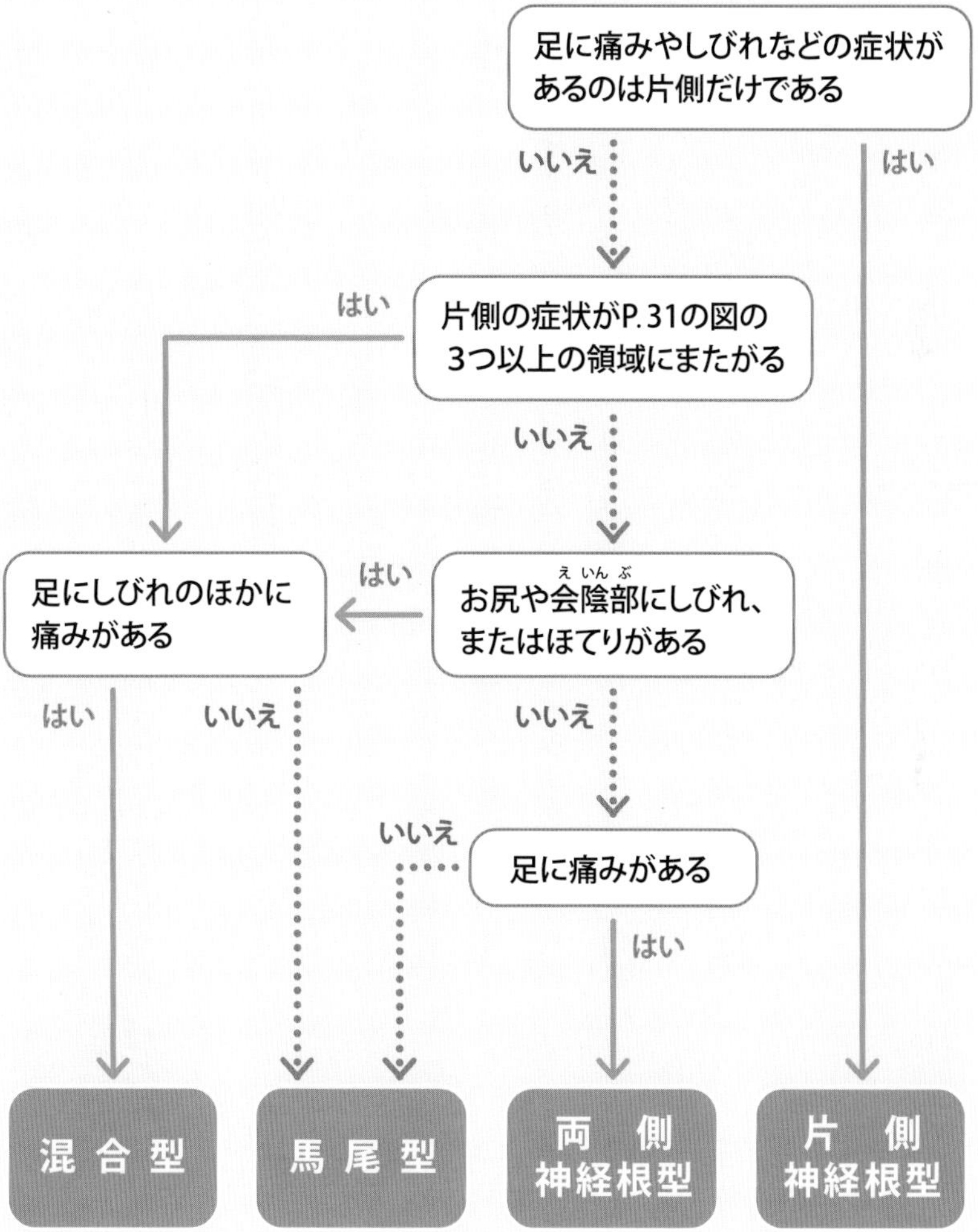

脊柱管狭窄症は、症状が進むと、神経根型から混合型へ、馬尾型から混合型へと移行することがある。現在の症状にプラスして新たな症状が出た場合は、フローチャートで再度判定するとよい。なお、正確な診断は医療機関で受ける必要がある。

神経根型は片側の神経の根元の圧迫で発症するケースが多い

圧迫の部位により特定の場所に症状が出る

神経根とは、脊髄から、あるいは脊髄の末端部分である馬尾から左右に枝分かれした神経の根元のことをいいます。この神経根を、**変形した椎体や椎間関節、突出した椎間板、肥厚した靭帯などが圧迫して起こるのが神経根型です。**

たいていの場合、発症時には左右どちらかのお尻や足にのみ痛みやしびれの症状（坐骨神経痛《ざこつしんけいつう》）があらわれますが、時間が経《た》つにつれて、反対側にも痛みやしびれが出てきて、両側神経根型に変化していくケースもあります。

神経根型では次ページの図のとおり、何番の神経が圧迫されたかによって症状のあらわれる場所がおおよそ決まります。たとえば、腰椎の上から5番目（L5）の神経なら、お尻から太ももやすねの外側に加えて足の甲に、仙骨の1番目（S1）の神経なら、お尻から太ももの裏側やふくらはぎに加えて足裏というように、おおよそ決まっているのです。

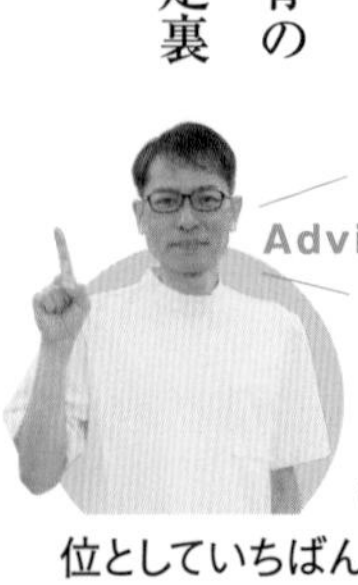

Advice!

神経根型の圧迫位置

神経根型の脊柱管狭窄症のうち、圧迫される部位としていちばん多いのがL5（第5腰神経）で、次いでS1（第1仙骨神経）、L4（第4腰神経）と続きます。この3つの部位が大半を占めています。図を参考に、自分の症状があらわれている部位と圧迫されている部位をチェックしてみてください。

神経根型の圧迫された部位と症状が出る部位の関係

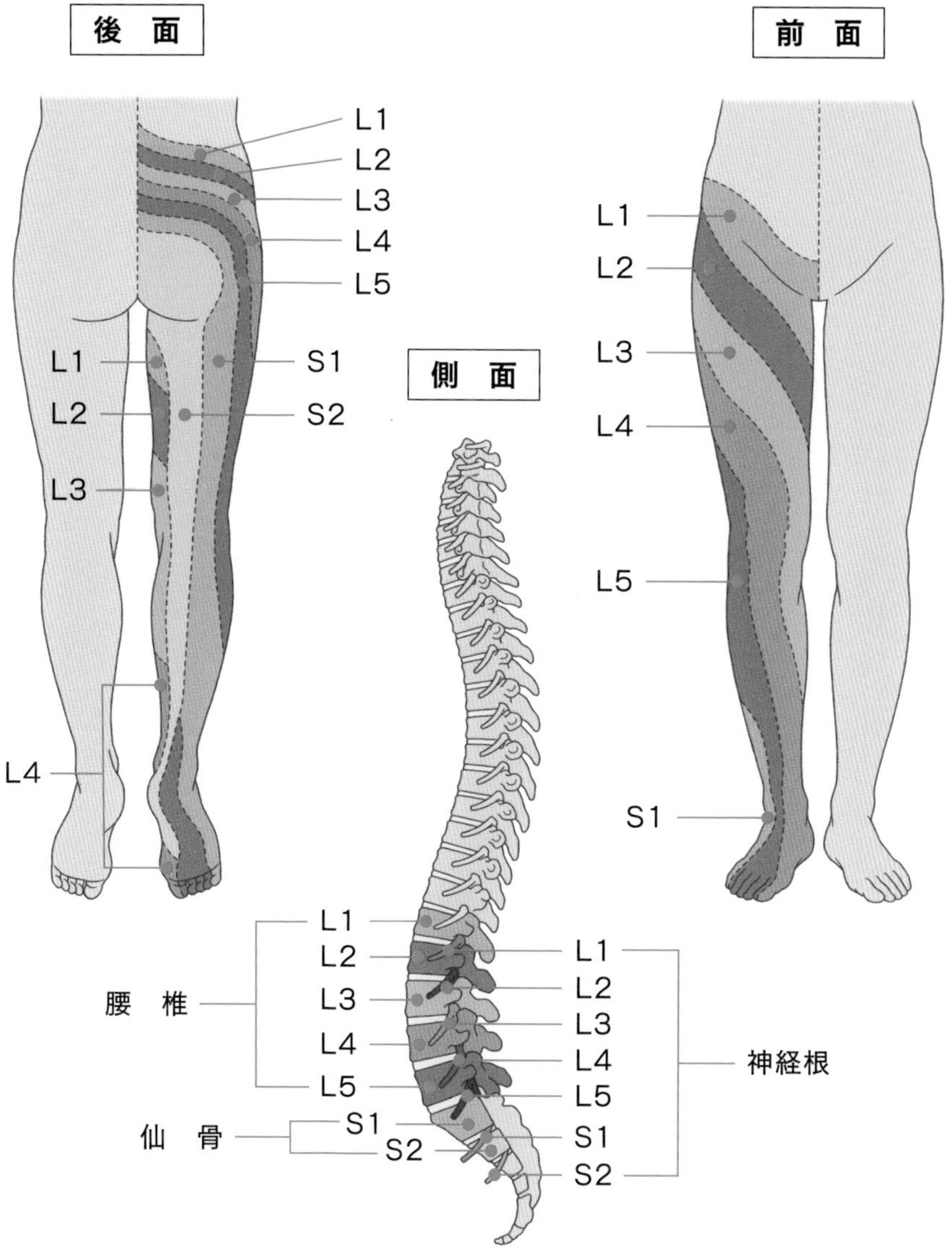

圧迫された神経根の部位によって、症状が出る部位も違ってくる。

神経根型のメインの症状は痛みで、お尻に症状が出やすい

腰から足にかけて痛みやしびれが出る

神経根型は、しびれを生じることもありますが、メインの症状は痛みです。ほかの型に比べると、お尻に痛みが出やすい特徴があります。

神経根は脊椎の左右の椎間孔から1対ずつ出ていて、**椎間孔が狭まることで左右どちらか、あるいは両方の神経根が圧迫されて症状があらわれます。**

片側神経根型の場合、神経根が圧迫されている側の腰からお尻、太もも、ふくらはぎ、すね、足にかけて痛みやしびれが出てきます。両側神経根型になると、こうした片側神経根型の症状が左右両方に出てきます。腰椎すべり症の場合は両側神経根型になるケースがよくあります。

神経への圧迫が強くなると、足に力が入りにくい（脱力感）、つまずきやすいといった症状が出ることがあります。また、皮膚の感覚が鈍《にぶ》くなる部分が出てきて、ふくらはぎや足などをさわっても、何も感じない場合もあります。

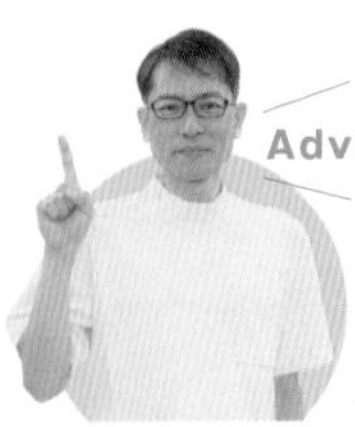

Advice!

こむら返りとは

脊柱管狭窄症の患者さんの訴えで意外に多いのが「寝ているときに、たびたび足がつる」というもの。これが「こむら返り」です。神経の流れに異常を来すことによって、ふくらはぎなどの筋肉が収縮したままの状態が続き、激しい痛みを伴います。こむら返りには、漢方薬「芍薬甘草湯《しゃくやくかんぞうとう》」がおすすめです。

片側神経根型

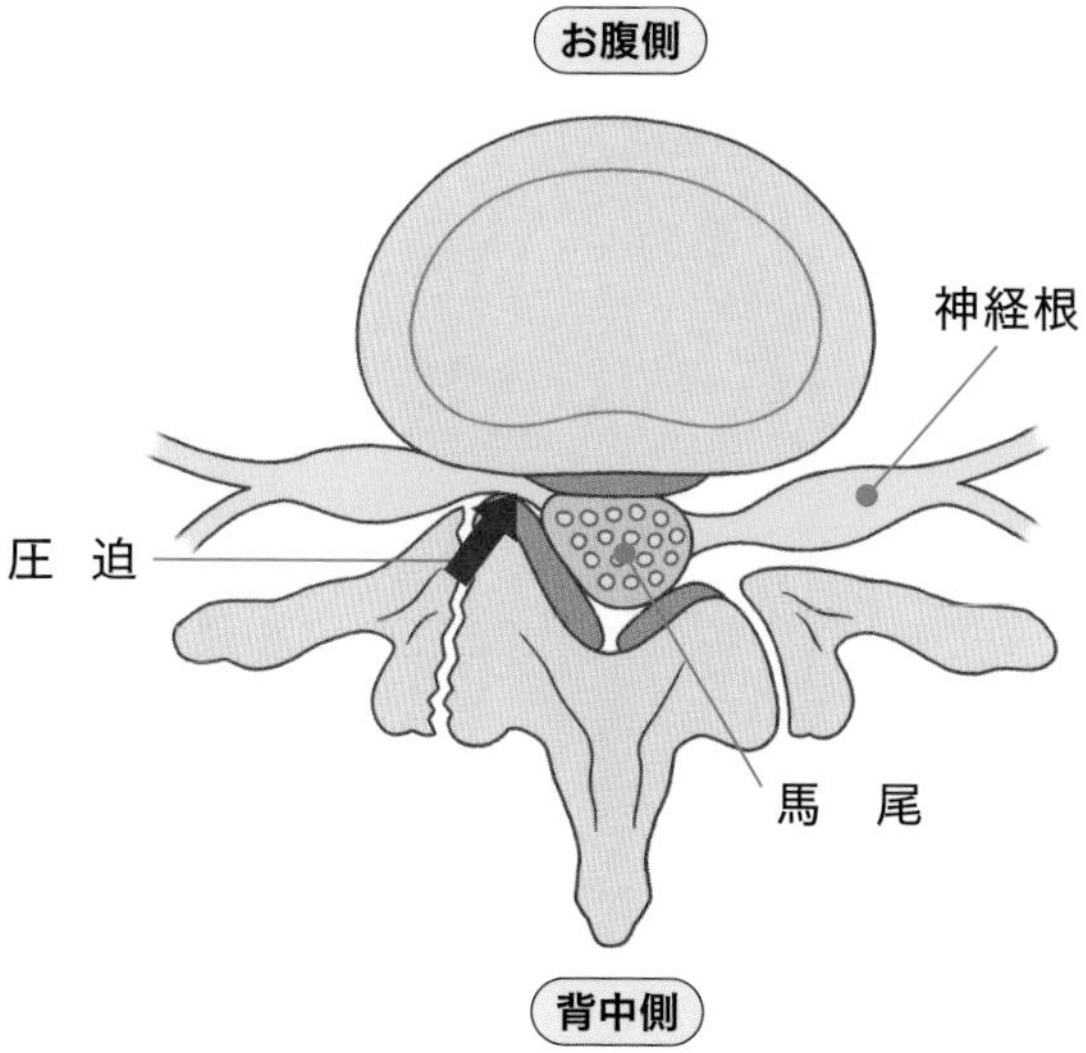

左右どちらかの神経根が圧迫されることで片側に症状が出る。

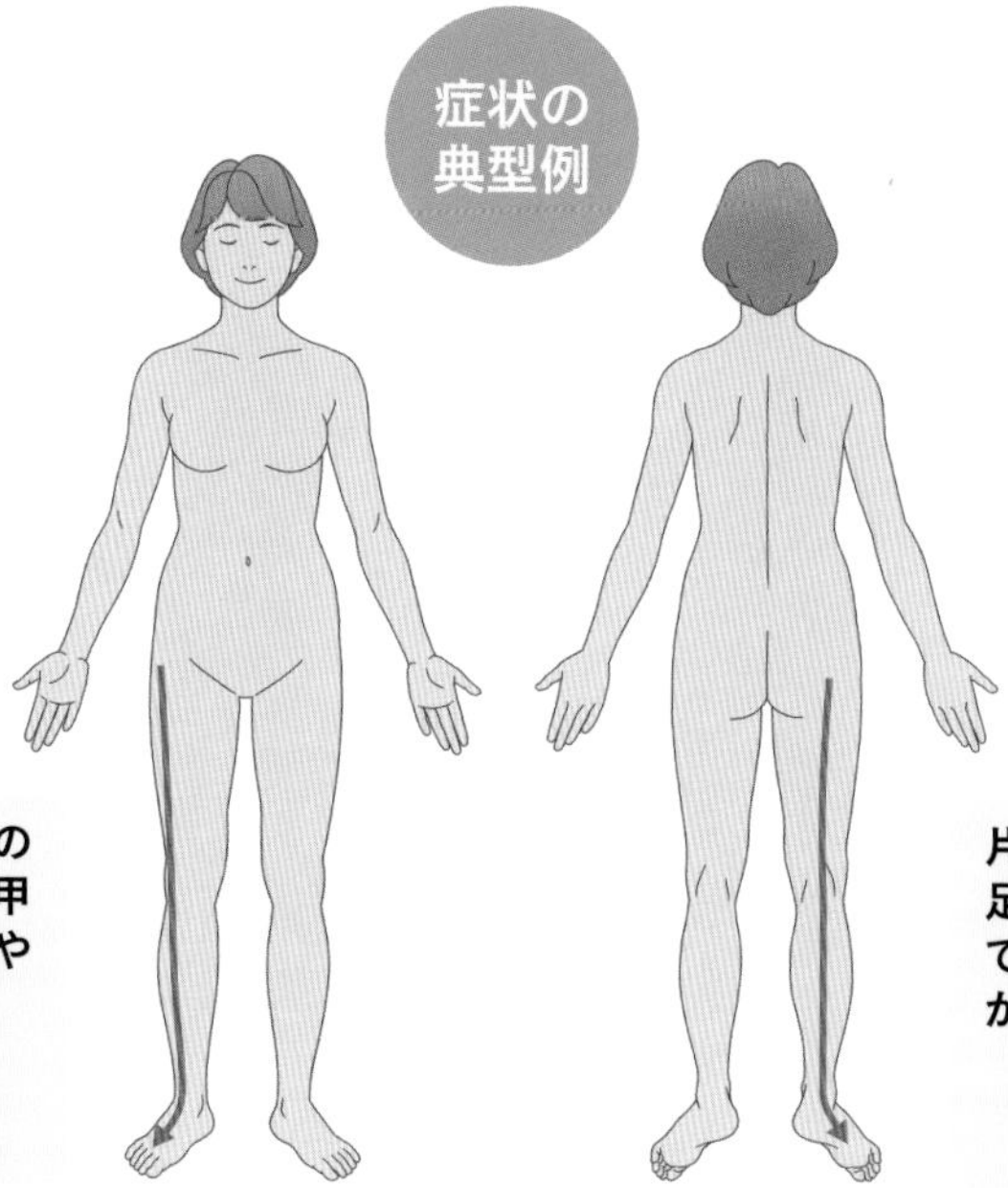

片側の太ももの外側から足の甲にかけて痛みやしびれが出る。
▼
L5タイプ
(31ページ参照)

片側のお尻から足の後ろにかけて痛みやしびれが出る。
▼
S1タイプ
(31ページ参照)

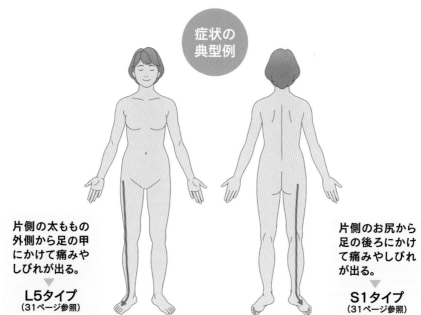

片側神経根型の約7割は保存療法で成果を得られる

しっかりとセルフケアを継続して改善を目指す

片側神経根型は、比較的治療によって治りやすく、運動や薬などの保存《ほぞん》療法（手術をしない治療法）でおよそ7割に症状改善が見られます。軽症であれば、自然に回復するケースもあります。また、第2章のセルフケアや、第3章で紹介している痛みやしびれを出さないための生活のコツをしっかり実践することで、症状改善や回復を期待できます。

一方、時間が経つにつれて、片側だけでなく両側に症状が出る場合がありますが、これは、**もともと左右の神経根が圧迫されていて、より圧迫が強い片側だけに症状が出ていたのが、反対側も圧迫が強まって発症すると考えられます。**両側神経根型は、片側神経根型が両方に起きた状態で重症度が高く、片側神経根型に比べると改善に時間がかかります。治療と合わせて、前述のとおりセルフケアと、痛みやしびれを出さないための努力を根気よく継続しましょう。

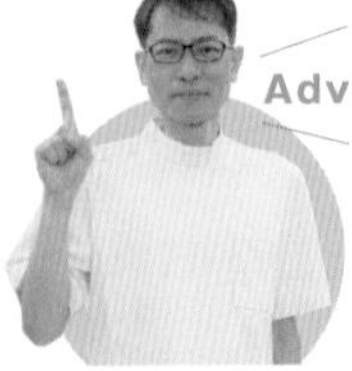

Advice!

疑わしきは早めの受診を

神経根型をはじめ、脊柱管狭窄症のおもな症状を紹介して、フローチャート（29ページ）も載せていますが、これらは、あくまでも１つの目安です。脊柱管狭窄症が疑われる症状があらわれた場合は医師の診療を受けましょう。発症初期の人ほど、運動療法などの保存療法の効果が期待できます。

両側神経根型

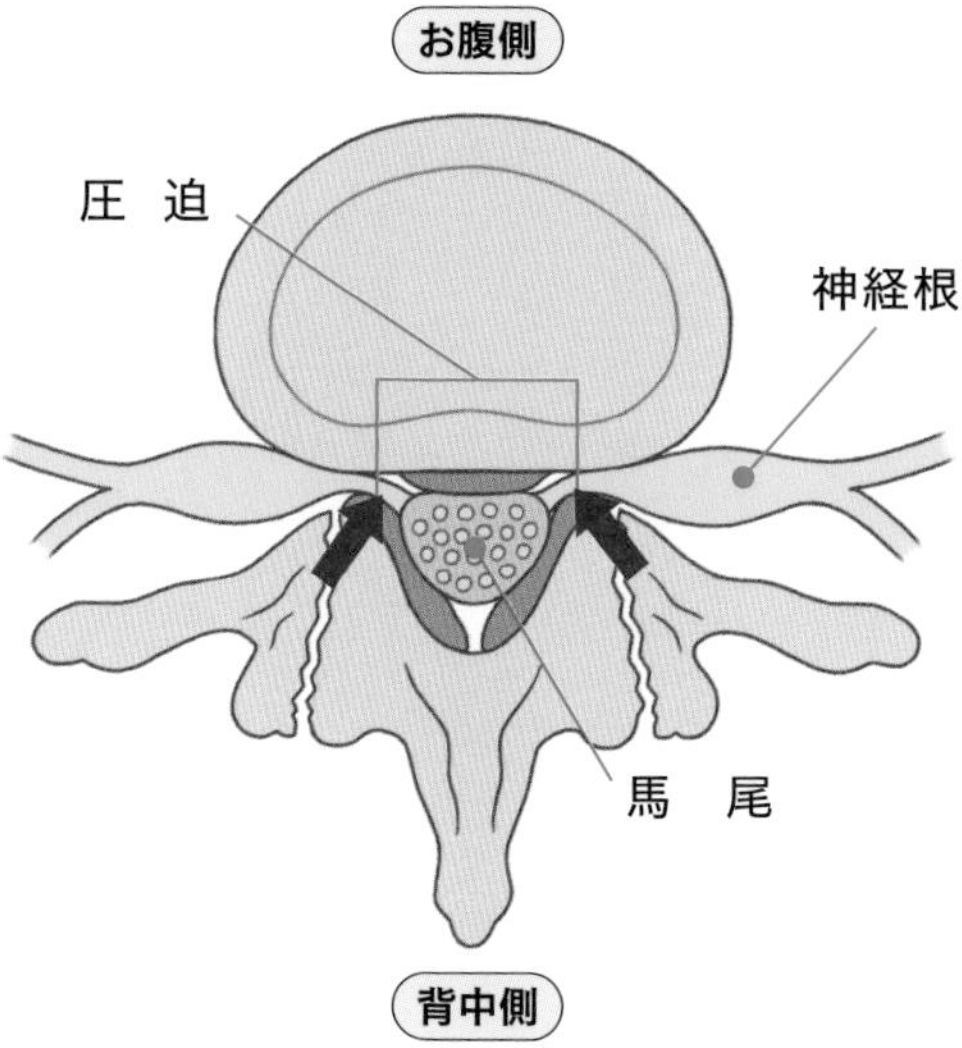

両側の神経根を、変形した骨や靱帯などが圧迫することで起こるタイプ。

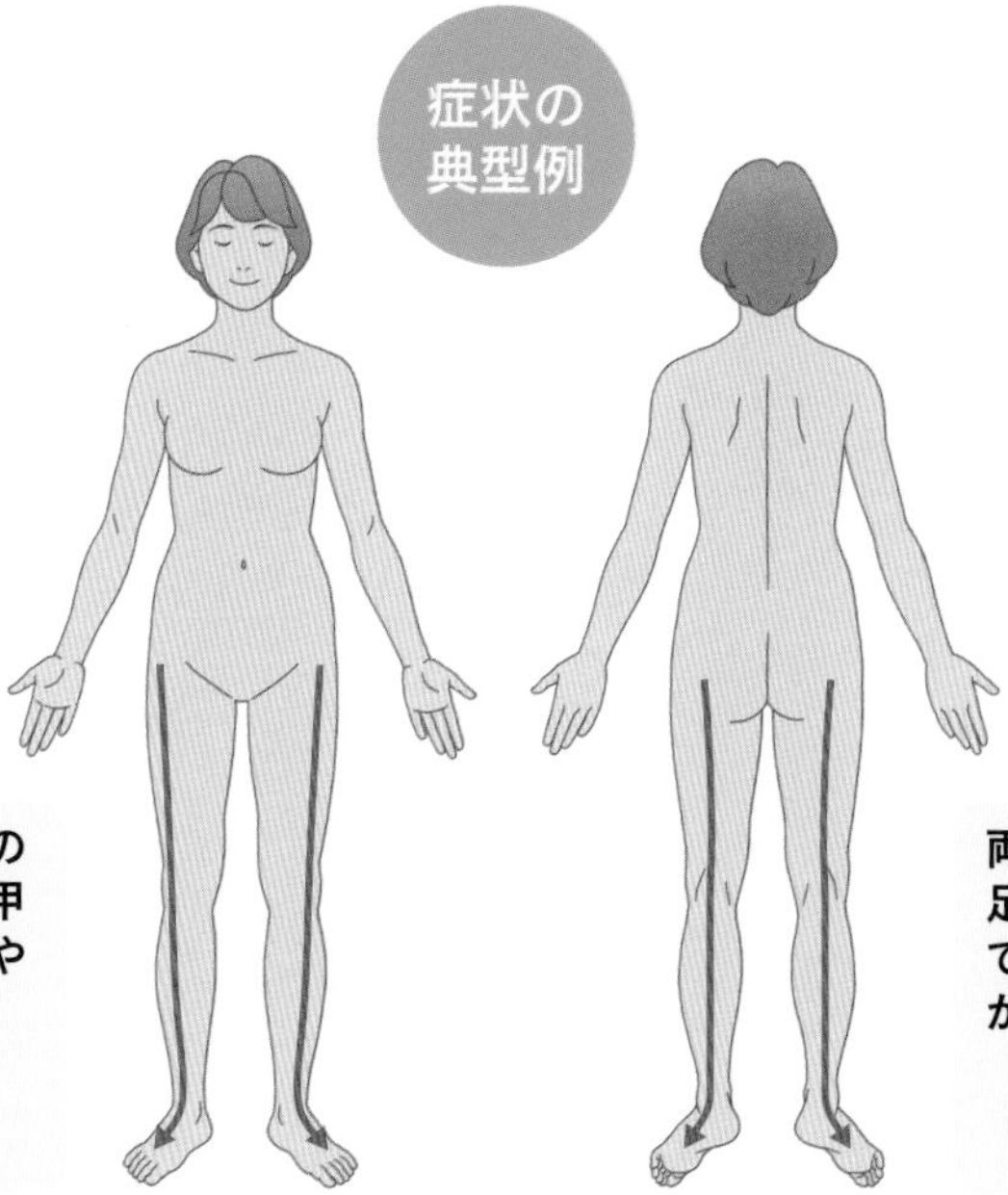

両側の太ももの外側から足の甲にかけて痛みやしびれが出る。
▼
L5タイプ
(31ページ参照)

両側のお尻から足の後ろにかけて痛みやしびれが出る。
▼
S1タイプ
(31ページ参照)

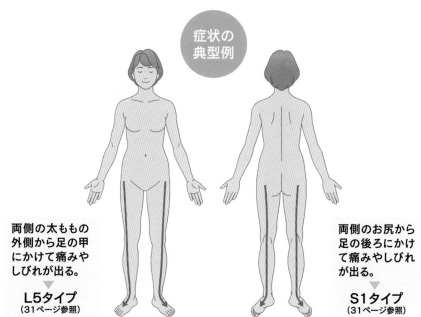

馬尾型は神経根型よりも広い範囲に症状があらわれる

メインの症状は足のしびれ

脊柱管のなかを通る神経の束である馬尾が、椎骨や椎間板の変形、厚くなった黄色靱帯などによって圧迫されて起こるのが「馬尾型」です。**馬尾型では神経の束が圧迫されるので広い範囲に症状があらわれます。**

症状の大きな特徴は、メインの症状が足のしびれであるという点です。通常、痛みはあまりありません。立ったり歩いたりするときだけでなく、「足裏がじんじんする」など、つねにしびれを感じるケースも珍しくありません。神経根型と同様に、間欠跛行が出ることも多くあります。

足のしびれ以外の症状としては、馬尾が膀胱《ぼうこう》や直腸《ちょくちょう》にも行きわたっているため、排尿障害や便秘などがあらわれます。また、会陰部《えいんぶ》（外陰部《がいいんぶ》と肛門《こうもん》のあたり）のしびれやほてり、灼熱感などがあります。さらに、神経根型のような足の脱力感や皮膚感覚の低下などもあらわれます。

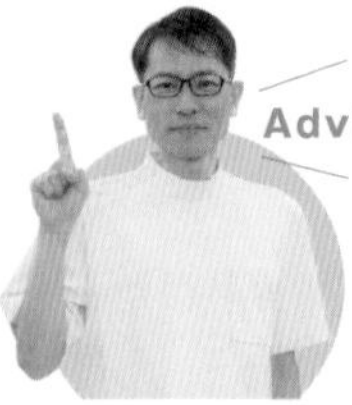

Advice!

膀胱直腸障害、会陰部の症状

馬尾型で膀胱や直腸に障害がおよんでしまうケースだと、具体的には、残尿感、頻尿、便秘、歩いていると勃起するなどの症状があらわれます。また、馬尾を通る知覚神経が圧迫される場合には、会陰部に灼熱感を感じる患者さんもいますが、灼熱感の症状は、重症の兆候の１つで要注意です。

馬尾型

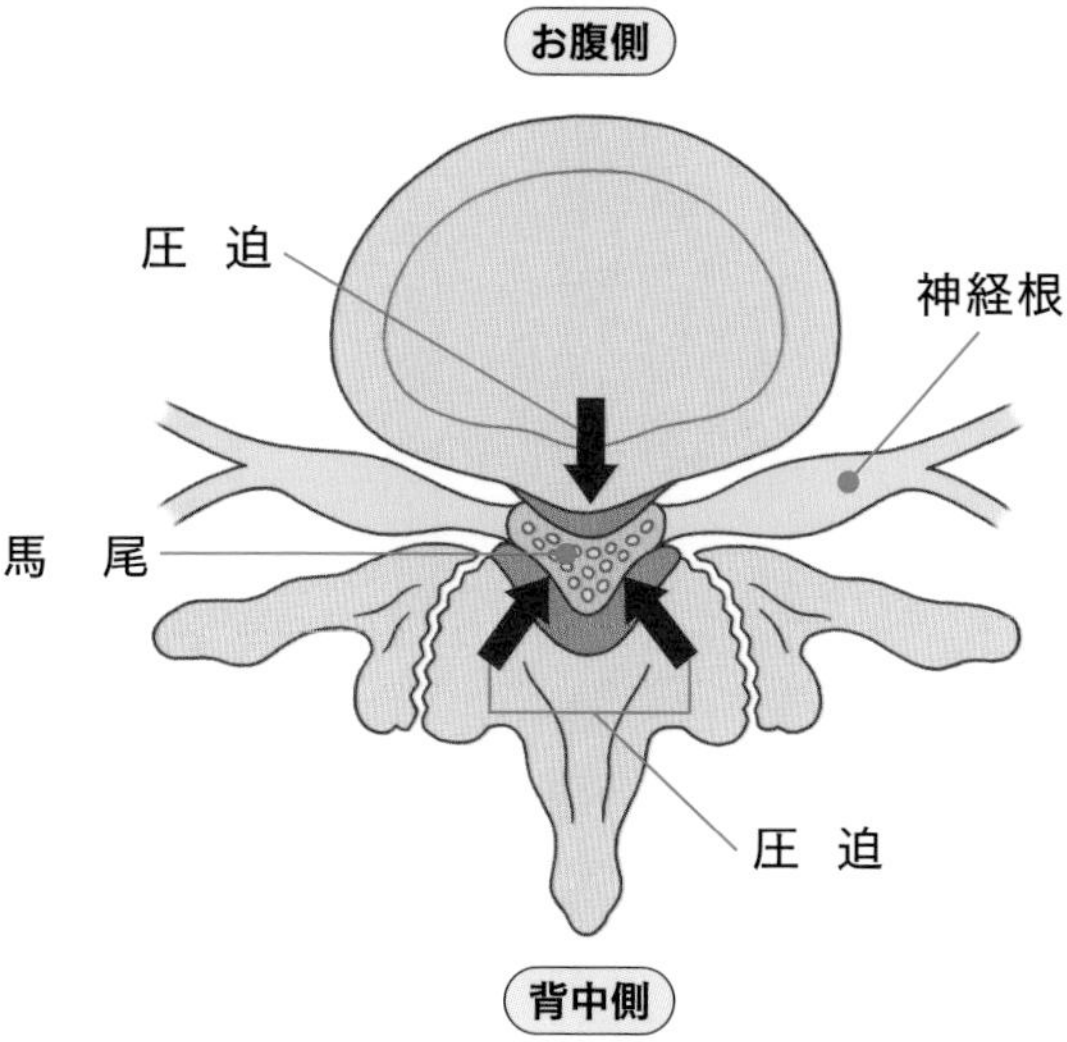

脊柱管を通る馬尾が厚くなった黄色靱帯や椎間関節の変形などによって圧迫されることで起こる。

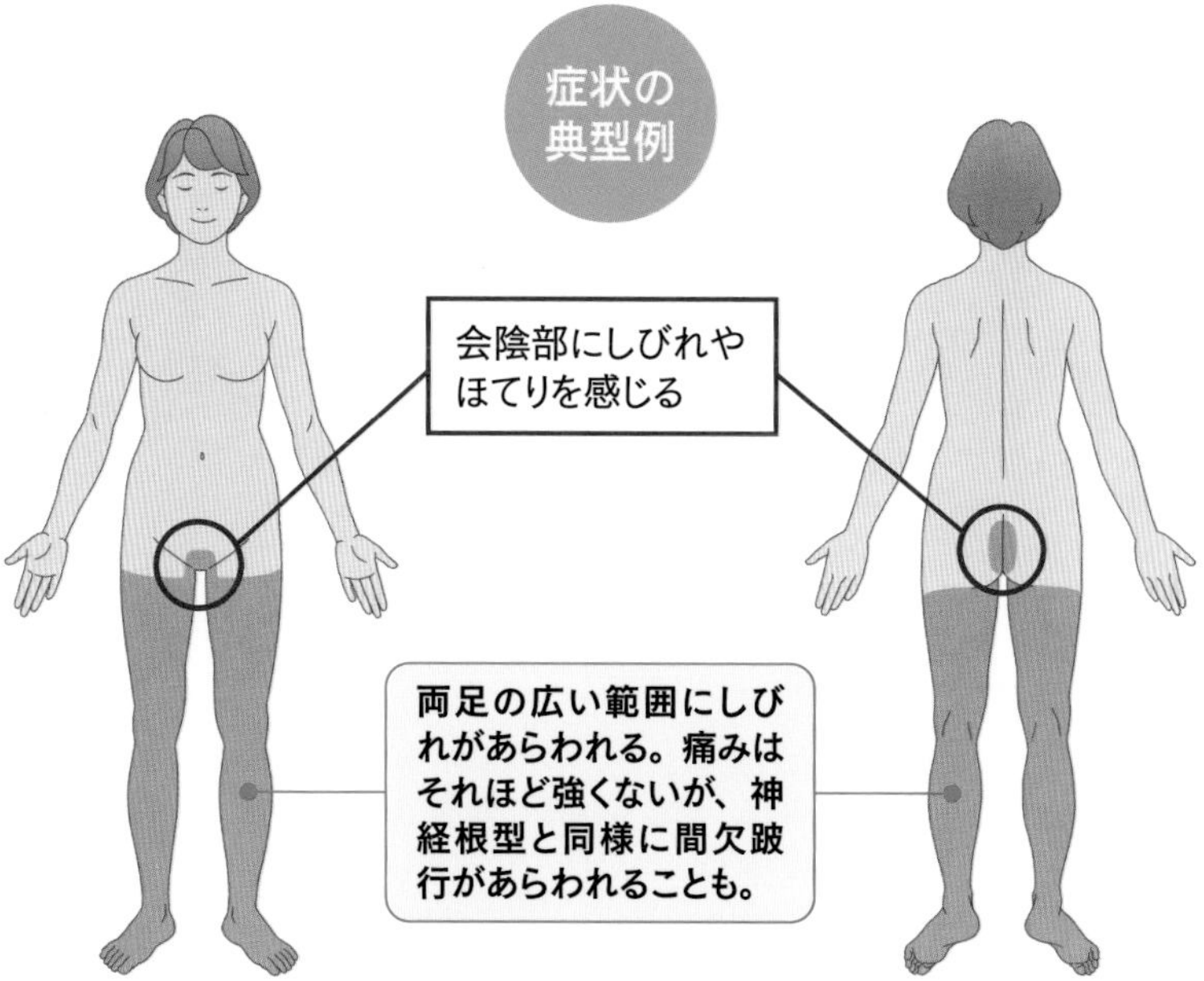

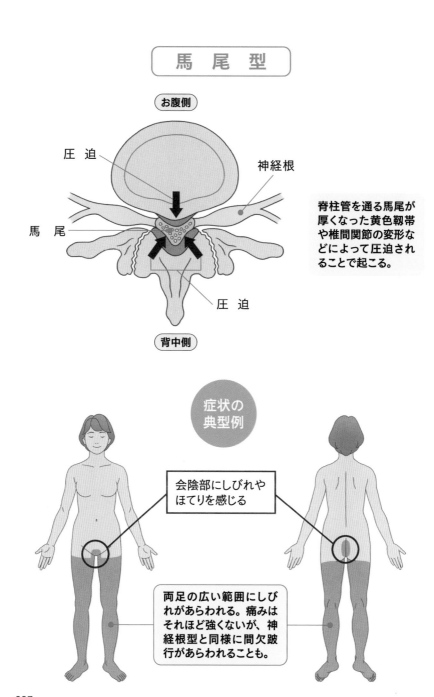

馬尾型は保存療法では治りにくく、手術が必要になるケースも多い

馬尾型と混合型は、神経根型より手強い

馬尾型は保存療法では治りにくく、手術が必要になるケースが多く見られます。しびれは両足の広い範囲にあらわれ、お尻、太もも、すね、ふくらはぎ、足の甲や足の裏、足の指など、広範囲におよぶのが一般的ですが、たとえば、じっとしていても、つねにしびれがある、排尿・排便障害（膀胱直腸障害）があるといったケースは手術を検討する必要があると考えます。神経根型に比べると、馬尾型は治療が困難なタイプといえるでしょう。

そして、神経根型と馬尾型が合併したタイプが混合型です。症状が進行するにしたがって、神経根型から混合型へ、あるいは馬尾型から混合型に移行するケースもあり、現在の症状が必ずしも最終形とは限りません。**混合型も馬尾型と同様に治療が難しく、手術になることが多いタイプです。ですから、混合型に移行する前に症状改善を目指すことが肝要です。**

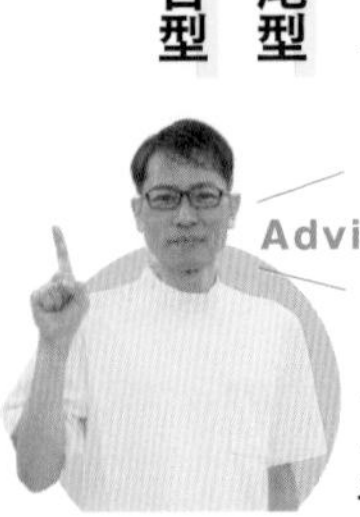

Advice!

手術を要する状態とは

手術をすすめられた場合は、手術が本当に必要な状態かどうか再確認してください。排尿や排便の障害は、手術をしないと回復が見込めません。また、足の筋力が急激に衰えて歩行に支障を来している場合は、転んで骨折して寝たきりになってしまう恐れがあるので、手術が必要でしょう。

混合型は、その名のとおり、馬尾型に特徴的なお尻から足にかけての広範囲のしびれに加え、神経根型のような痛みも伴います。また、馬尾型のような会陰部のしびれやほてり、灼熱感、排尿障害、便秘といった多彩な症状があらわれることもあります。

神経根型に比べると、馬尾型と混合型ともに、セルフケアによる症状改善の効果はあらわれにくいですが、**悪化を防ぐため、あるいは悪化を遅らせるために、セルフケアに取り組んだり、日頃から痛みやしびれを出さないためのコツを覚えたりすることは十分に意義があります。**

保存療法をやりつくしたうえで、それでもつらい症状が続く場合は手術を検討しますが、手術を行うか否かの判断は、担当の医師によってもかなり差がありますので、十分にコミュニケーションをとって考えましょう。

混合型

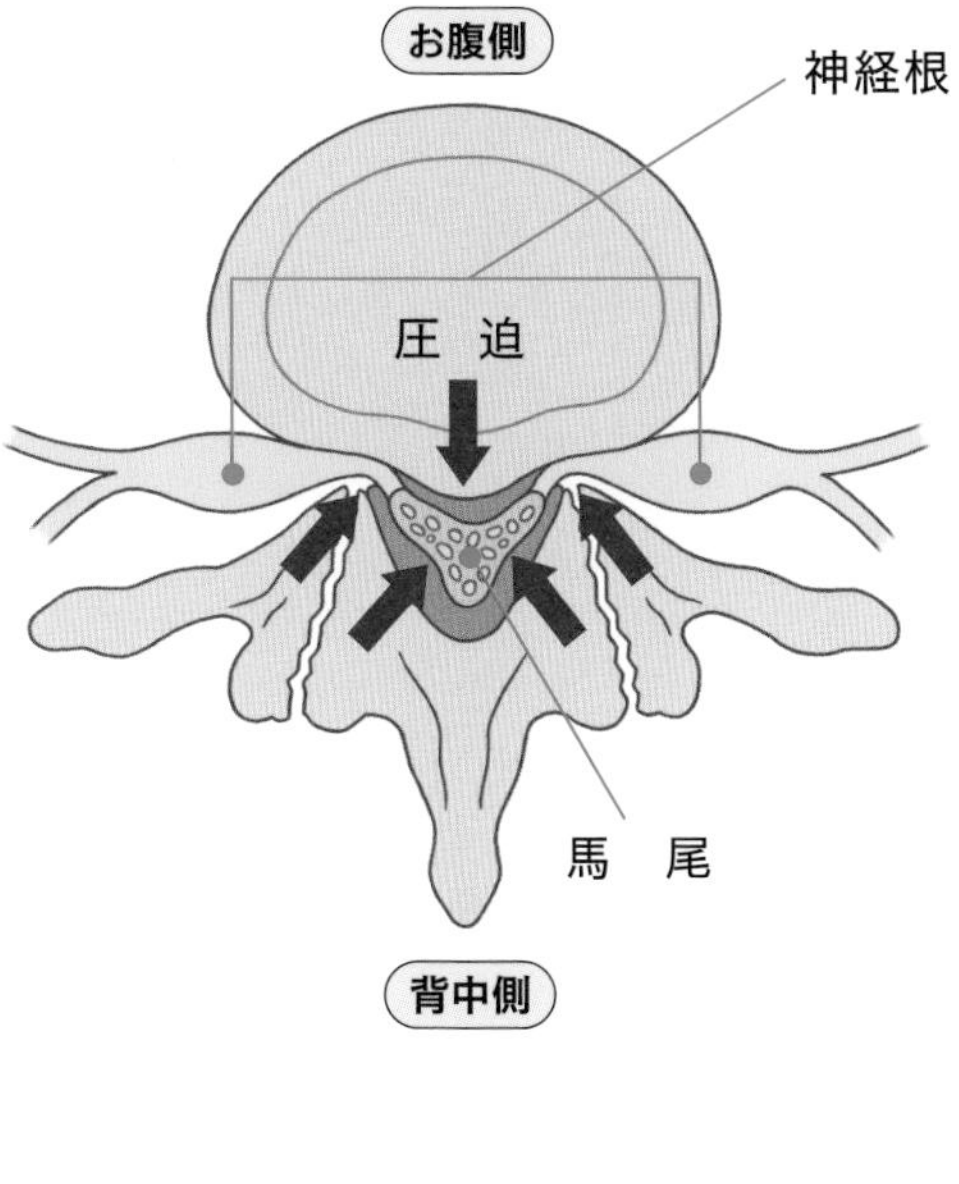

変形した骨や靱帯などが神経根と馬尾を同時に圧迫することで起こる。

重症度を把握しておいて、早くから治療に向き合うことが大切

脊柱管狭窄症の重症度４つのステージ

整形外科を受診して、脊柱管狭窄症だと診断を伝えられても重症度の説明まではしてもらえないものです。ここでは私の臨床経験をもとに、脊柱管狭窄症の重症度を独自に分類して紹介します。軽症・中等症・重症・最重症という4つのステージに分けて、症状や改善の見通しについて説明していきましょう。

基本的には、重症度が高くなるほど保存療法で治りにくくなります。たとえ最重症の人でも、なかには保存療法で改善するケースがあります。いずれの段階でも、よくも悪くも例外はあるということも頭に入れておきましょう。

基本的に治りやすいのは低いステージの人で、なおかつ発症してから長い時間が経っていないケースです。**発症して半年、1年と経ってしまうと、重症度のステージが固定化されて治りにくくなります。**どのステージでも、できるだけ早く治療に取り組むことが肝心です。

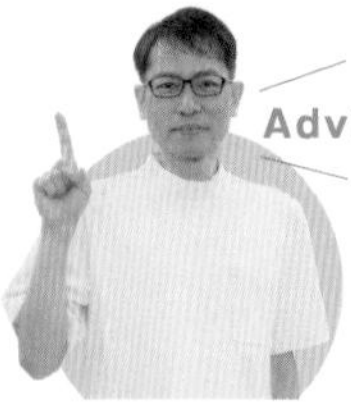

Advice!

重症度は流動的

重症度を4つのステージに分けましたが、次第に進行してしまう人も多くいます。重症の人もその大半は、より低いステージから始まり、悪化して重症化したものです。治療により、あるいは時間の経過により、重症から中等症、軽症へと戻ることもあります。

4つのステージの目安

軽症 ステージ1

- 立っているとき、歩いているときに症状があらわれる
- 間欠跛行はない、あるいは30分以上続けて歩ける

治療の見通し：薬やリハビリなど保存療法で治ることがとても多いです。ただし、中等症、重症へと進行する人もいます。

中等症 ステージ2

- 10～20分程度で間欠跛行がある
- 足の脱力・筋力低下はない

治療の見通し：薬などの保存療法では治らない人が増えてくる段階です。根本的なリハビリ治療を早期に受けましょう。仕事や趣味などで支障が大きい場合、手術を検討する人もいます。

重症 ステージ3

- 10分以下で間欠跛行がある
- 足の脱力・筋力低下が起こる場合がある

治療の見通し：根本的なリハビリ治療を受ければ改善する場合もありますが、保存療法で効果が出ない人の割合が大きくなり、手術を受けるかどうか検討する段階です。

最重症 ステージ4

- 5分以下で間欠跛行がある
- 足の脱力・筋力低下がある
- 膀胱直腸障害が出ている

治療の見通し：保存療法で治らない人が大半。膀胱直腸障害がない場合は、改善する人も。一般的には手術を受けるような段階です。

- 両足に症状がある（ステージ2～4）
- 会陰部に灼熱感・ほてりを感じることがある（ステージ3～4）

さまざまな保存療法で症状の改善を図り、状態次第で手術も視野に入れる

脊柱管狭窄症の一般的な治療とは

脊柱管狭窄症の治療では、痛みやしびれなどの症状をやわらげ、日常生活での支障をなくしていくことが主眼となります。手術以外の治療法である「保存療法」で中心的なのは薬物療法です。しかし、投薬はあくまで対症《たいしょう》療法で、残念ながら脊柱管の狭窄自体を改善するような薬はありません。もっとも、薬によって痛みやしびれがやわらげば、体を動かすことが楽になり、気持ちも前向きになります。**薬で症状をコントロールしながら、日常の生活習慣の改善や運動療法なども上手に行って、生活の支障を減らすことを目指します。**

一方、強い痛みに対しては神経の周囲に局所麻酔薬やステロイドを注射する神経ブロック療法を行なうこともあります。また、マッサージ療法、温熱療法、牽引《けんいん》療法といった選択肢もあります。

また、ここであらためて誤解を解いておきたいのが、保存療法に対する認識

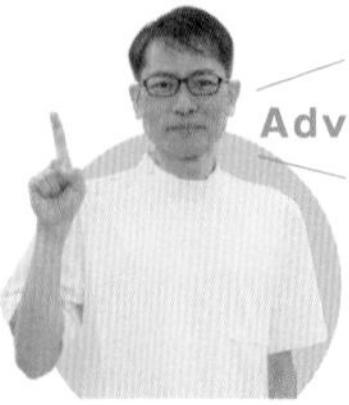

Advice!

受け身の治療はNG

効果をあまり実感できない治療法を漫然と受け続けるのは、時間やお金の無駄遣いです。処方薬についても、医師と相談しながら、状態に応じて薬の量を増減させたり変更したりして症状の軽減を目指しましょう。そのためには、意思の疎通がしやすいように、医師と良好な関係を築くことが大切です。

です。医学が発達したこのご時世で、薬やブロック注射、そのほかの保存療法を行えば、容易に痛みやしびれから解放されて、日常生活ももとに戻るのではないか、と考えている方は少なくありません。しかしながら、**意外にも、脊柱管狭窄症を確実に治すことができる保存療法を、現代医学では見い出せていないのが実情です。**

　また、症状が悪化すると、歩けなくなってしまったり、排尿・排便障害が出たり、生活の質が大幅に低下する可能性があります。状態によっては保存療法だけでなく、手術も視野に入れつつ、治療法を検討するのが賢明です。いずれにせよ、医師をはじめ、治療に関わる専門家に率直に話をして、自分に合ったよりよい治療法を前向きに探っていきましょう。

脊柱管狭窄症の保存療法と手術療法

保存療法	薬物療法	医師の処方のもと、鎮痛作用や筋弛緩作用のある経口薬を内服して症状をやわらげる。 ⇨詳しくは 134 ページ参照
保存療法	理学療法	物理的手段で患部に働きかけて症状の改善を図る。マッサージ療法、温熱療法、牽引療法、運動療法などがある。 ⇨詳しくは 137 ページ参照
保存療法	理学療法／運動療法	ストレッチなどの体操や筋トレや有酸素運動で体を動かすことで症状を改善させたり、体の機能を回復させる。 ⇨詳しくは第 2 章、114、124～129 ページ参照
保存療法	神経ブロック療法	痛みを起こしている神経やその周辺に麻酔薬やステロイドを注射して神経を麻痺させることで痛みを緩和する。 ⇨詳しくは 136 ページ参照
手術療法		日常生活に重大な支障を来す症状があるケースで、保存療法をある期間続けても改善が見られない場合に行なう。椎骨の一部を切除して神経の圧迫を取り除く「神経除圧術」、不安定になっている腰椎を固定する「脊椎固定術」などがある。

「脊柱管狭窄症」の症状には、第2、第3の原因があった!!

2か所、3か所で圧迫されることがある

私は数多くの脊柱管狭窄症の患者さんの治療にあたってきましたが、不可解に感じてきたことがあります。それは、患者さんのなかには、脊柱管の狭窄はそれほど進んでいないのに強い坐骨神経痛（腰から足につながる坐骨神経《ざこつしんけい》に沿って起こる痛みやしびれ）に悩まされているケースが意外に多いことです。

私の臨床経験では、脊柱管狭窄症の診断を受けた5人に1人ぐらいにそれが見受けられます。なかには、「**脊柱管を広げる手術を受けたにもかかわらず症状が改善されない**」「**長年、腰のリハビリをしているのに成果が十分に得られない**」と話される方もいます。こうしたケースでは、脊柱管だけでなくほかの部分にも症状を悪化させる原因があると考えられます。

これには、私は「ダブルクラッシュ症候群」が関係していると考えています。

ダブルクラッシュ症候群とは、整形外科医にはよく知られている病態ですが、

1本の神経が2か所以上で圧迫されることをいい、そうなると痛みやしびれが相乗効果によって強くあらわれるというものです。

私は以前から、脊柱管狭窄症の患者さんにお尻の治療も行ってきました。なぜなら、脊柱管から出た坐骨神経がお尻を通って足のつま先まで伸びていきますが（49ページの図参照）、その途中のお尻にある「梨状筋《りじょうきん》」がかたくなって坐骨神経を圧迫しているケースがあるからです。その場合、梨状筋を治療してゆるめると坐骨神経痛が改善します。

ただし、私は脊柱管と梨状筋の治療だけでは効果が十分ではないようにも感じていました。そこで、最近、**足首の神経への治療もプラスするようにしてからは、治療の効果が格段に上がってきています。**このことから私は、本書で、脊柱管狭窄症には脊柱管に梨状筋と

脊柱管狭窄症のトリプルクラッシュ

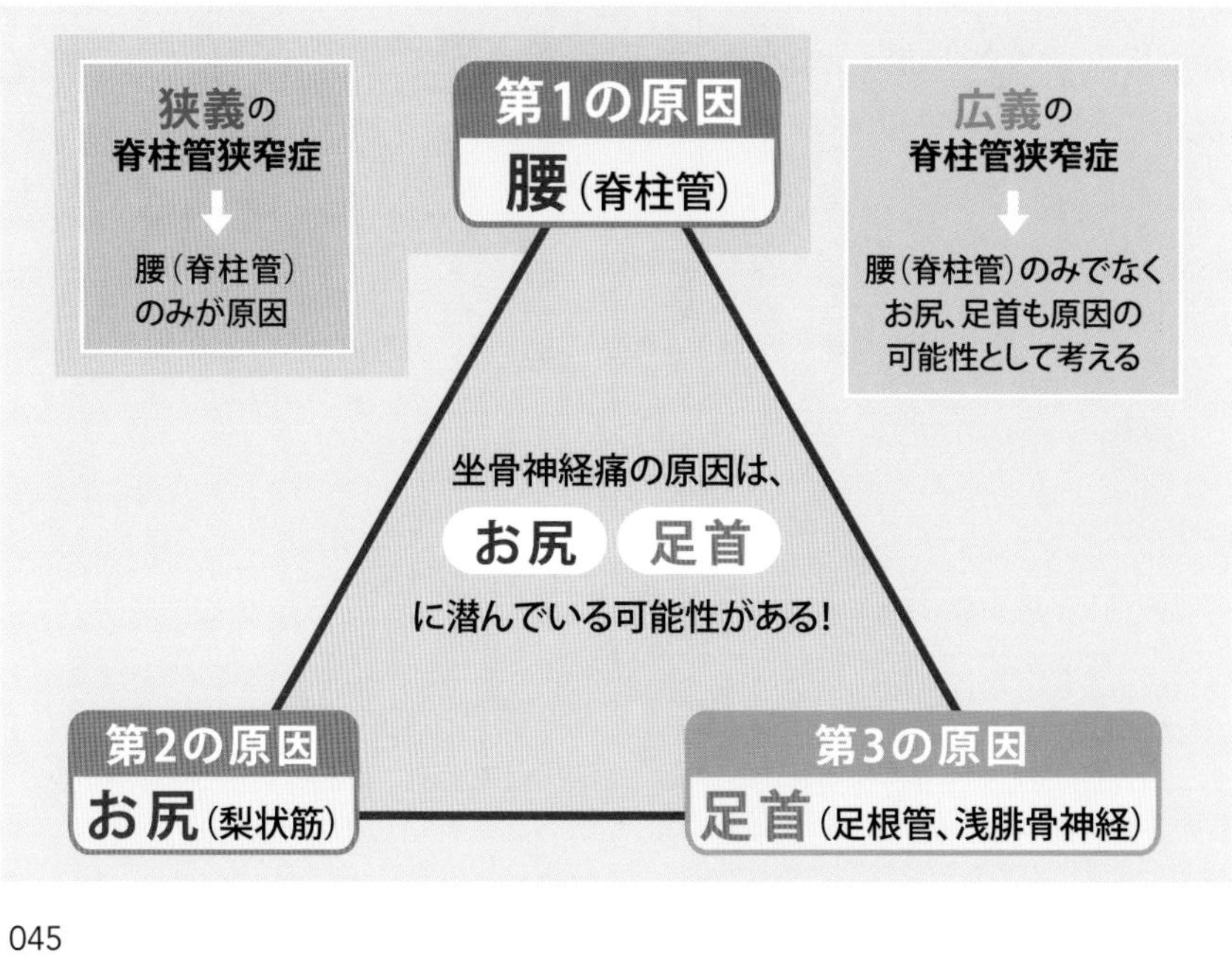

足首を加えた3か所が原因として潜んでいる可能性を新たに提唱したいと思っています。3か所ですから、私はダブルならぬ「トリプルクラッシュ症候群」ともいえる病態が、脊柱管狭窄症にはあると考えています。

広い意味での脊柱管狭窄症がある

脊柱管狭窄症にもさまざまなパターンがあるといえます。お伝えしているように梨状筋や足首の問題を合併する人がいる一方、**単純に脊柱管の狭窄しかない人もいます。このケースは、本書では「狭義の脊柱管狭窄症」、あるいは「脊柱管タイプ」と呼ぶことにします。**1か所での圧迫なので、シングルクラッシュともいえるものです。さらに、脊柱管に加え、梨状筋か足首のどちらかにも問題がある場合は、ダブルクラッシュということになります。「脊柱管タイプ＋梨状筋タイプ」、あるいは「脊柱管タイプ＋足首タイプ」の2つの組み合わせがあることになります。さらに、「脊柱管タイプ＋梨状筋タイプ＋足首タイプ」の3つが重なる場合はトリプルクラッシュです。**ダブルクラッシュとトリプルクラッシュは、本書では「広義の脊柱管狭窄症」と呼びます。**

私の臨床経験では、脊柱管狭窄症の患者さんは「狭義」にあたる人のほうがむしろ少なく、「広義」にあたる人のほうがはるかに多いと思います。

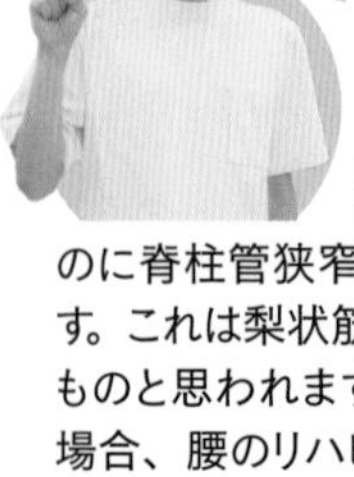

Advice!

「狭窄症もどき」とは

実は、MRI検査で脊柱管の狭窄が見つからないのに脊柱管狭窄症のような足腰の痛みやしびれを訴える人がいます。これは梨状筋と足首での神経圧迫だけで症状があらわれているものと思われます。「脊柱管狭窄症もどき」と呼べる現象で、この場合、腰のリハビリや脊柱管の手術を行っても改善は望めません。

狭義と広義の脊柱管狭窄症の分類

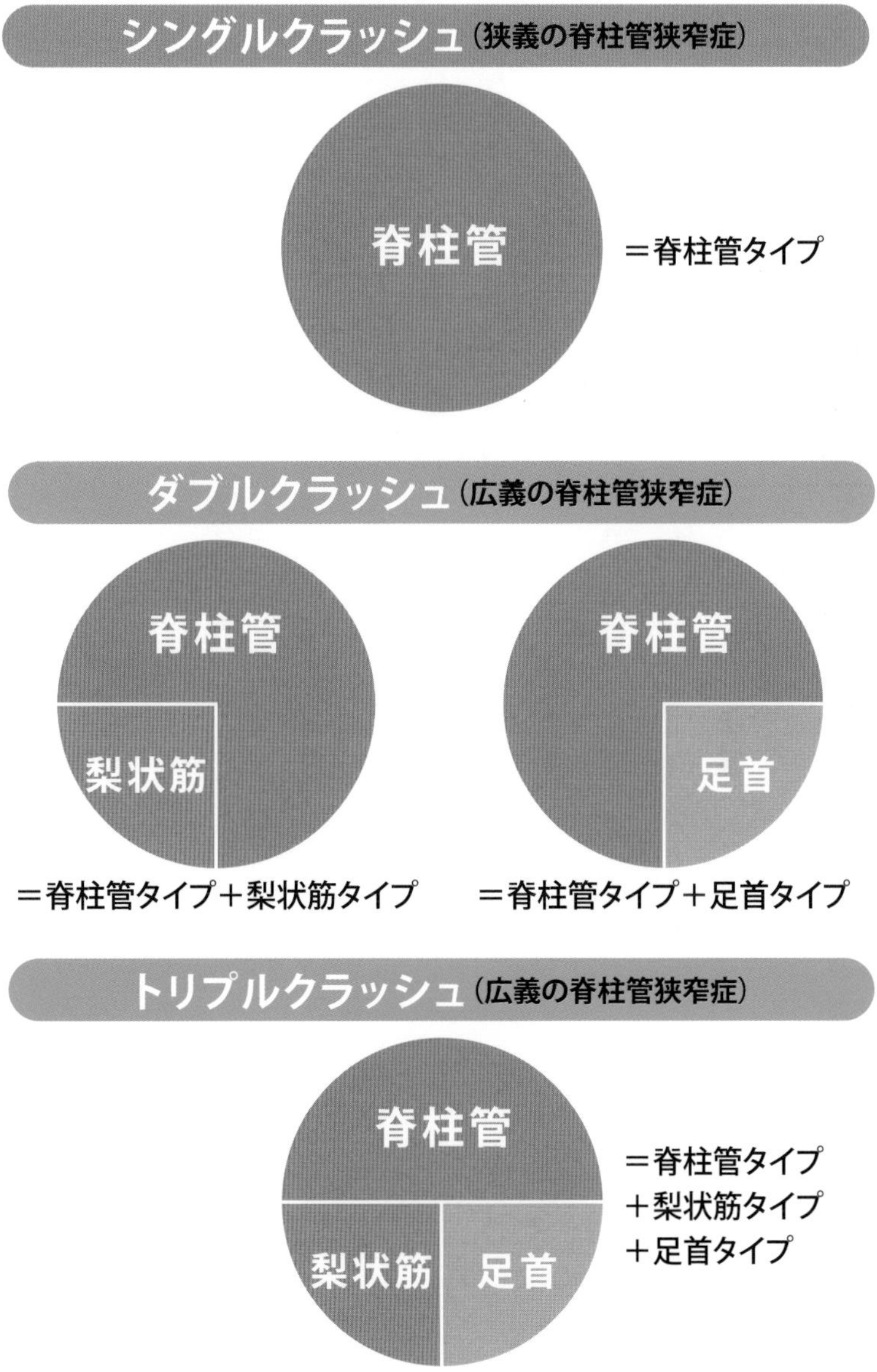

梨状筋での圧迫も加わって神経へのダメージがさらに増してしまう

梨状筋の過緊張により坐骨神経痛が発生

梨状筋はお尻の股関節の後ろ側にある筋肉で、その下を坐骨神経が通っています。梨状筋は本来やわらかいのですが、かたくなると下を通る坐骨神経を圧迫し、足の痛みやしびれといった坐骨神経痛を起こします。

梨状筋がかたくなる原因としては、長時間の車の運転、かたいイスに座りながらの長時間のデスクワーク、長距離の歩行やジョギング、長時間にわたり中腰の姿勢をとるなど、梨状筋に負担をかける行為が挙げられます。

こうした病態を「梨状筋症候群」と呼びますが、梨状筋の異常はＭＲＩやレントゲンの検査で見つけづらく、見逃されやすい現状があります。

脊柱管狭窄症を患っている高齢の患者さんは、梨状筋の過緊張も併発し、脊柱管と梨状筋の2か所でのダブルクラッシュ症候群を呈していることがとても多いです。

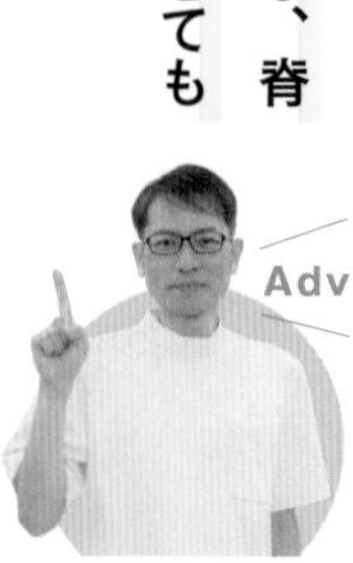

坐骨神経痛とは

坐骨神経痛は、坐骨神経の走行に沿って起こる痛みのことで、圧迫や炎症による神経痛です。つまり、腰やお尻、足、つま先まで、坐骨神経とそこから分岐した神経があるところならどこでも、軽度から重度の痛みやしびれがあらわれる可能性があるということです。

坐骨神経と梨状筋

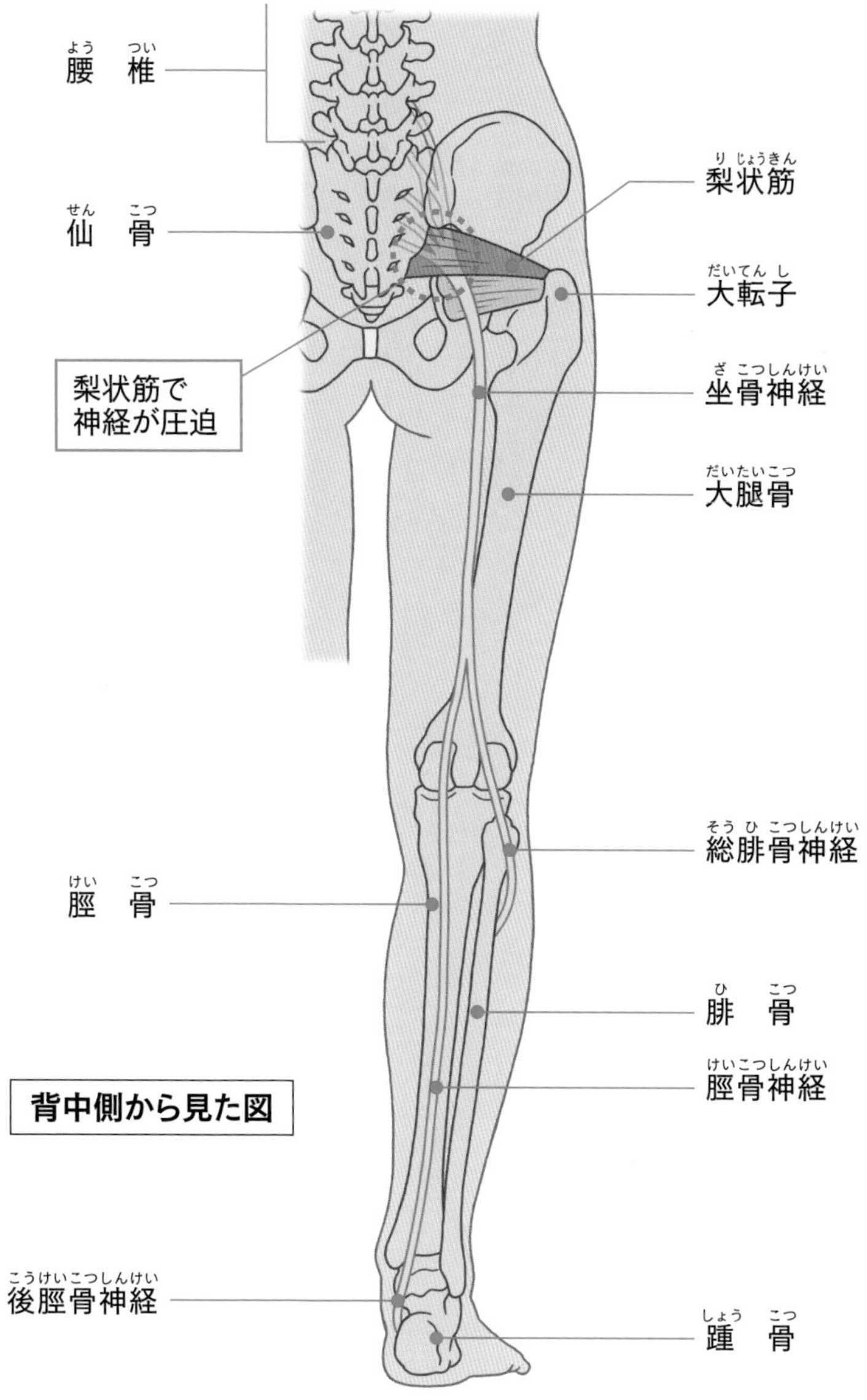

腰《よう》椎《つい》
仙《せん》骨《こつ》
梨状筋で
神経が圧迫
梨状筋《りじょうきん》
大転子《だいてんし》
坐骨神経《ざこつしんけい》
大腿骨《だいたいこつ》
総腓骨神経《そうひこつしんけい》
脛《けい》骨《こつ》
腓《ひ》骨《こつ》
脛骨神経《けいこつしんけい》
背中側から見た図
後脛骨神経《こうけいこつしんけい》
踵《しょう》骨《こつ》

梨状筋を押してみて「梨状筋タイプ」かをチェックする

患者さんの3分の2程度が梨状筋の関与あり

当クリニックでは、梨状筋の治療の必要性は、梨状筋を押して患者さんが痛みを感じるか否か、緊張が強いか否かで判断します。

脊柱管狭窄症で来院された患者さんの3分の2ぐらいが、梨状筋が症状に影響しているのではないかという印象をもっています。

自宅でチェックをする場合は、左図を参考にして、**自分で症状がある側の梨状筋の付近を広く押してみましょう。痛みがあれば梨状筋が関与している疑いがあります。**82ページ以降の梨状筋のストレッチをぜひ試してみてください。

自分では押しにくいという場合は、家族などまわりの人に押してもらって確認しましょう。あるいは、梨状筋付近を指で押してもよくわからないという場合、セルフケアとして紹介しているテニスボールを使ったお尻ゆるめ（88ページ）を試して痛みの有無をチェックしてみるのもよいでしょう。

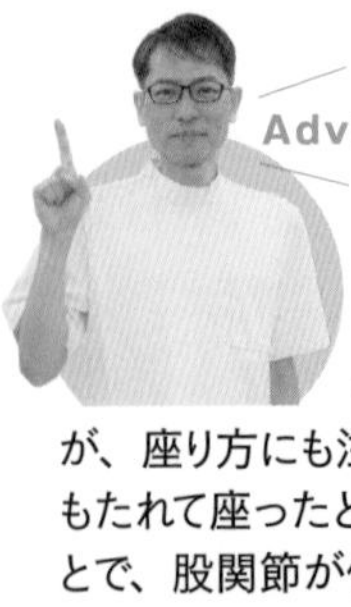

Advice!

仙骨座りとは

長時間座っていることも梨状筋の負担になりますが、座り方にも注意が必要です。仙骨座りとは、イスの背もたれにもたれて座ったときに、お尻が前にずれて骨盤が倒れた座り方のことで、股関節が伸びて、仙骨に負担がかかります。こうした座り方は梨状筋が圧迫されやすく、梨状筋症候群の原因になります。

「梨状筋タイプ」のチェック方法

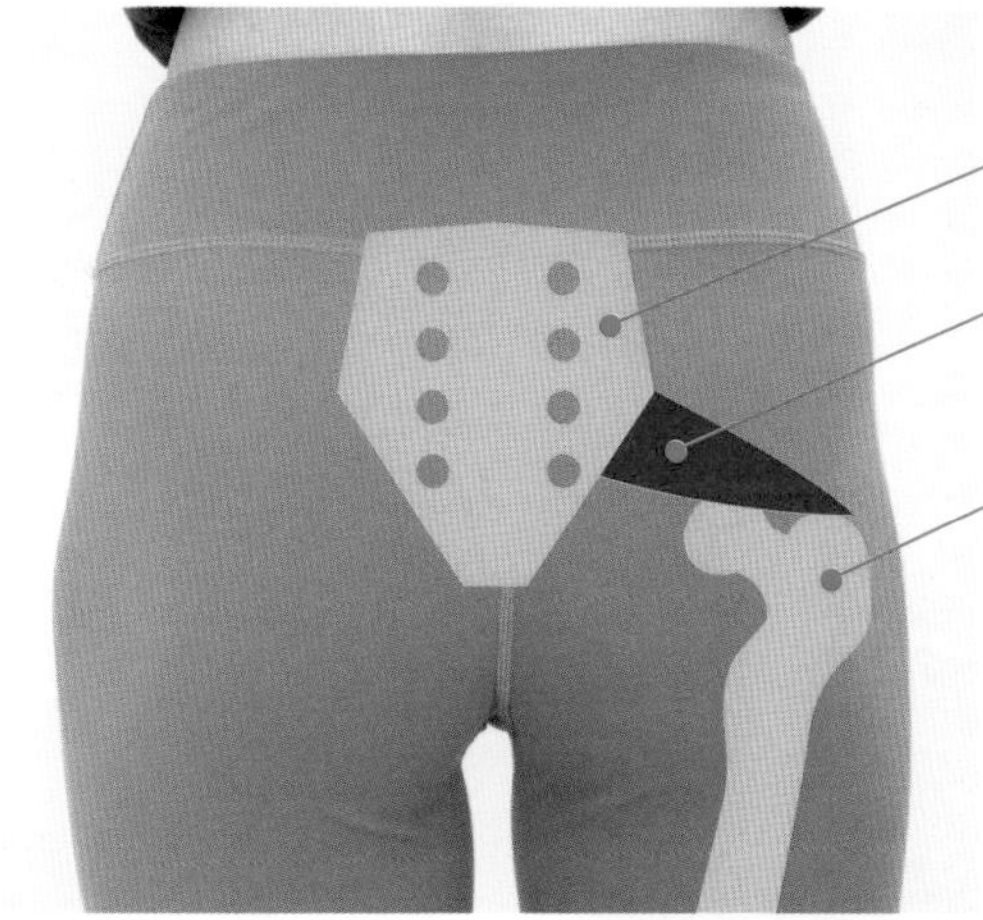

梨状筋は、仙骨と、大腿骨の横に張り出した部分（大転子）をつないでいる深層筋。大転子と仙骨を指でさわって探し、その2つの骨の間のあたりを指で押し、痛みが生じるかどうかチェックする。

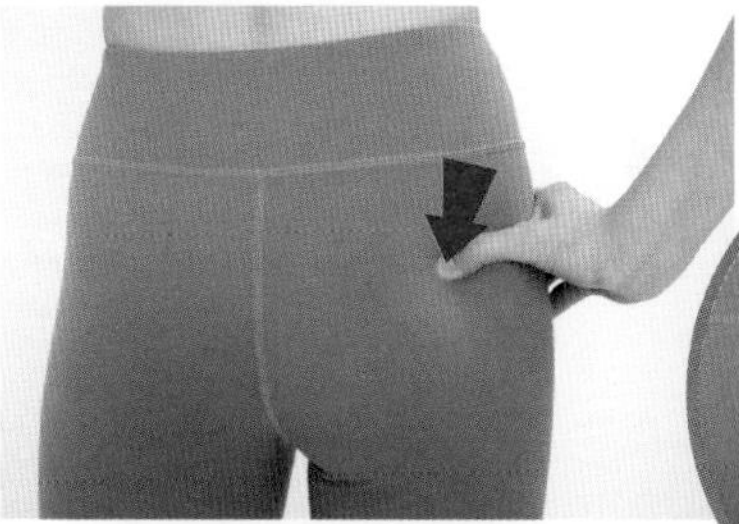

深層にある筋肉なので指を立ててぐっと力を入れ、強く圧迫する。横になったほうが筋肉がやわらかくなって押しやすい。

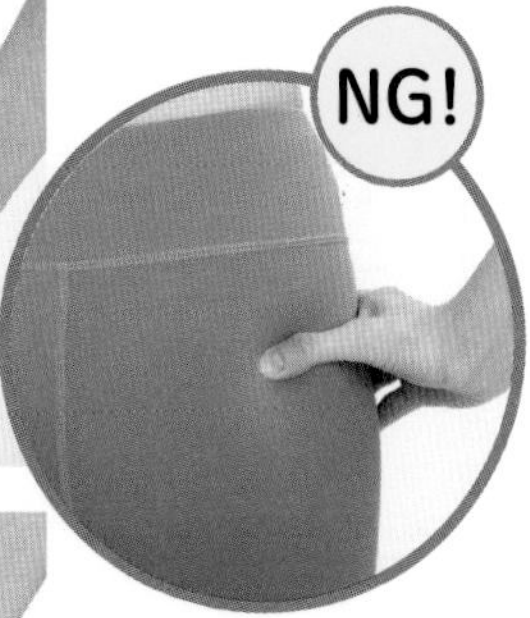

指の腹で軽く押すだけでは痛みの有無がわかりにくい。

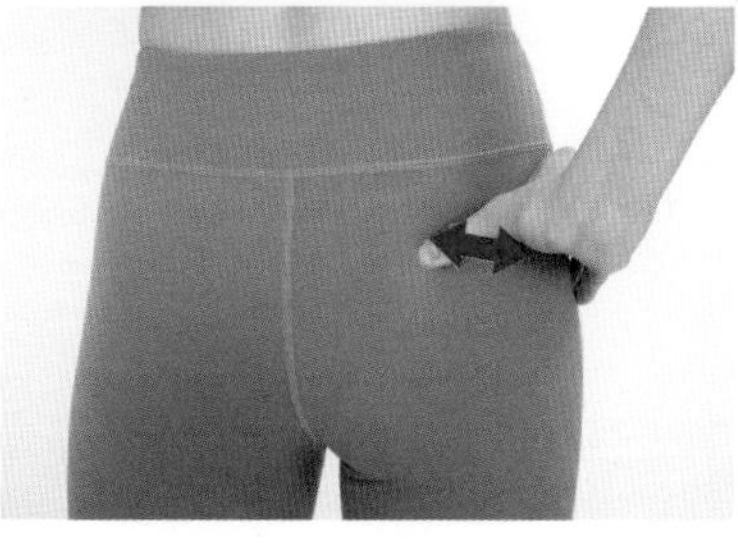

1か所だけでなく、横にずらして圧迫してみる。

判定　押して痛みがある場合
「梨状筋タイプ」と判定

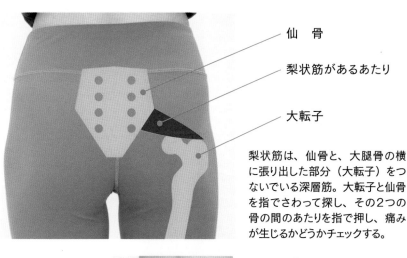

捻挫をしたことがある人は要注意！坐骨神経痛に影響を与える足首の問題

足首の大きな負荷は万人共通で要注意！

腰から遠いところにある足首が脊柱管狭窄症と関係があるとは、イメージしずらいかもしれません。しかし、脊柱管と足首は神経でつながっているので、足首で問題が起これば症状に影響があっても不思議ではありません。

足首は歳とともに問題を起こしやすい場所です。**ひどい捻挫《ねんざ》をすれば、足首の内側へのゆれを抑える靭帯（特に前距腓靭帯《ぜんきょひじんたい》）が伸びてしまい、もとに戻りません。**すると、捻挫のあとは、歩くたびに足首がぐらつくことになります。たとえ捻挫をしていなくても、長年の歩行や運動、さらに加齢変化も合わさって、徐々に靭帯が伸びて足首がぐらつくようにもなります。足首の内側には、坐骨神経から続く後脛骨神経《こうけいこつしんけい》が通っています。後脛骨神経は、内くるぶしとかかとの間にある足根管《そっこんかん》という狭いスペースのなかを通っています。また、足根管には後脛骨神経に加え、後脛骨筋《こうけいこつきん》、長母指屈筋《ちょうぼしくっきん》、長趾屈筋《ちょうしくっきん》の腱《けん》や動静脈《どうじょうみゃく》な

足首まわりの構造

足の内側

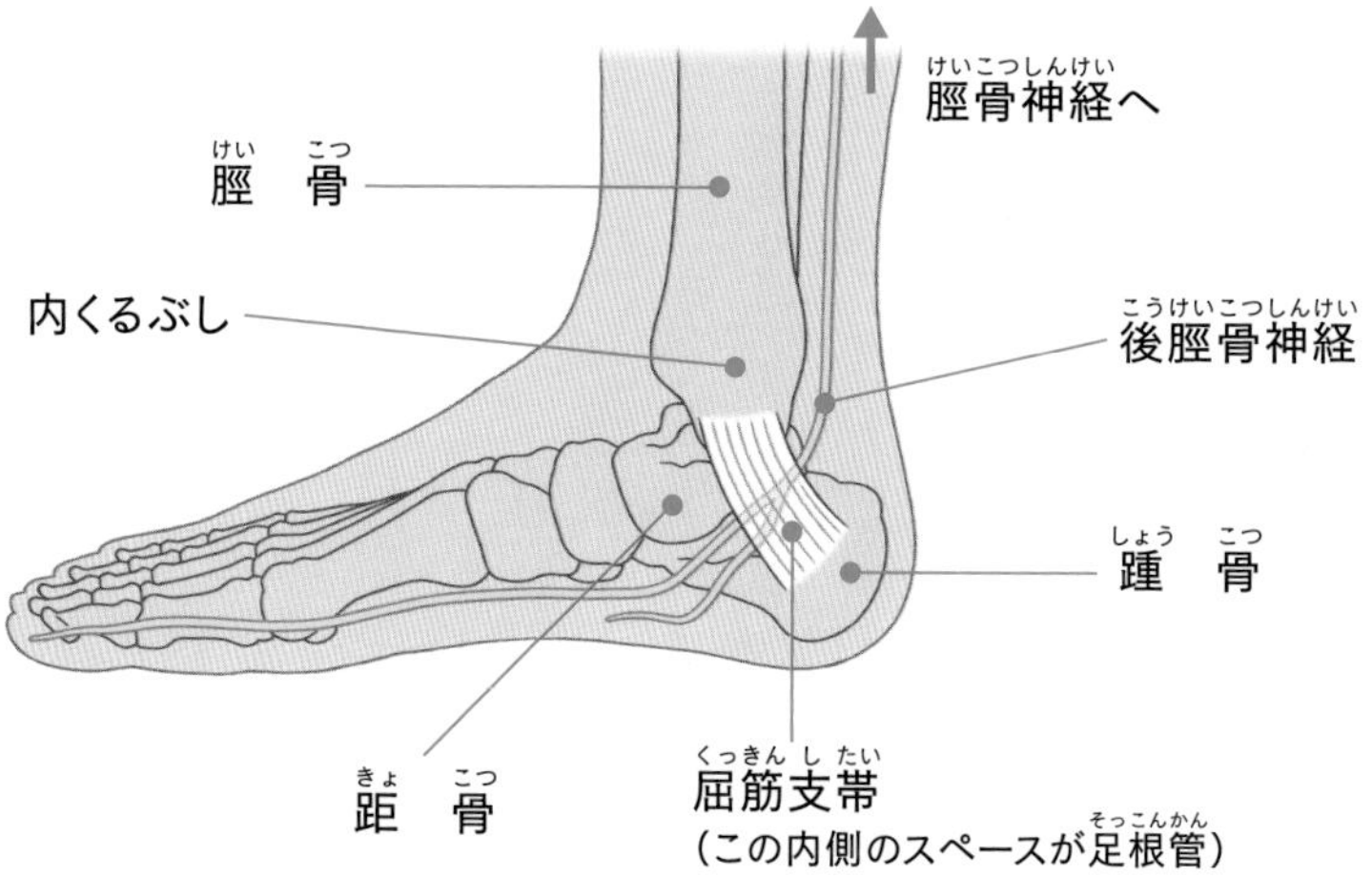

足の外側

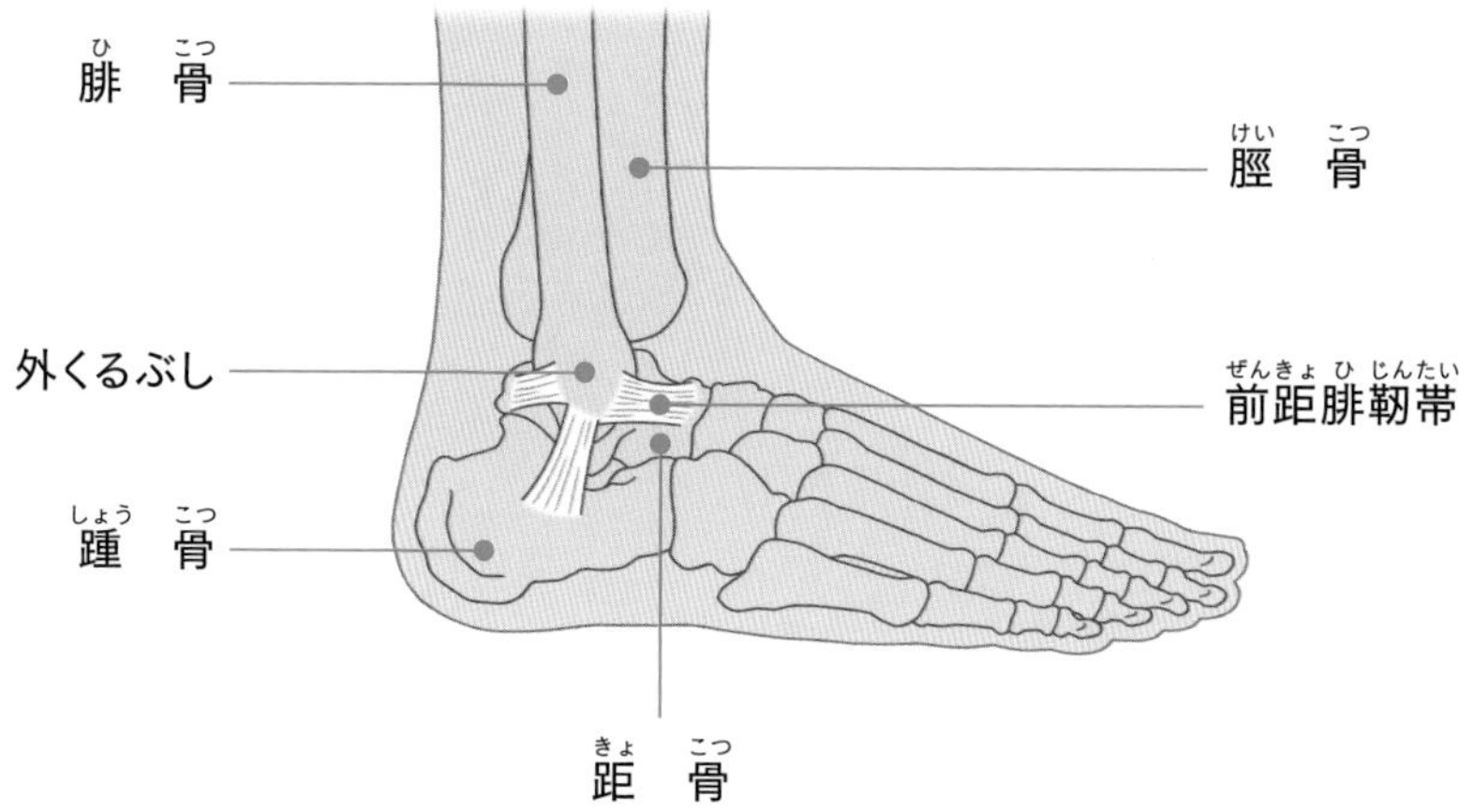

ども通っていて、それらが押し合いへし合いしているような状態になっています。

足首がぐらつくと、足首を動かす後脛骨筋などの腱に余計な負担がかかります。そして腱が狭い足根管のなかで、むくむ原因となります。**足根管を通る後脛骨神経は、腱のむくみで圧迫されたり、あるいは足首のぐらつきで引っ張られて痛めつけられたりして、坐骨神経痛の原因となります。**

後脛骨神経と浅腓骨神経の障害が症状悪化の原因に

一方、足首の捻挫やぐらつきで痛みやすいもう1つの神経が浅腓骨神経《せんひこつしんけい》です。浅腓骨神経は、太もものひざの近くで坐骨神経から枝分かれした総腓骨神経《そうひこつしんけい》の末端の神経です。腓骨《ひこつ》に沿ってすねの外側あたりを通っていて、足の甲周辺の感覚を支配しています。浅腓骨神経は、足首を捻挫することによって引っ張られたり、足首のぐらつきで刺激を受けたりして、後脛骨神経と同じように坐骨神経痛の原因となります。

後脛骨神経も浅腓骨神経も坐骨神経から枝分かれした末端の神経なので、障害を受けると、坐骨神経痛を増強することになります。90ページ以降で紹介する足首サポーターは、これらの神経への負担を軽減するのに有効です。

坐骨神経からの枝分かれ

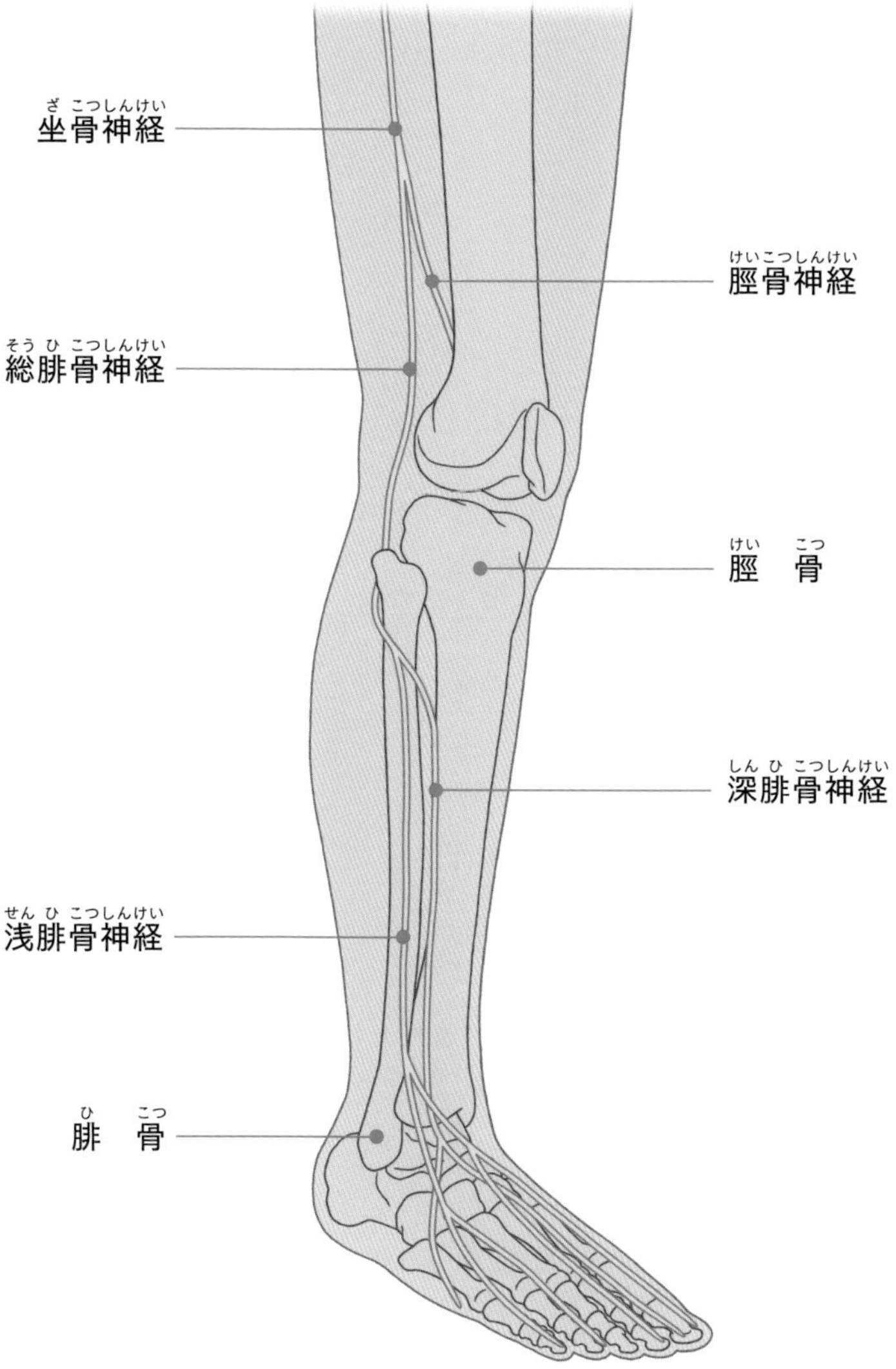

足首まわりの2か所を押してみて「足首タイプ」かをチェックする

患者さんの3分の2程度が足首の関与あり

当クリニックに脊柱管狭窄症で来院される患者さんの3分の2ほどに、足首が関係している印象です。足首の治療の必要性は、足根管と前距腓靭帯を押して痛いか否かで判断します。足根管のあたりを押して痛くない人のほうが少ないです。

自分で足根管と前距腓靭帯のあたりを押してみて、両方ともに痛みがある場合は、坐骨神経痛に足首が関与している「足首タイプ」であると判定します。

どちらか一方にしか痛みがない場合は、足首タイプの疑いがあると考えます。どちらの場合でも、90ページ以降で紹介する足首サポーターの着用を、ぜひ試してみてほしいと思います。

なお、足首タイプかどうか自分では判断しにくい場合でも、足首は誰しも負荷がかかっている部位なので、サポーターを試してみる価値はあるでしょう。

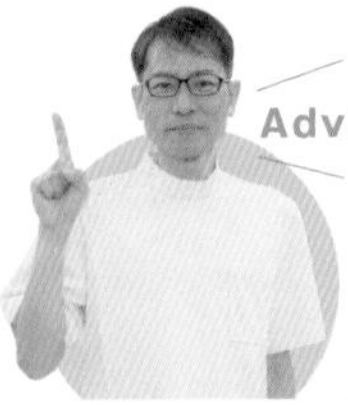

Advice!

足首がゆるむ!?

明らかなケガだけでなく、歩く、走るという動作の積み重ねでも靭帯が傷つき、足首がゆるむ要因になります。加齢とともに誰でも足首のゆるみは大きくなり得るので、日常生活に問題がなくても、サポーターをつけると、楽に動けると感じる人は多いです。まずは1か月ほど装着してみてもよいでしょう。

「足首タイプ」のチェック方法

足根管の圧迫チェック

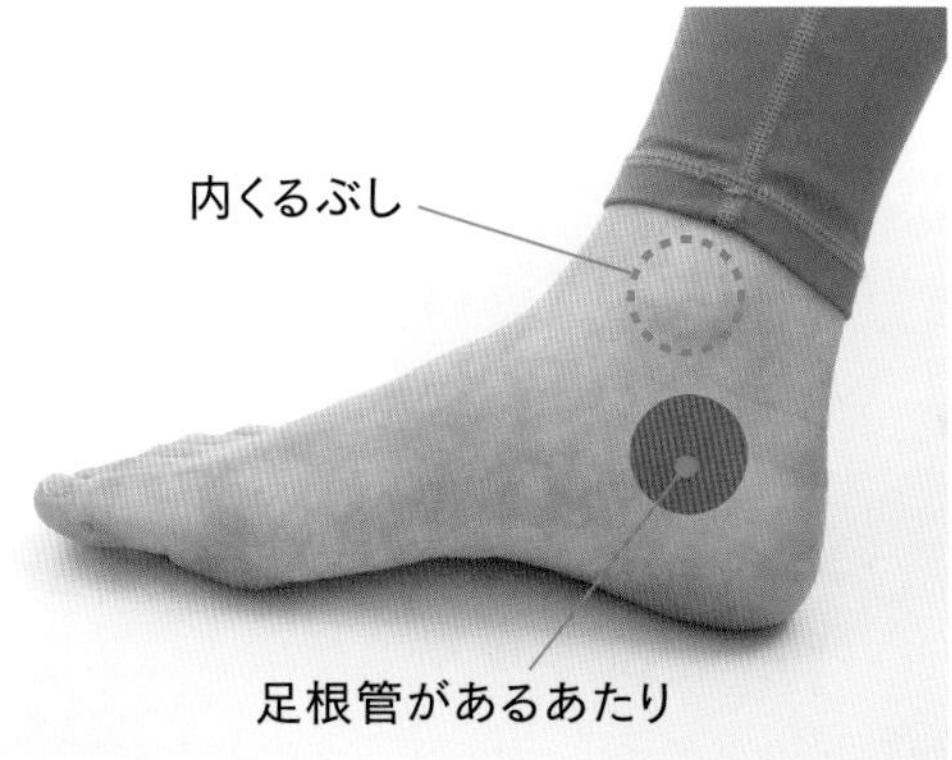

足根管は、内くるぶしからかかとに向かって2センチくらいのところ。

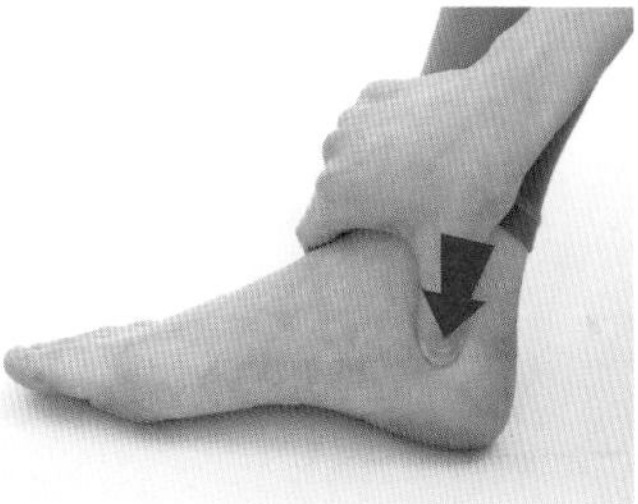

指で強く圧迫して痛みの有無をチェックする。少しずつずらしながら痛いところがあるかを探る。

前距腓靭帯の圧迫チェック

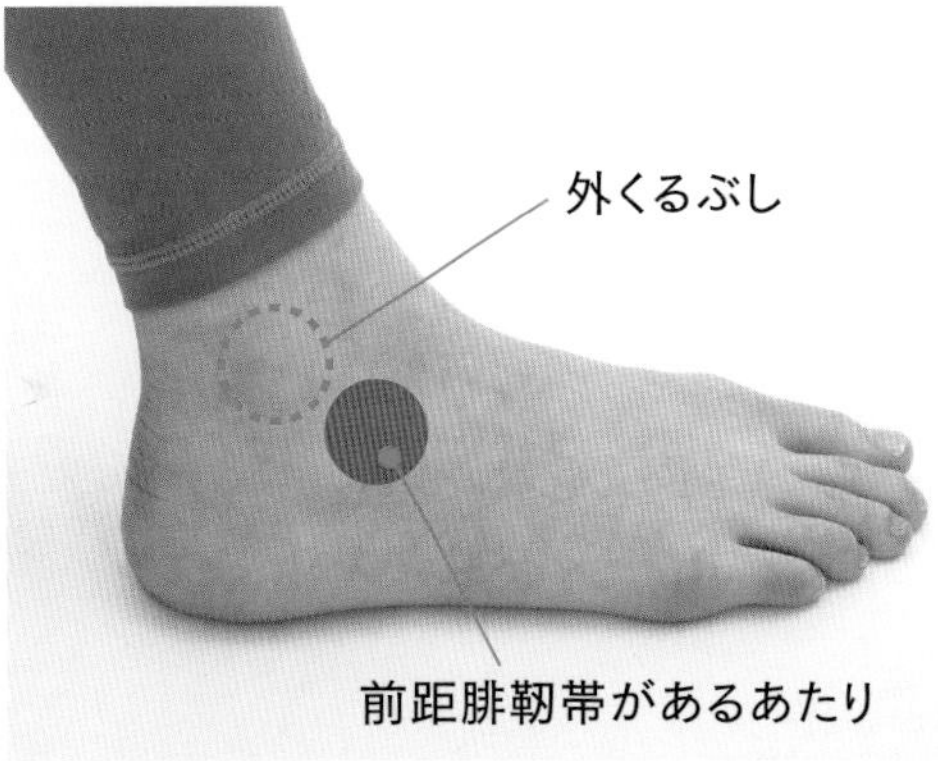

前距腓靭帯は、外くるぶし（腓骨）から距骨に張る靭帯（53ページのイラスト参照）。

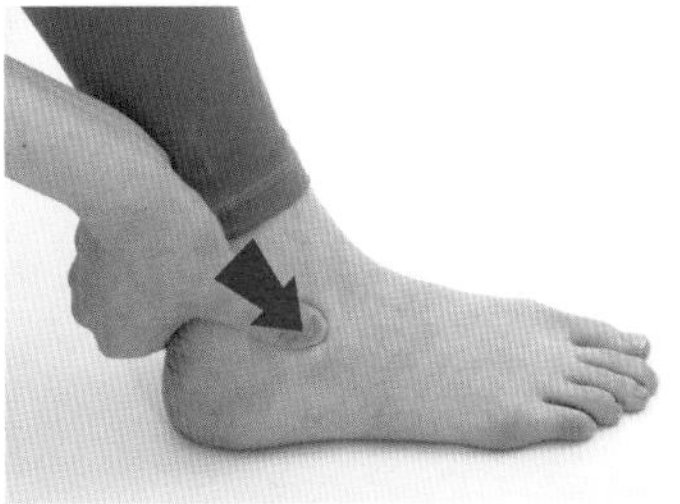

指で強く圧迫して。痛みの有無をチェックする。

判定 両方を圧迫してみて、両方に痛みがある場合
「足首タイプ」と判定

Column

教えて!

カイロプラクティックの考え方と治療法

　人間は直立二足歩行をしているため、普段から背骨に大きな負荷がかかっており、そこにさらに悪い生活習慣も加わると、背骨に障害が起きやすくなる。そして、その背骨の障害は正常な神経の流れを悪くし、さまざまな病気を引き起こす――カイロプラクティックには、こうした考えがベースにあります。

　脊柱管狭窄症の場合でいえば、背骨の矯正《きょうせい》や腰の筋肉をゆるめる施術により、脊柱管を広げて神経の流れをよくすることを目指します。

　私の医院では、カイロプラクティックの施術を行うなかで、日本ではほとんど行われていない「屈《くっ》曲牽引療法《きょくけんいんりょうほう》」という治療も取り入れています。使う装置はアメリカ製のもので、一般的な整形外科で使っている「牽引療法」の装置とは、原理も動きもまったく異なります。この装置を使って、患者さんの背骨を牽引しながら腰椎の部分を屈曲させることで、脊柱管を広げ、神経への圧迫をとっていきます。

　ほかにも、手を使った施術で梨状筋をゆるめたり、足根管での神経の圧迫をとったりするオリジナルの方法で患者さんを治療しています。本書で紹介している体操も、たくさんの試行錯誤を経て誕生した運動療法です。

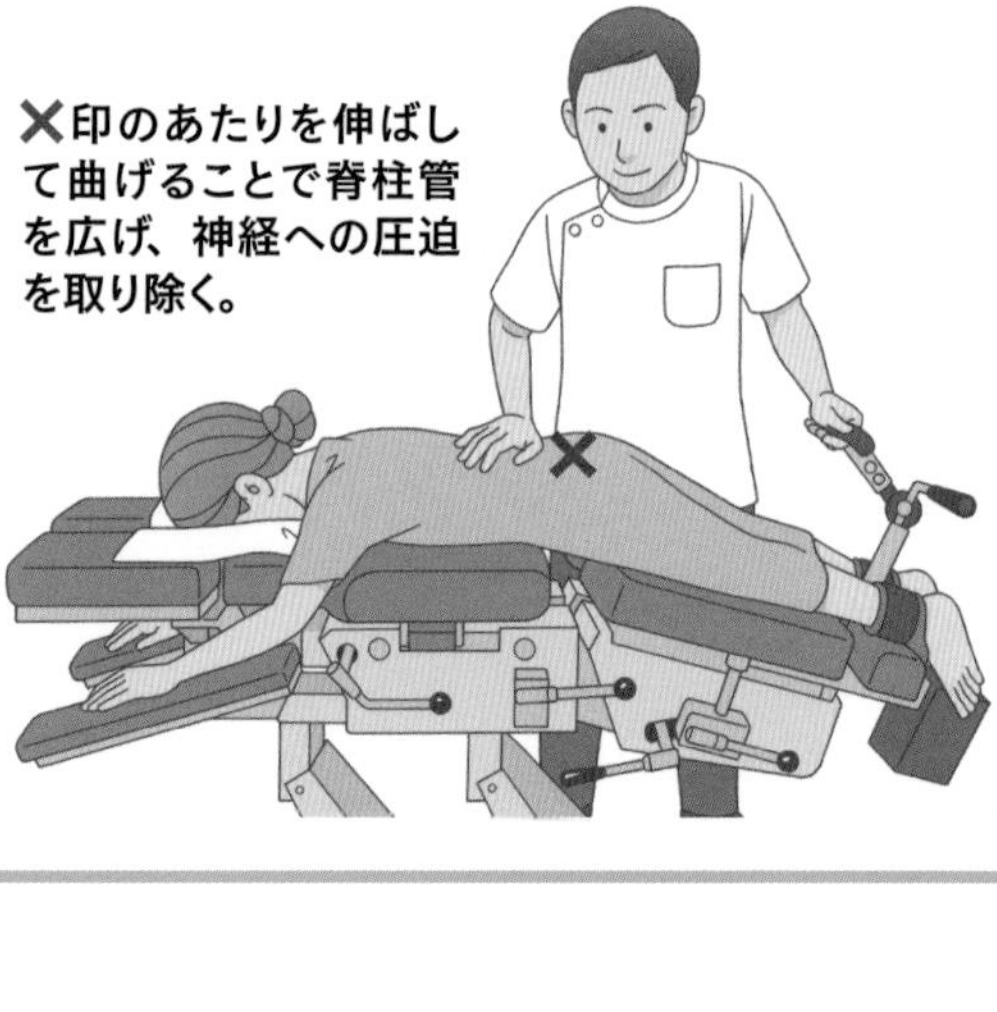

✕印のあたりを伸ばして曲げることで脊柱管を広げ、神経への圧迫を取り除く。

第2章

実践！脊柱管狭窄症を治す 竹谷内式トリプルケア

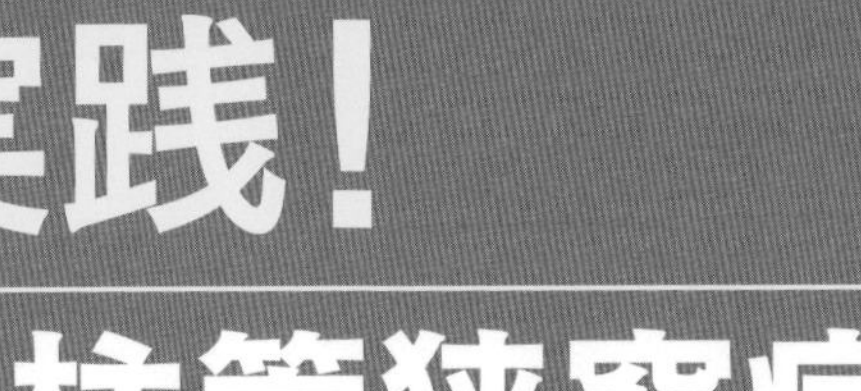

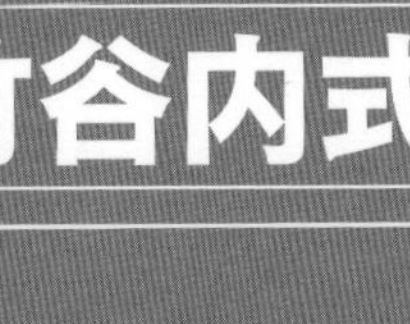

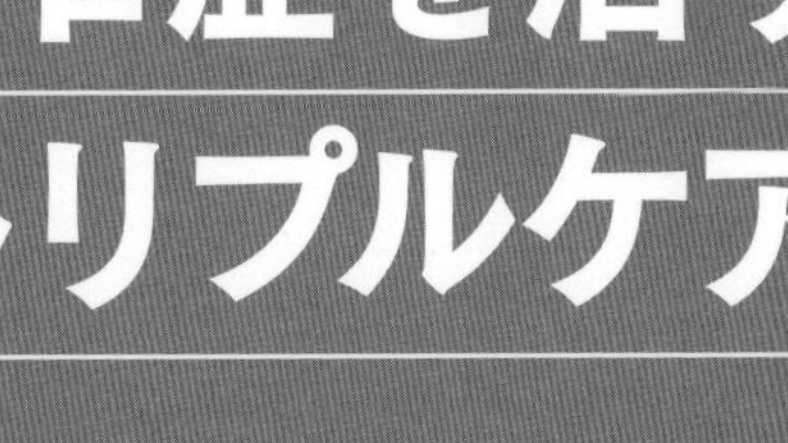

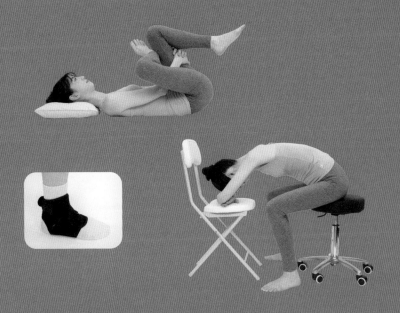

脊柱管狭窄症の克服を目指して新しいセルフケアを行いましょう

治療効果が十分に得られなかった人にこそおすすめ

脊柱管狭窄症《せきちゅうかんきょうさくしょう》の人にとって、運動療法は大変有効な治療法です。そして、大きな効果をもたらす要因は、医師任せにせず、「自分の病気は自分で治す」という前向きに取り組む患者さんの姿勢が大きいと、臨床を通じて感じています。

前章では、従来どおりの脊柱管狭窄症のメカニズムを詳しく説明したうえで、お尻（梨状筋《りじょうきん》）と足首の2か所が、脊柱管狭窄症による坐骨神経痛《ざこつしんけいつう》の新たな原因として考えられるという視座を示しました。本章では、**脊柱管の狭窄に対してだけでなく、梨状筋と足首での神経障害のケアも新たに紹介しています。**

とくに、治療に通っていても思うような効果が得られなかった人、長年にわたり痛みやしびれに悩まされてきた人、根本的な改善を目指している人こそ、脊柱管に梨状筋や足首を加えたダブル、トリプルのケアに取り組んでみてください。当院の患者さんたちにも実践してもらい、効果を強く実感しています。

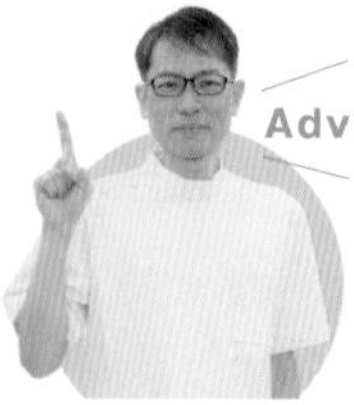

Advice!

ぜひ習慣化しましょう！

いずれの体操も、痛みやしびれをもし強く感じる場合は、無理をせずに中止するか、時間を短くして症状を出さないように実践してください。また、腰のストレッチを行うのが難しい人は、梨状筋や足首のケアに集中的に取り組むことをおすすめします。

シングル・ダブル・トリプルのケア

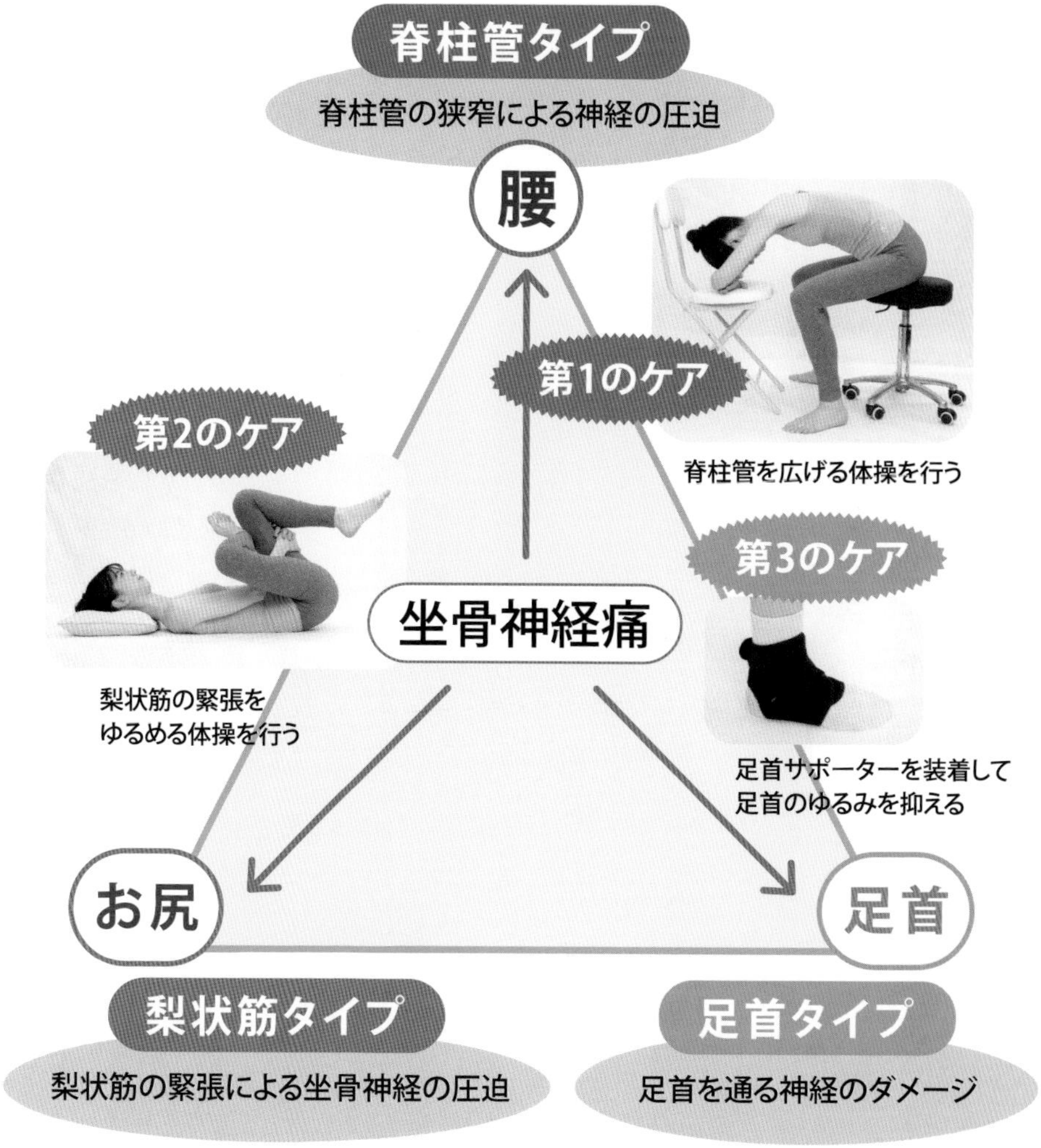

◎自分のタイプが判断しづらい場合でも、疑わしければ、
ダブル・トリプルケアを実践する
◎まずは1か月試してみる

脊柱管を広げることで神経圧迫を解除する体操

根本的改善を目指すセルフケア

脊柱管狭窄症に対する基本のセルフケアの考え方は、「脊柱管が狭《せば》まることで脊柱管狭窄症になるのだから、脊柱管を広げればいい」です。私が提唱するメソッドは、この考え方のもと、整形外科医としての見地やカイロプラクティックの理論を生かして編《あ》み出しています。

脊柱管狭窄症の患者さんに対して、多くの医師は、薬を処方し、「痛みやしびれがあるなら、無理をしないでください」とお伝えするだけのケースが大半でしょう。しかし、それだけでは根本的な改善は望めません。

脊柱管は腰をまるめると広がり、腰を反《そ》らすと狭くなります。そこで、図のとおり、**狭くなった脊柱管を広げることで、神経の圧迫をできるだけ軽くして、傷《いた》んだ神経を徐々に回復させることを目指します。**腰のストレッチはいずれも、こうした目的で行っているのだと理解したうえで、ぜひ実践してください。

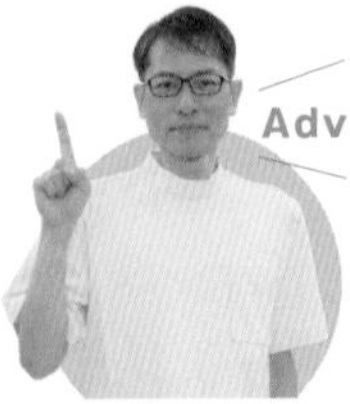

Advice!

腰をまるめられない人の治療

通常、脊柱管狭窄症の人には腰をまるめて脊柱管を広げる体操を指導していますが、なかには椎間板がかなり飛び出ていたり、椎体の骨棘が大きかったりして、腰をまるめると症状が悪化してしまう懸念がある場合も。そういう患者さんには、腰の代わりにお尻と足首の治療をしっかり行い、成果を挙げています。

腰をまるめる体操のメカニズム

腰が反っているとき

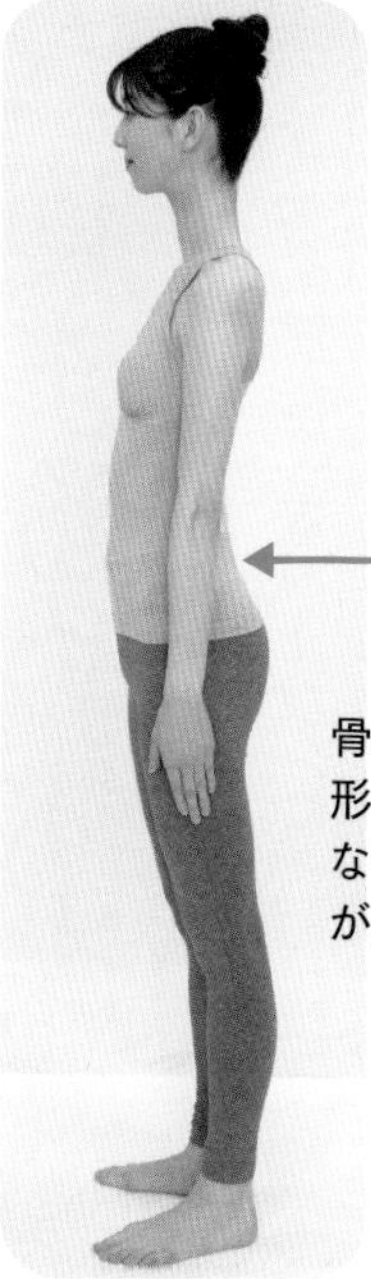

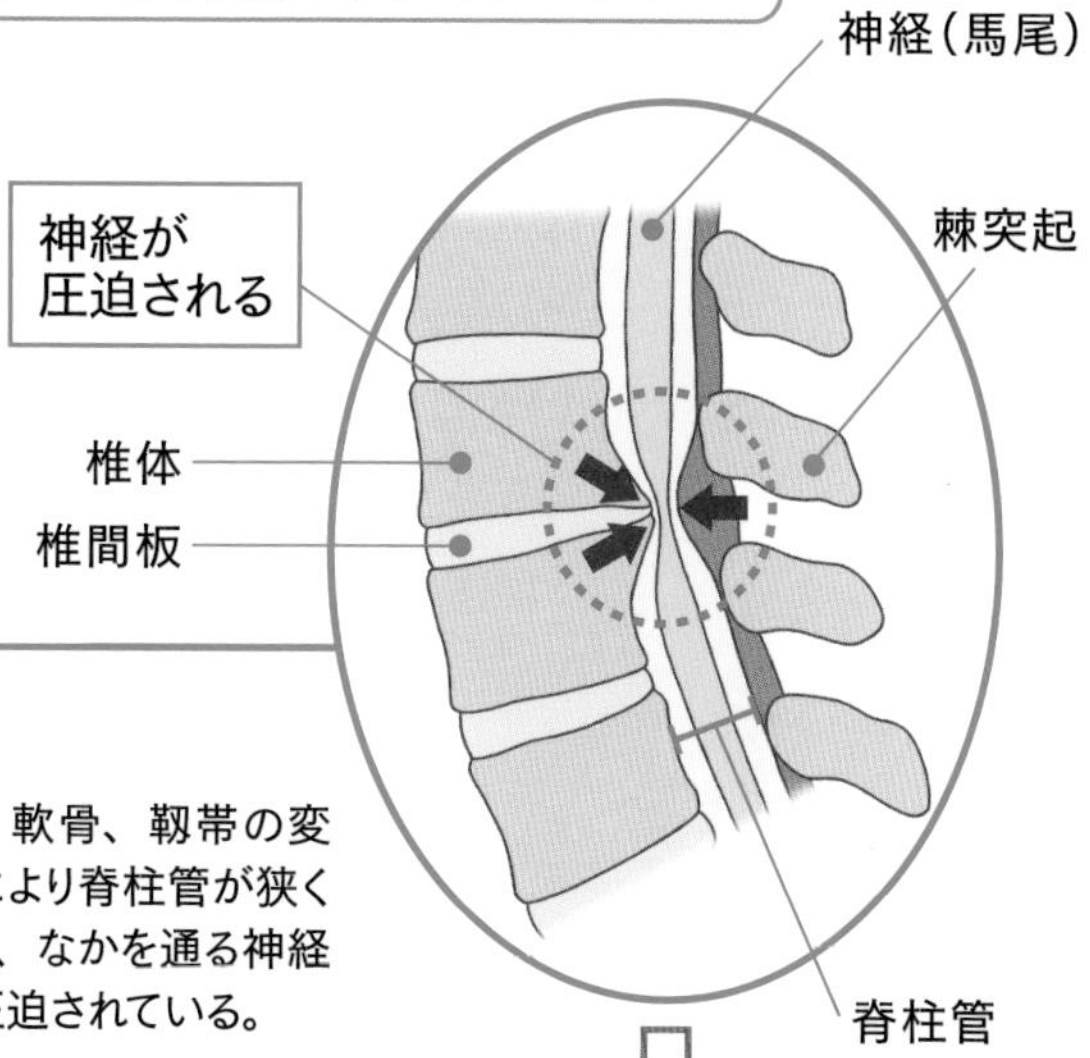

骨、軟骨、靱帯の変形により脊柱管が狭くなり、なかを通る神経が圧迫されている。

⇩

神経がダメージを受けて症状があらわれる

腰をまるめているとき

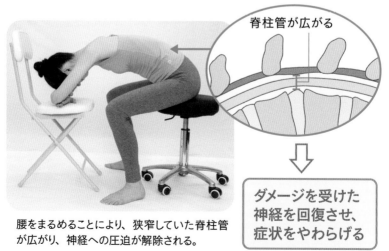

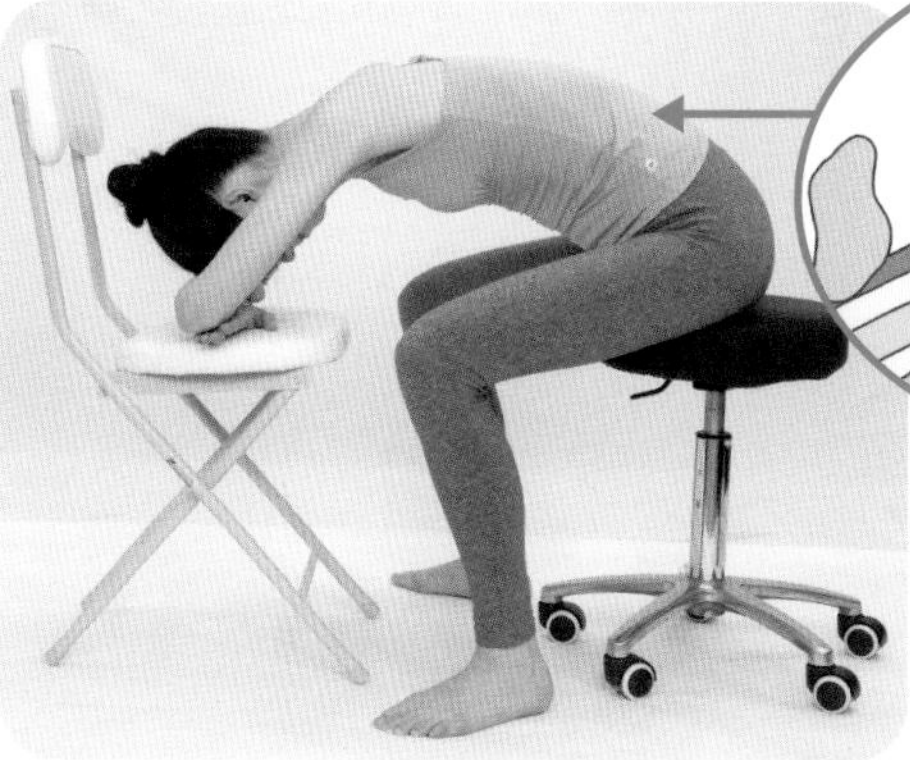

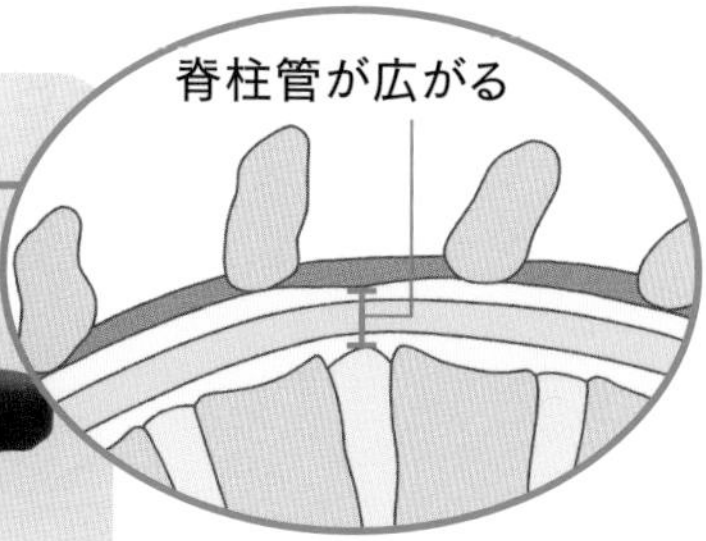

腰をまるめることにより、狭窄していた脊柱管が広がり、神経への圧迫が解除される。

⇩

ダメージを受けた神経を回復させ、症状をやわらげる

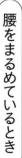

脊柱管タイプの症状を毎日の「腰まるめ体操」で治す！

「基本　腰まるめ体操」をベースに柔軟に実践を

私のクリニックには重度の患者さんもたくさん来院されます。限られた治療時間のみで回復させるのは難しく、セルフケアの重要性を実感しています。基本は1日3セットを目指しましょう。もっと実践できればより理想的です。

脊柱管を広げる5つの腰のストレッチのうち、中心となるのはもっとも実践しやすい「基本　腰まるめ体操」です。ほかのバリエーションはご自身の行いやすさで選んでかまいません。いずれかを毎日実践しましょう。

また、腰の筋肉がかたい人は筋肉の働きで椎骨同士がぎゅっと引き寄せられて脊柱管が広がりにくくなっています。腰の筋肉を押して痛かったり、腰にかたさを感じる方はテニスボールで筋肉をゆるめるケアも追加しましょう。

ここで大事なことは、痛みなどの症状が出てしまうほど強く行わないこと。無理せず、毎日続けることを心掛けてください。

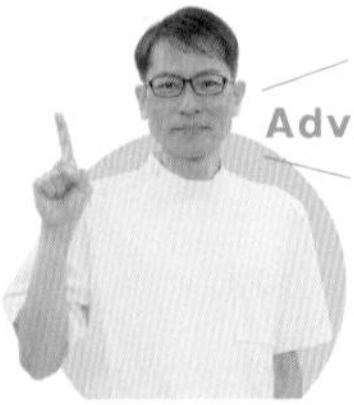

Advice!

やりやすい体操を毎日！

「基本 腰まるめ体操」と、ほかのバリエーションは、どれもほぼ同じ原理で脊柱管を広げる目的なのですべてを行う必要はありません。基本の腰まるめ体操は、力を抜いて長く行える点がよいところです。その時々で、自分がやりやすい体操を選んでもらってかまいません。なにより継続することが大事です。

脊柱管タイプに効くセルフケア

5つの腰のストレッチ

腰のストレッチ 1

基本 腰まるめ体操

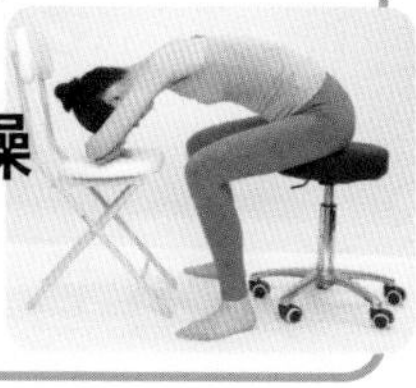

⇨P.68

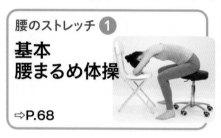

腰のストレッチ 2 バリエーションA

簡単 腰まるめ体操

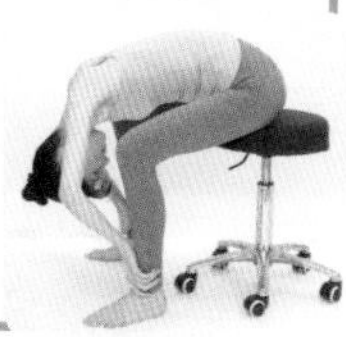

⇨P.72

腰のストレッチ 3 バリエーションB

正座 腰まるめ体操

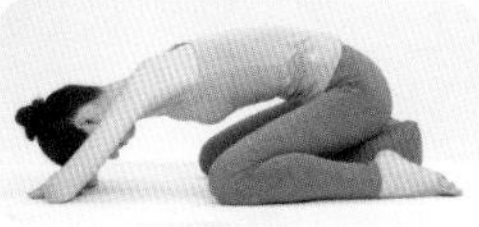

⇨P.74

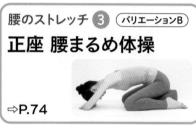

腰のストレッチ 4 バリエーションC

横向き ひざ抱え体操

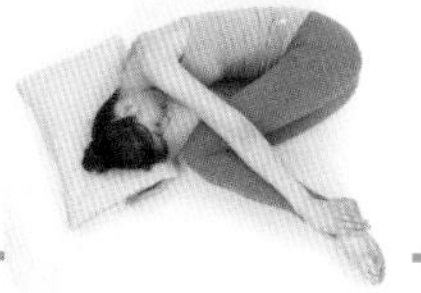

⇨P.76

腰のストレッチ 5 バリエーションD

あお向け ひざ抱え体操

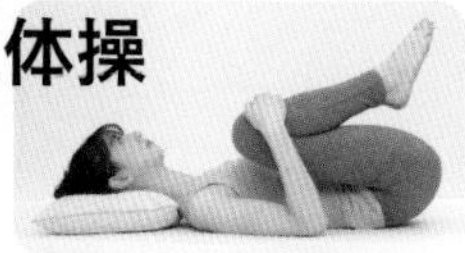

⇨P.78

◎1日に3セット（朝、昼、夜）、「基本腰まるめ体操」を、あるいは、4つのバリエーションからやりやすいものを選んで体操を実践する。

腰のケア

腰のケア

テニスボール腰ゆるめ

⇨P.80

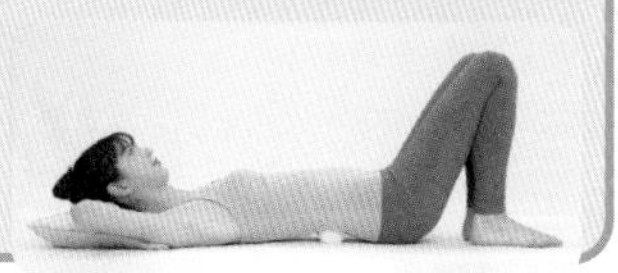

◎腰の筋肉が緊張していると、腰椎の脊柱管を押しつぶす力が増し、症状が強くあらわれやすい。腰椎周辺の筋肉がかたい場合は、筋肉をゆるめるケアも追加して行う。

お尻と足首を押してみて、痛みがあれば必ず実践しましょう！

痛みにはお尻と足首が関与している人のほうが多い

これからお伝えする「お尻伸ばし」や、テニスボールやゴルフボールを使ったセルフケアは、腰のストレッチと同様に、**1日3セットを目安として、「イタ気持ちいい」感覚を大事にしながら行ってください。**比較的安全なセルフケアを紹介していますが、もし痛みやしびれを感じる場合は中止してください。ボールを使ったケアは、ピンポイントではなく、「イタ気持ちいい」場所をしらみつぶしに探すイメージで、広く周辺をほぐすほうが効果的です。

足首サポーターも安全性が高く、薬の副作用のようなデメリットはほぼないので、足首の不調の自覚がなくても試してみる価値はあると思います。**入浴時と就寝時以外は、自宅ではもちろん外出時も含めて装着するのが理想です。**ただし、素肌に着用すると、こすれて皮膚に傷がつくことがあるので肌が弱い人は靴下の上に着用するとよいでしょう。

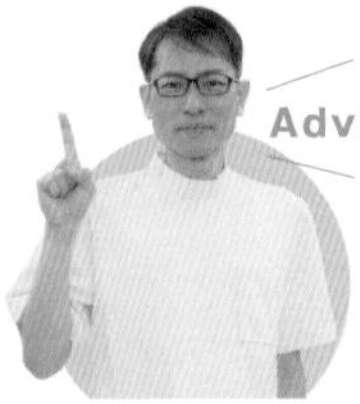

Advice!

腰、お尻、足首の3点ケアを

まずは、腰、お尻、足首の3点のケアを1種類ずつでよいので、試してみましょう。足首にはどんな人でも大きな負担がかかっているので、ケアをして損はありません。足首サポーターは装着してすぐに楽に感じる人が多くいます。楽と感じたらもちろんのこと、そうでない場合も1か月は試してみてください。

梨状筋タイプと足首タイプに効くセルフケア

● 梨状筋のストレッチとケア ●

梨状筋のストレッチ ①

ひざ引き上げ お尻伸ばし

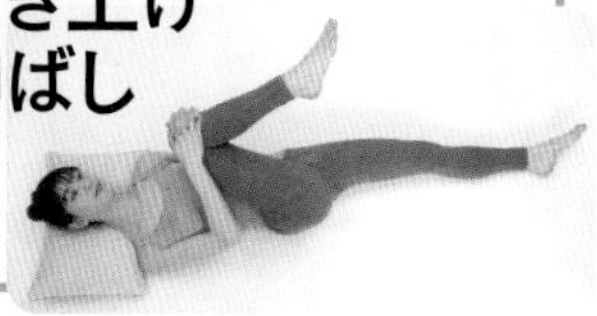

⇨P.82

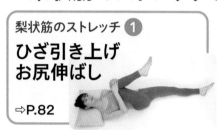

梨状筋のストレッチ ②

足組み式 お尻伸ばし

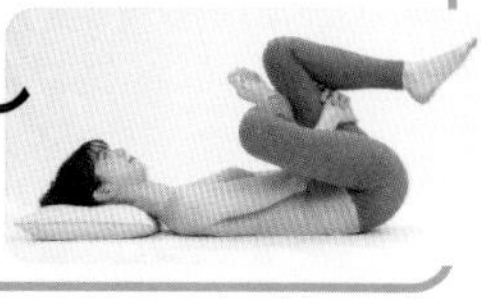

⇨P.84

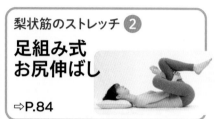

梨状筋のストレッチ ③

座って行う お尻伸ばし

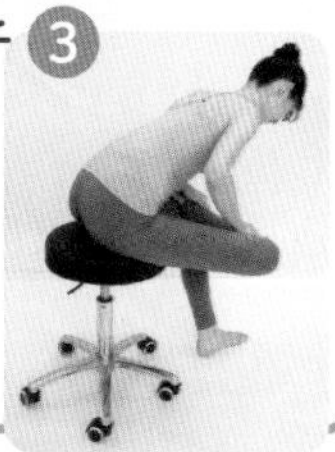

⇨P.86

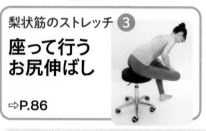

梨状筋のケア

テニスボール お尻ゆるめ

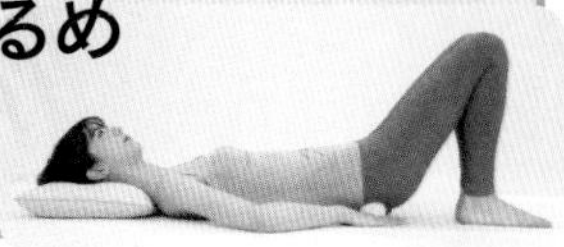

⇨P.88

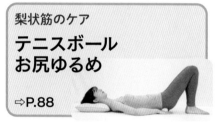

◎梨状筋タイプが疑われる場合は、1日3セット（朝、昼、夜）、3つの梨状筋ストレッチのなかからやりやすいものを選んで行う。また、時間に余裕があれば、テニスボールを使って梨状筋をほぐすケアも追加して行う。

● 3つの足首ケア ●

足首のケア ①

1本ベルト型 足首サポーター

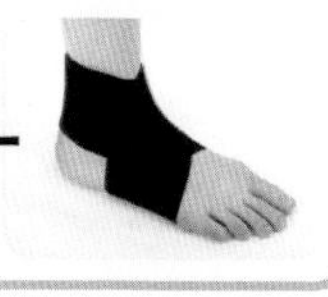

⇨P.90

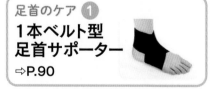

足首のケア ②

2本ベルト型 足首サポーター

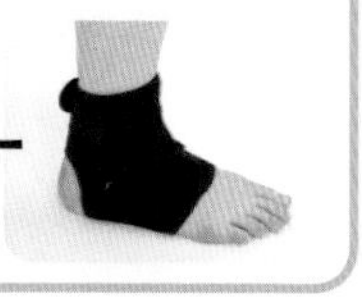

⇨P.92

足裏のケア

ゴルフボール 足裏ゆるめ

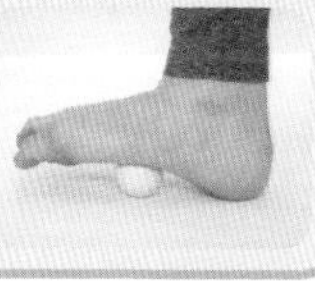

⇨P.94

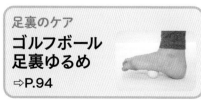

◎足首タイプが疑われる場合は、ベルトで締め付けるタイプの足首サポーターを装着して過ごす。また、足裏の筋肉をゆるめるケアも追加で行う。

基本 腰まるめ体操

より効果的に神経を回復させる

腰をまるめて脊柱管を広げる腰のストレッチのなかでも、基本となる体操です。補助イスで頭を支えながら行うことで、体にかかる負担が少なくなるので、長い時間腰をまるめることができるのがポイントです。

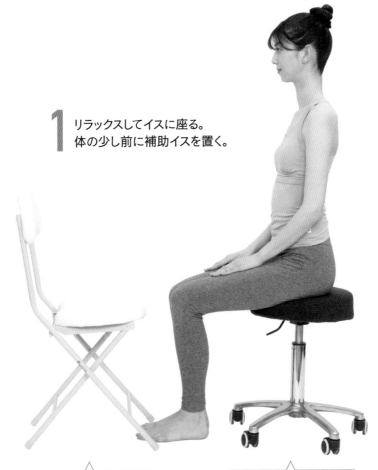

1 リラックスしてイスに座る。
体の少し前に補助イスを置く。

補助イスは、座っているイスよりも少し低いほうが腰をまるめやすい

座るイスの高さは、両足の裏全体がしっかり床につくぐらいがよい

Advice! イスは、脚が複数ついた安定したものを選んだほうが安全に体操を行えます。

2 両足を大きく開く。

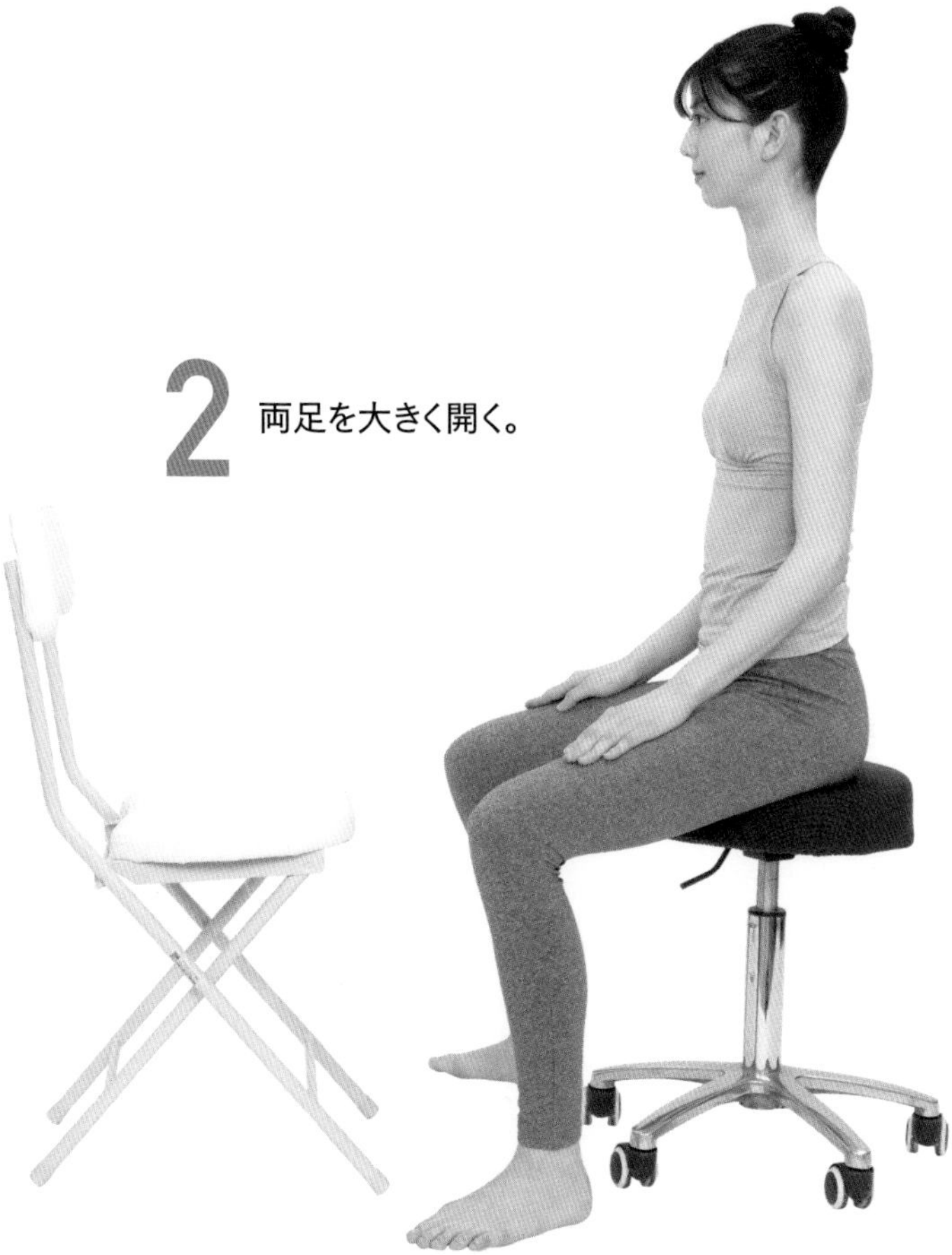

別アングルで見る！

前から

両方の太ももが90度前後になるぐらい開く。

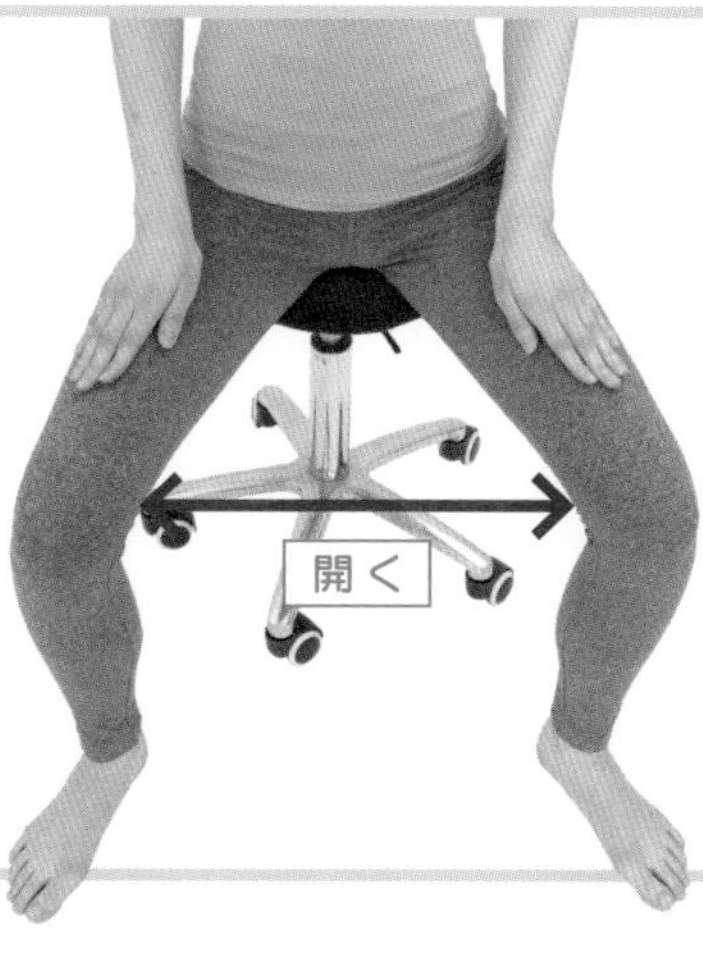

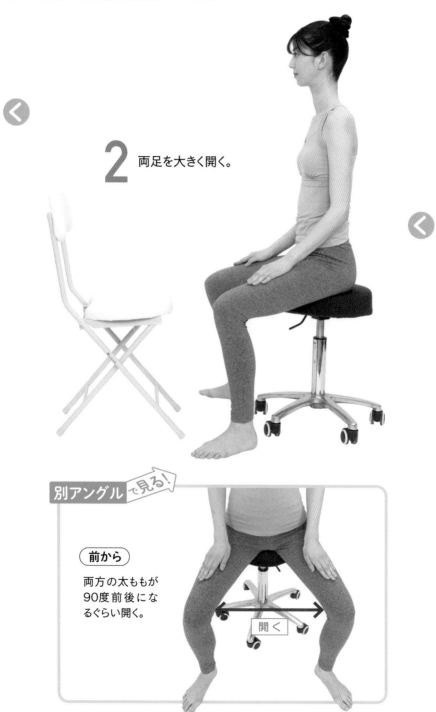

3 上体を前に倒して補助イスの座面に両手両ひじをつき、頭を腕の上にのせる。体の力を抜き、腰のまるまりを意識しながら3分キープする。

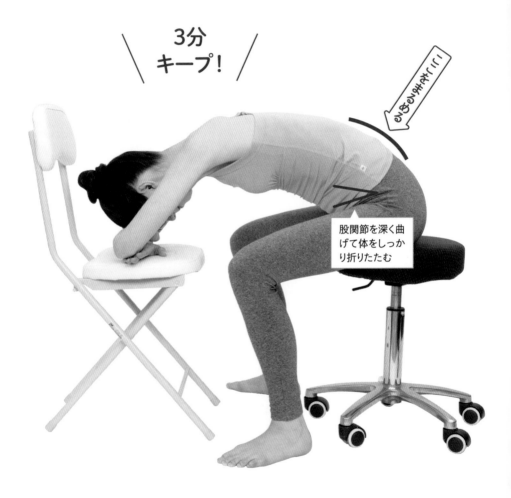

3分キープ×1回=1セット　1日に3セット以上行う

別アングルで見る！

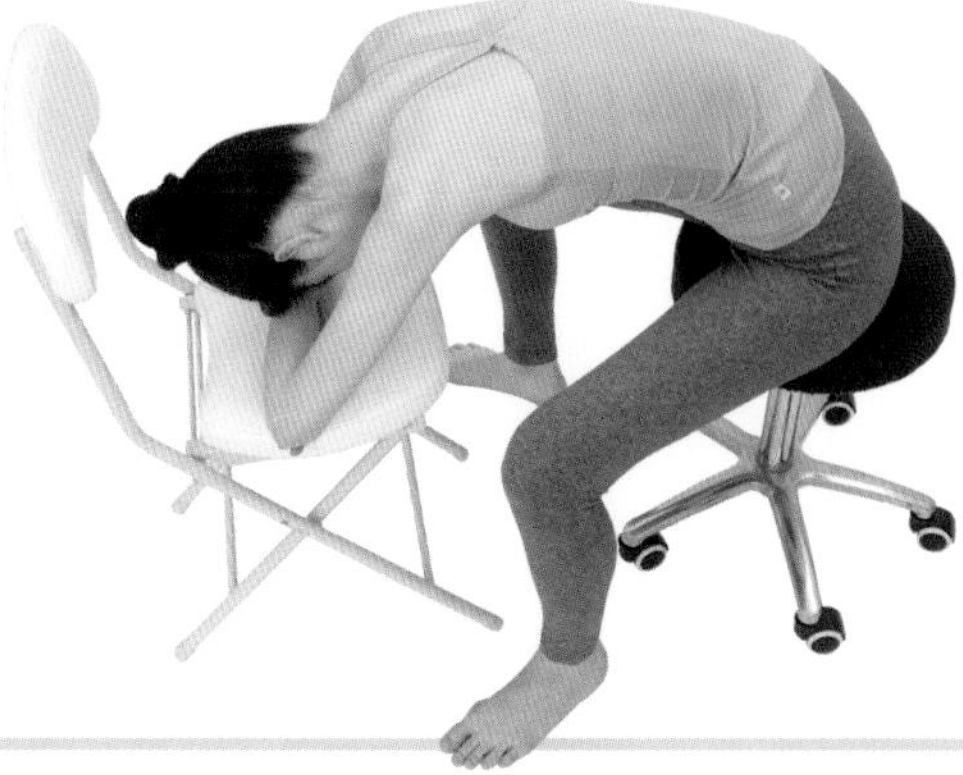

斜め横から

しっかり両足を開いたまま行うことで腰の奥深くにある筋肉がやわらかくなる効果もある。

これも good

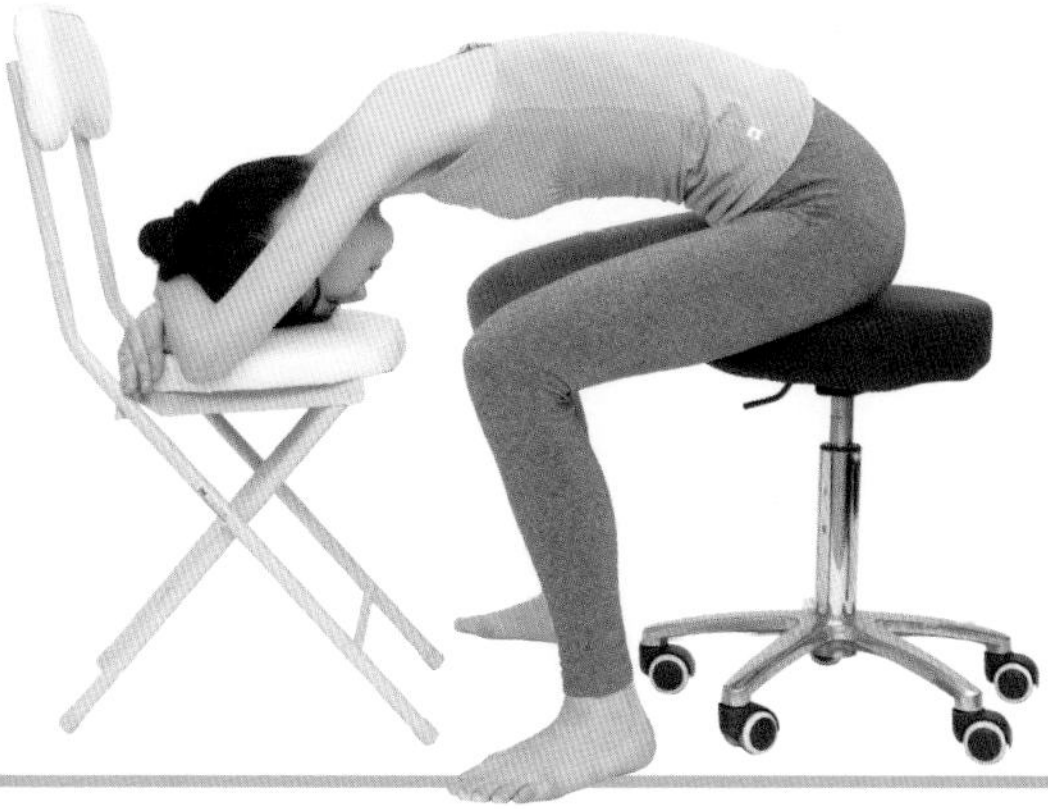

頭を腕の上でなく直接イスの座面にのせると、さらに腰をまるめやすくなる。

これは NG!

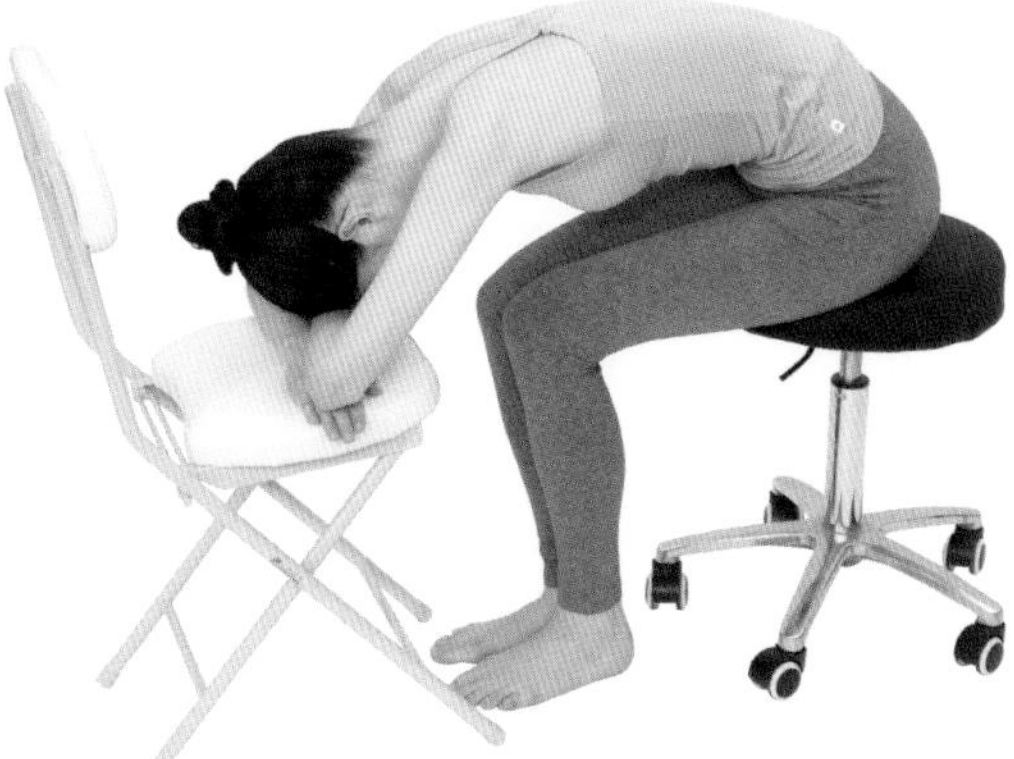

両足を閉じて行うこともできるが、腰の筋肉がやわらかくなる効果が少ない。

バリエーションA 簡単 腰まるめ体操

どこでも簡単！　腰まるめ体操

イスが1つあればどこでもできるので、自宅ではもちろんのこと、日中の仕事場などでも手軽に実践しやすいバージョンです。「基本 腰まるめ体操」の代わりとして、この体操を繰り返し行うのもおすすめです。

1 リラックスしてイスに座り、両足を大きく開く。

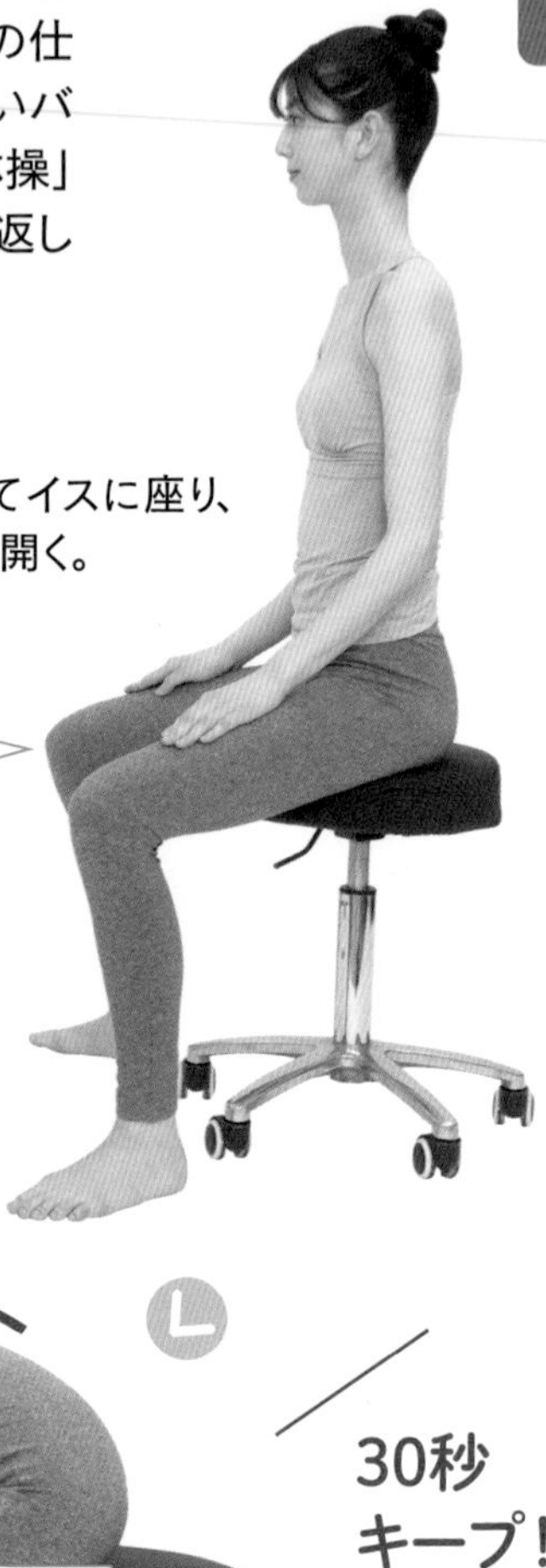
両方の太ももが90度前後になるぐらいに足を開く

2 上体を前に倒して、両手で両足首をつかむ。腰のまるまりを意識し、30秒キープする。

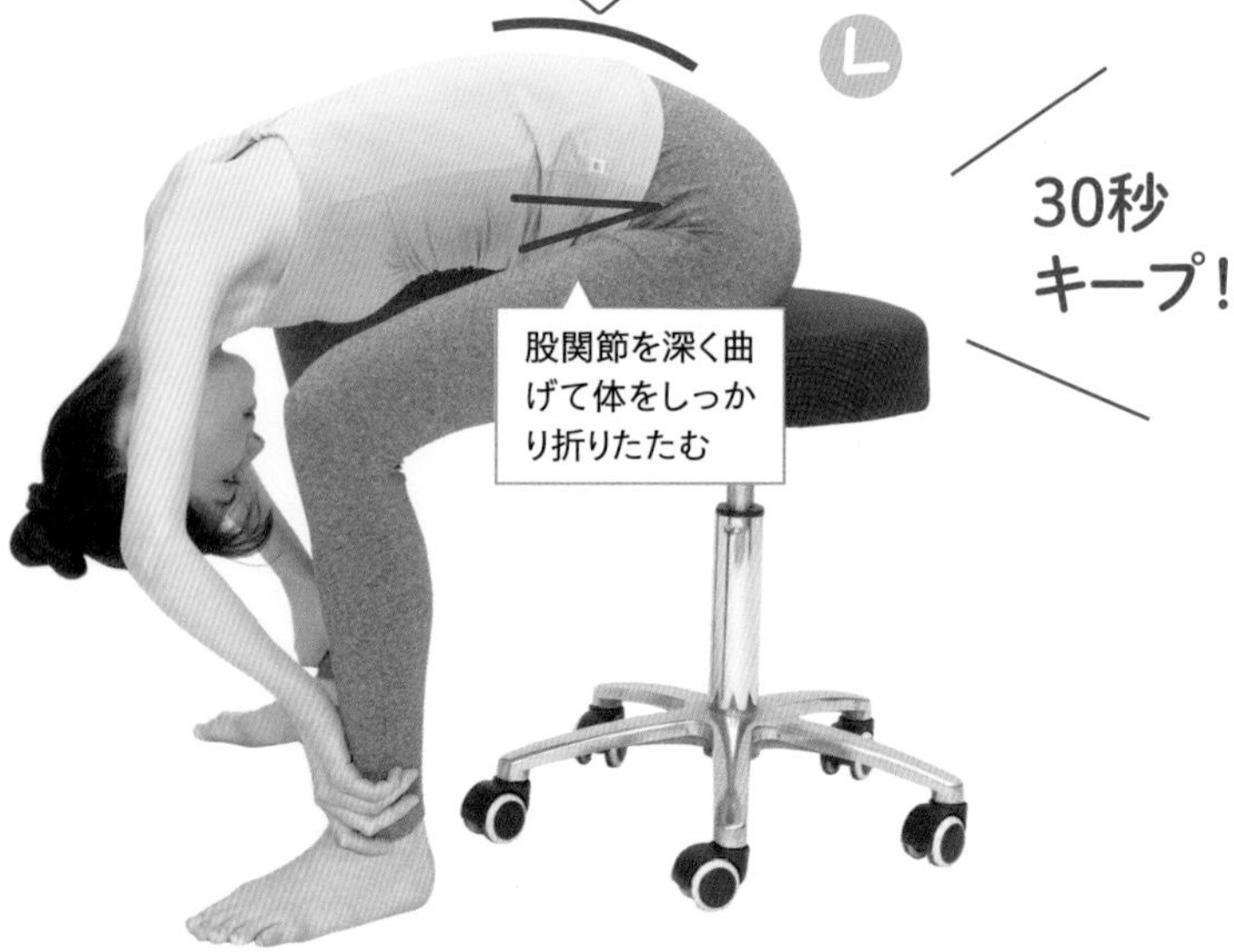
ここをまるめる

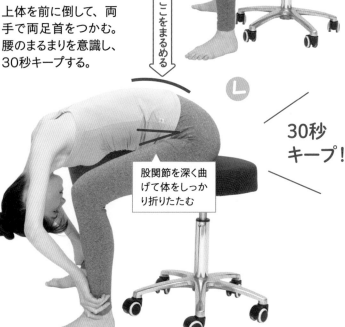

別アングルで見る!

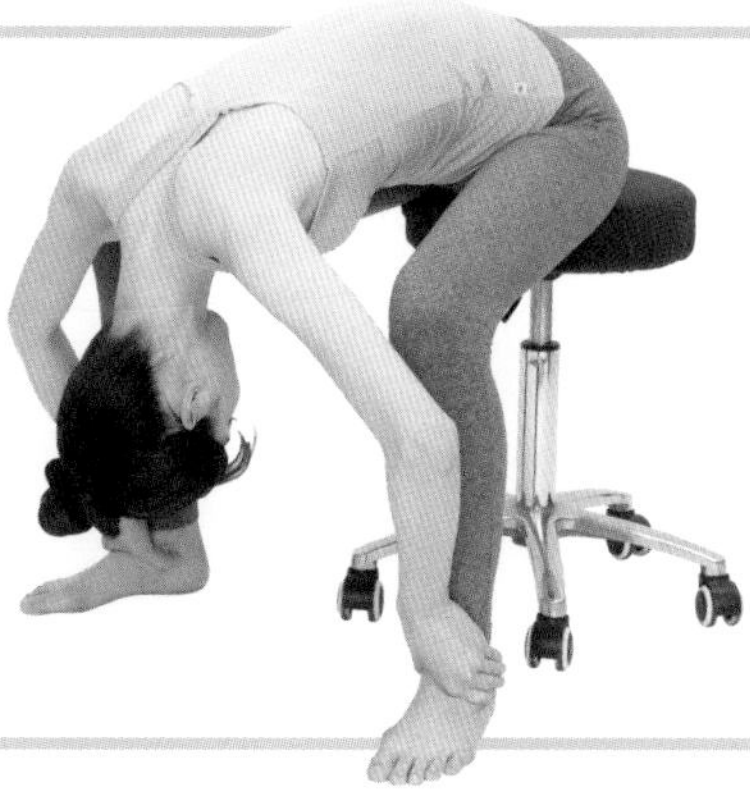

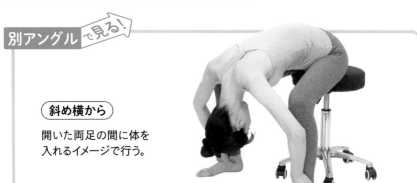

斜め横から

開いた両足の間に体を入れるイメージで行う。

これでも OK!

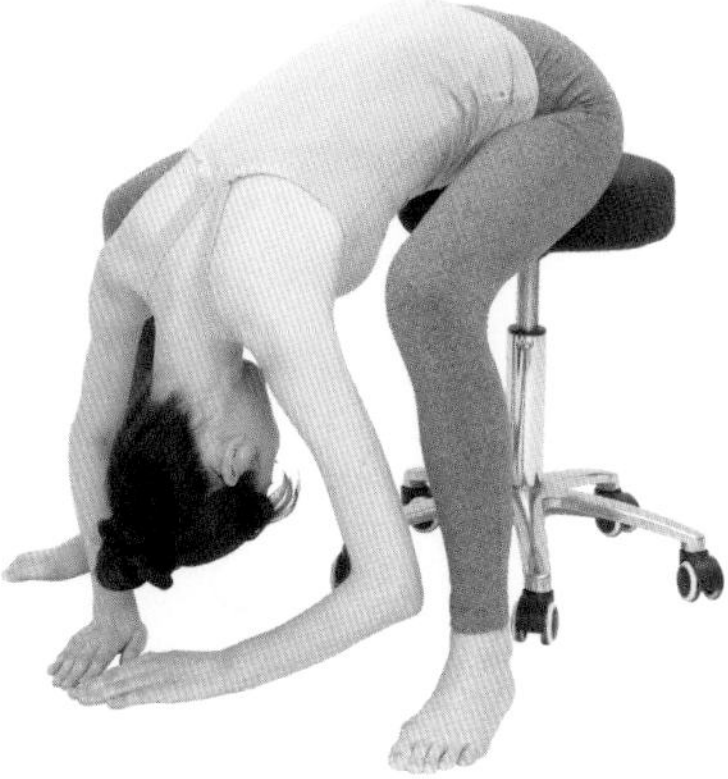

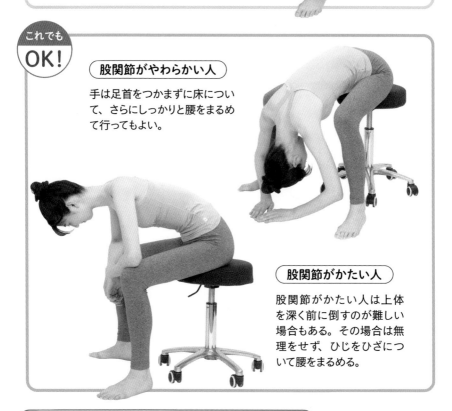

股関節がやわらかい人

手は足首をつかまずに床について、さらにしっかりと腰をまるめて行ってもよい。

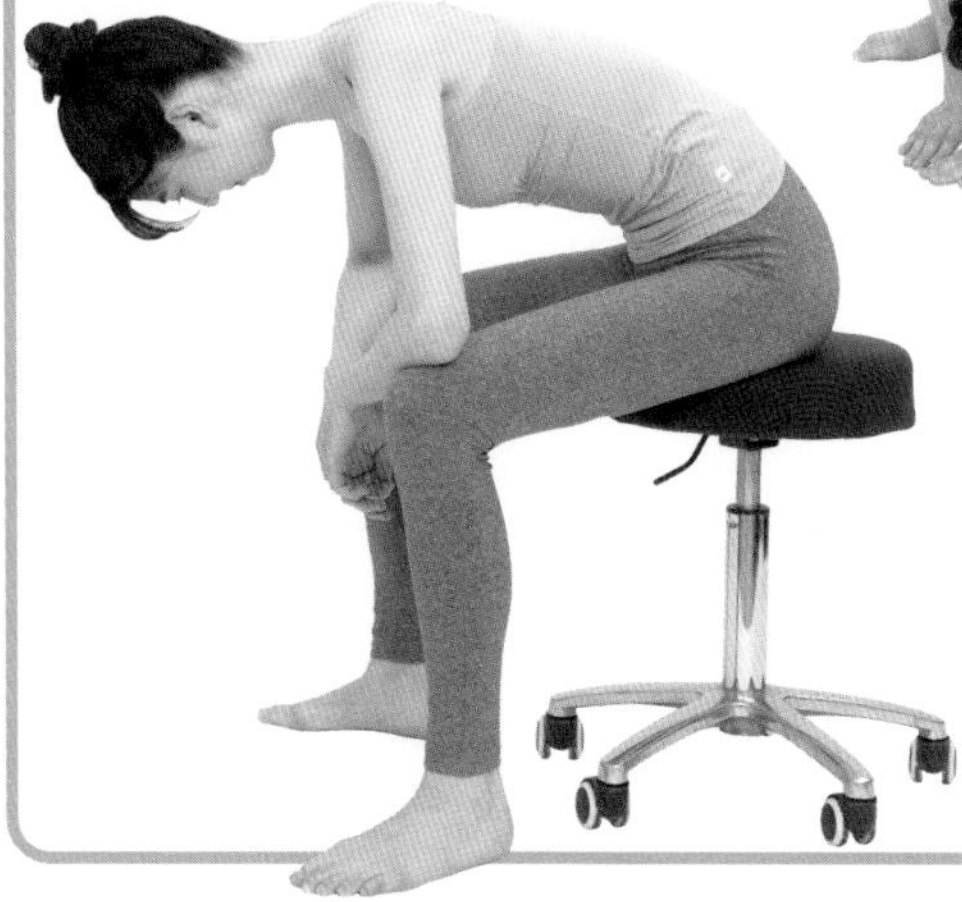

股関節がかたい人

股関節がかたい人は上体を深く前に倒すのが難しい場合もある。その場合は無理をせず、ひじをひざについて腰をまるめる。

30秒キープ×休憩をはさみつつ3回=1セット

1日に3セット以上行う

Advice! 長く行うと息苦しくなるかもしれませんので、最初は1回30秒ぐらいにし、できる人は1分ぐらいに延ばしてもかまいません。

バリエーションB 正座 腰まるめ体操

イスがない場合のアレンジ

「基本 腰まるめ体操」の応用版で、床に座って行うバージョンです。このやり方でも長い時間腰をまるめることができます。イスを使わない生活（和式の生活など）をしている方におすすめです。

1

正座クッションの上で正座したら、両太ももを大きく開く。

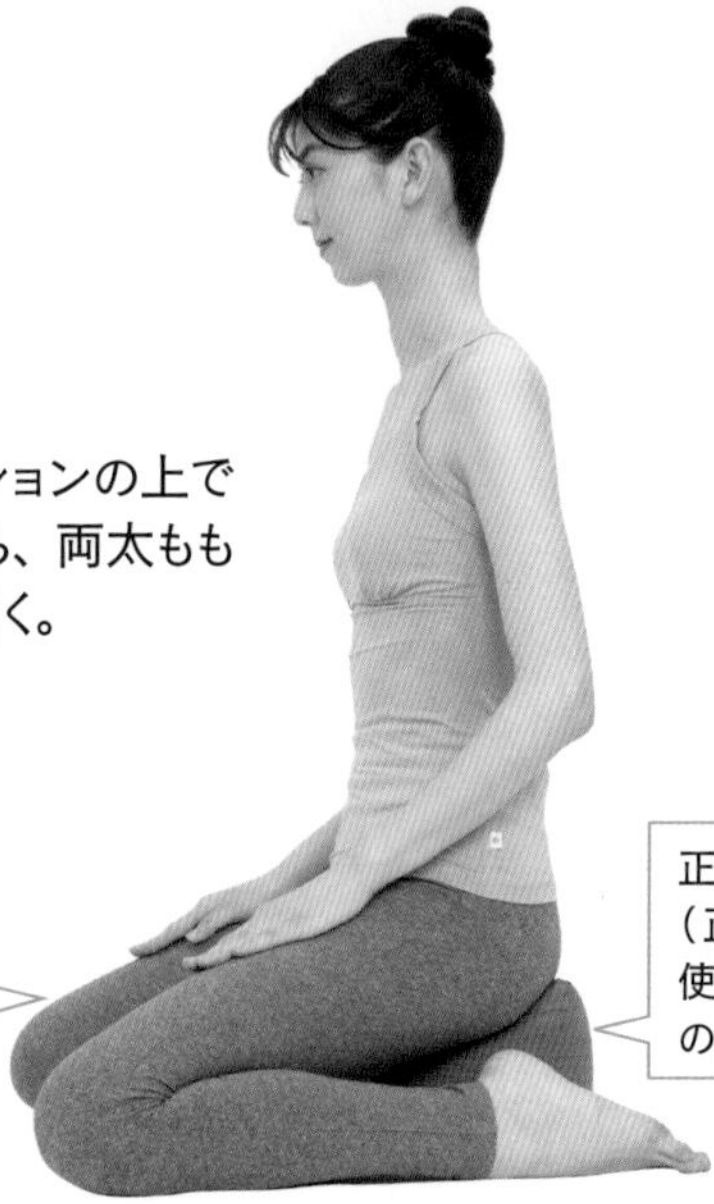

90度前後になるぐらいに両太ももを開く

正座クッション（正座イス）を使って足首への負担を減らす

2

上体を前に倒して、床に両手両ひじをつき、頭を腕の上にのせる。体の力を抜き、腰のまるまりを意識しながら3分キープ。

ここをまるめる

股関節を深く曲げて体をしっかり折りたたむ

3分
キープ!

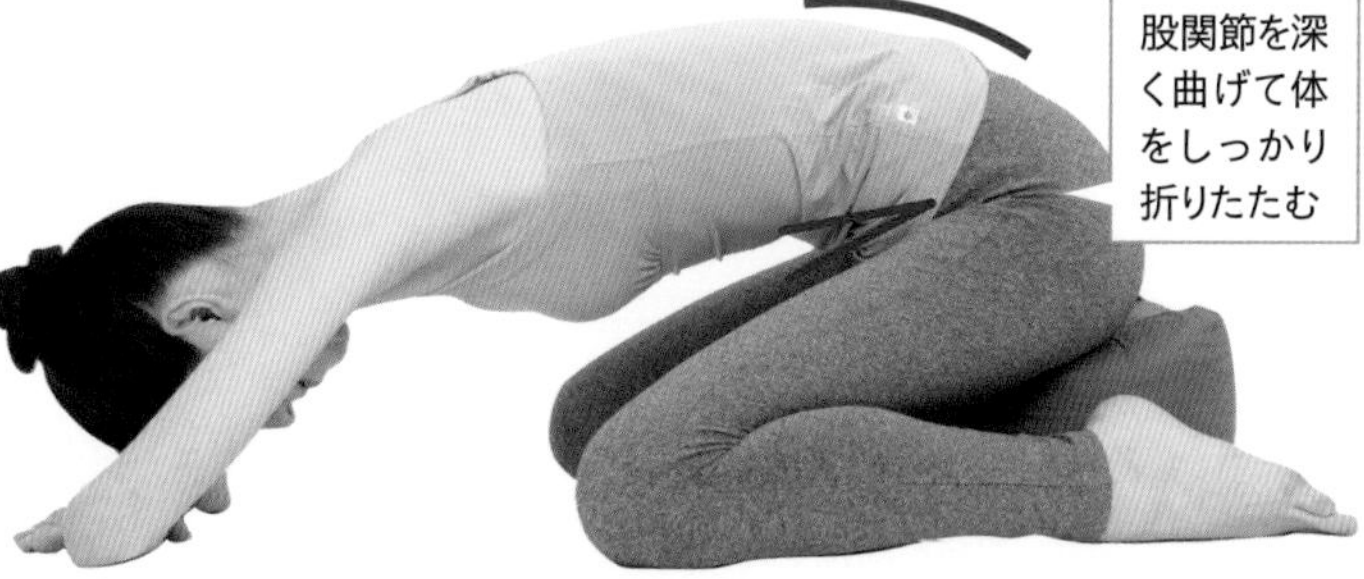

別アングルで見る！

前から

開いた両太ももの間に体を入れるイメージで行う。

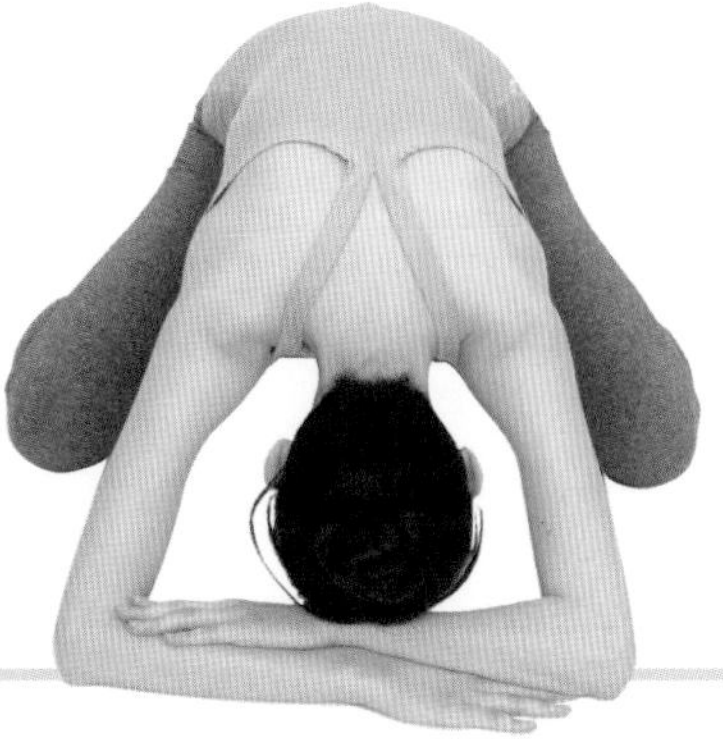

これも good

頭を腕の上でなく直接床につけると、さらに腰をまるめやすくなる。

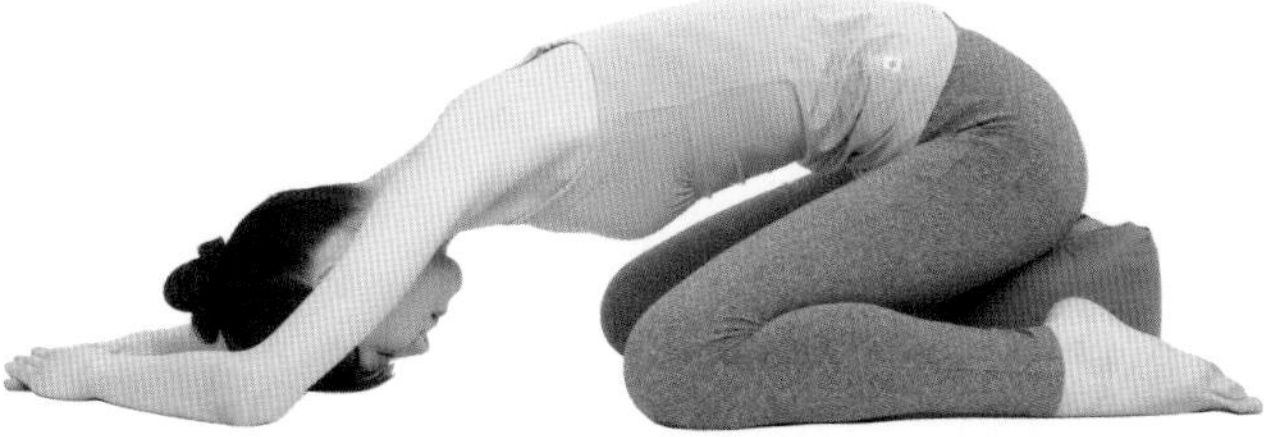

これは NG！

足を閉じて行うと、腰の筋肉がゆるむ効果が減少する。

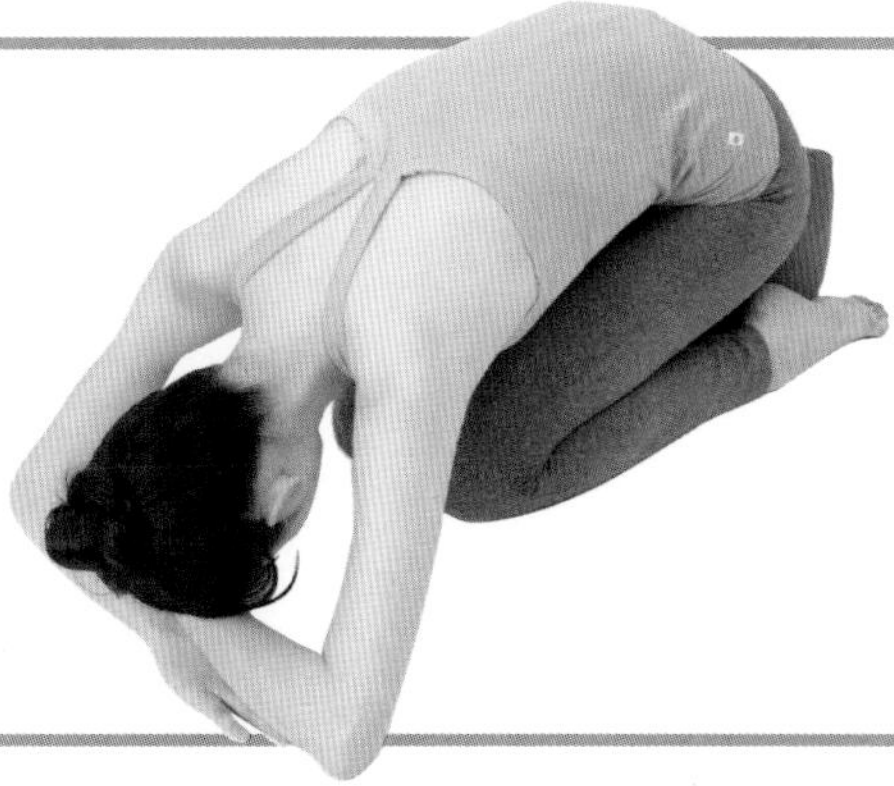

3分キープ×1回=1セット　1日に3セット以上行う

Advice!

正座クッションがなくてもできますが、足首に負担をかけることは坐骨神経痛の一因になるので、なるべく足首に体重をかけないように行ってください。

バリエーションC 横向き ひざ抱え体操

長時間できるのが利点

横向きの姿勢で寝て、ひざを抱えて腰をまるめる体操です。お腹への圧迫が少なく、力も使わないので、より長時間行えます。外出時に行うのは難しいですが、自宅で過ごすことが多い人には、こちらがおすすめです。

1 横向きに寝て、両ひざを曲げる。頭は枕などで楽な高さにする。

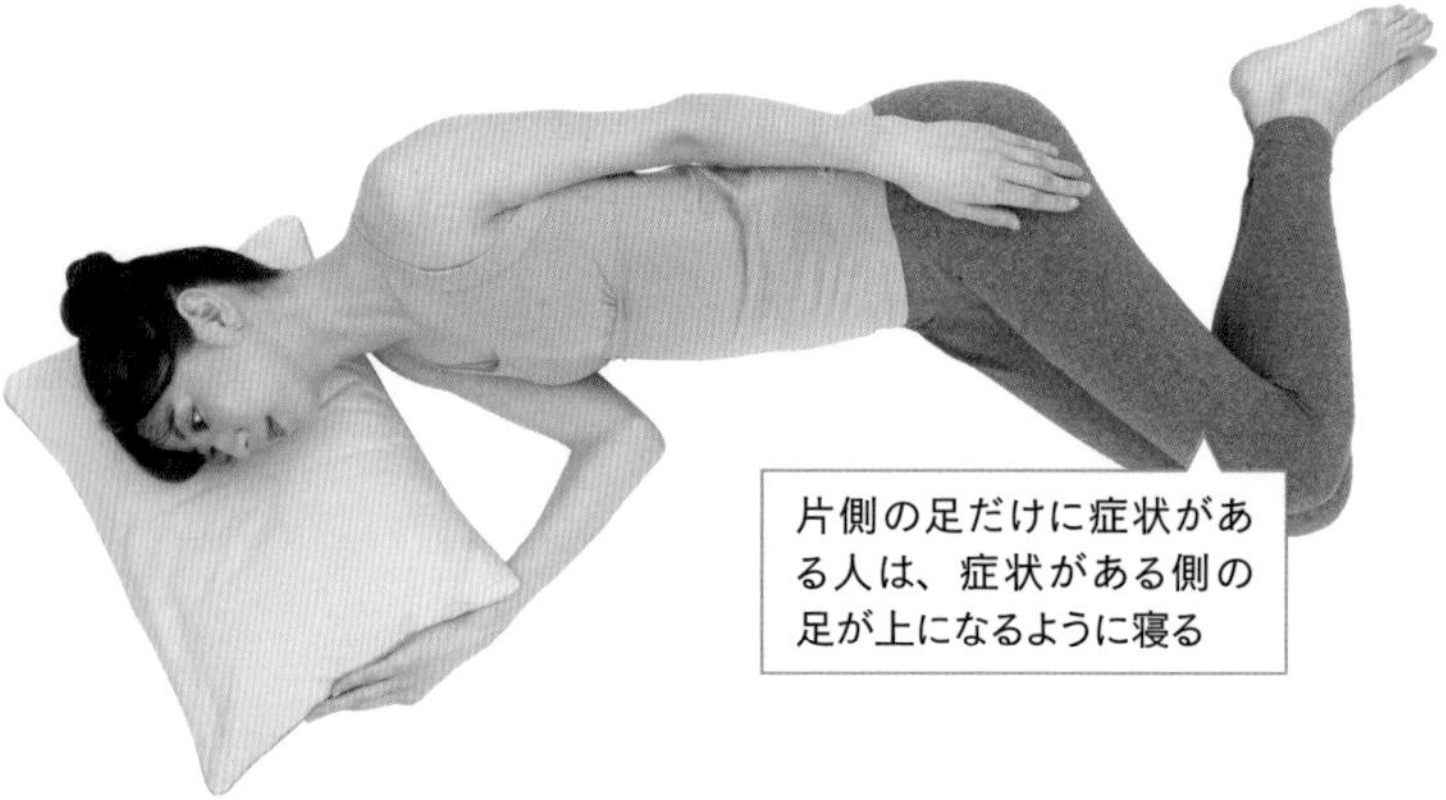

片側の足だけに症状がある人は、症状がある側の足が上になるように寝る

2 両手で両ひざを抱えて胸に引き寄せる。

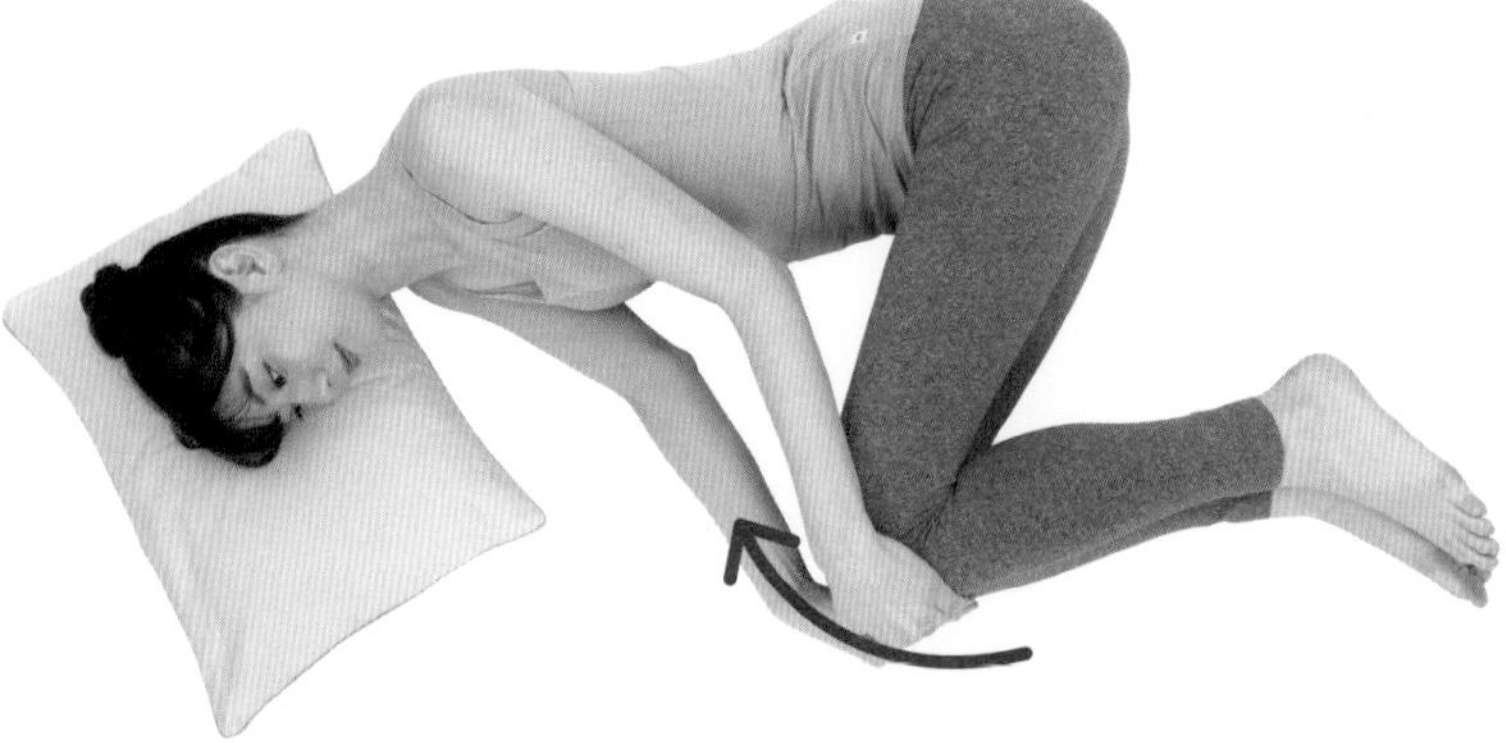

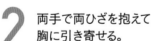

3 上体をまるめてひざに近づける。しっかりと腰をまるめることを意識。

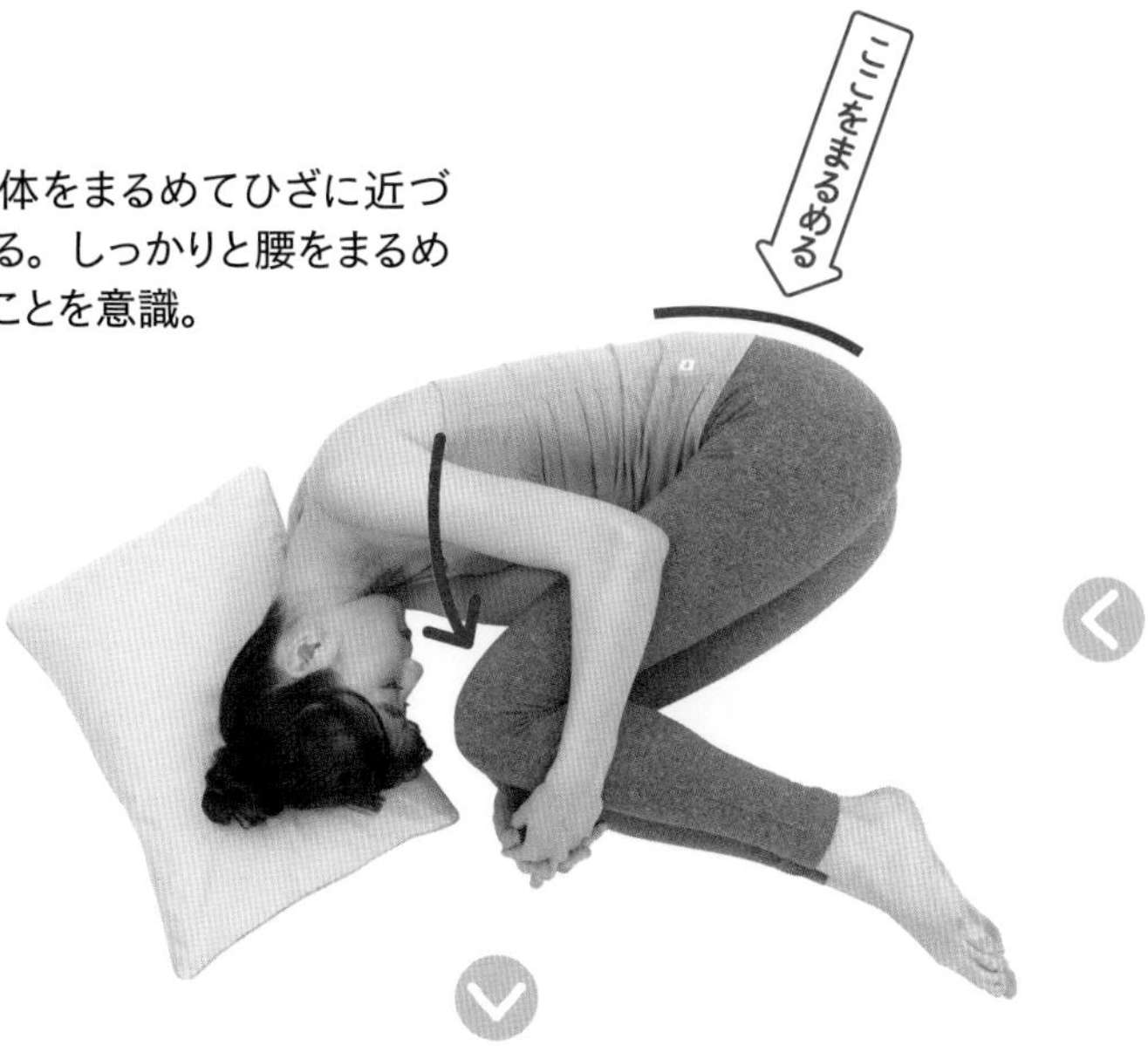

4 「3」の姿勢で腰をしっかりまるめたまま、両手をひざから離し、脱力する。この姿勢で5～10分キープ。

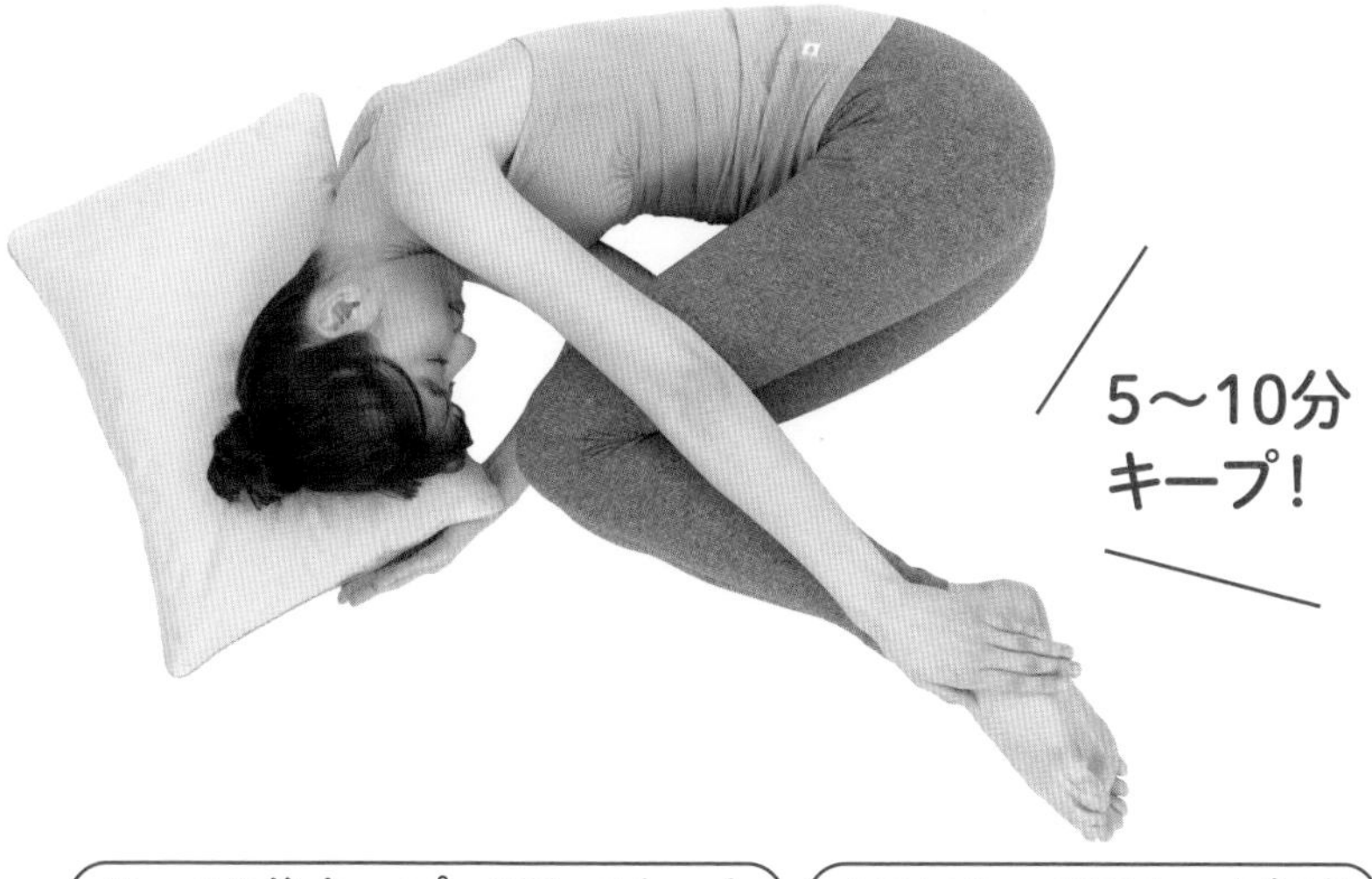

5～10分キープ×1回=1セット　1日に2～3回セット行う

Advice! 股関節がかたい人は、「2」でひざを胸に引き寄せるのは、可能な範囲でかまいません。「3」のときに大きく腰をまるめましょう。

バリエーションD あお向け ひざ抱え体操

横向きより楽に感じる人におすすめ

あお向けの姿勢で寝て、ひざを抱えて腰をまるめる体操です。前ページの横向きの姿勢で行うより、あお向けで行うほうが楽にできる人は、このやり方がおすすめです。

1 あお向けで寝て、両ひざを曲げる。頭は枕などで楽な高さにする。

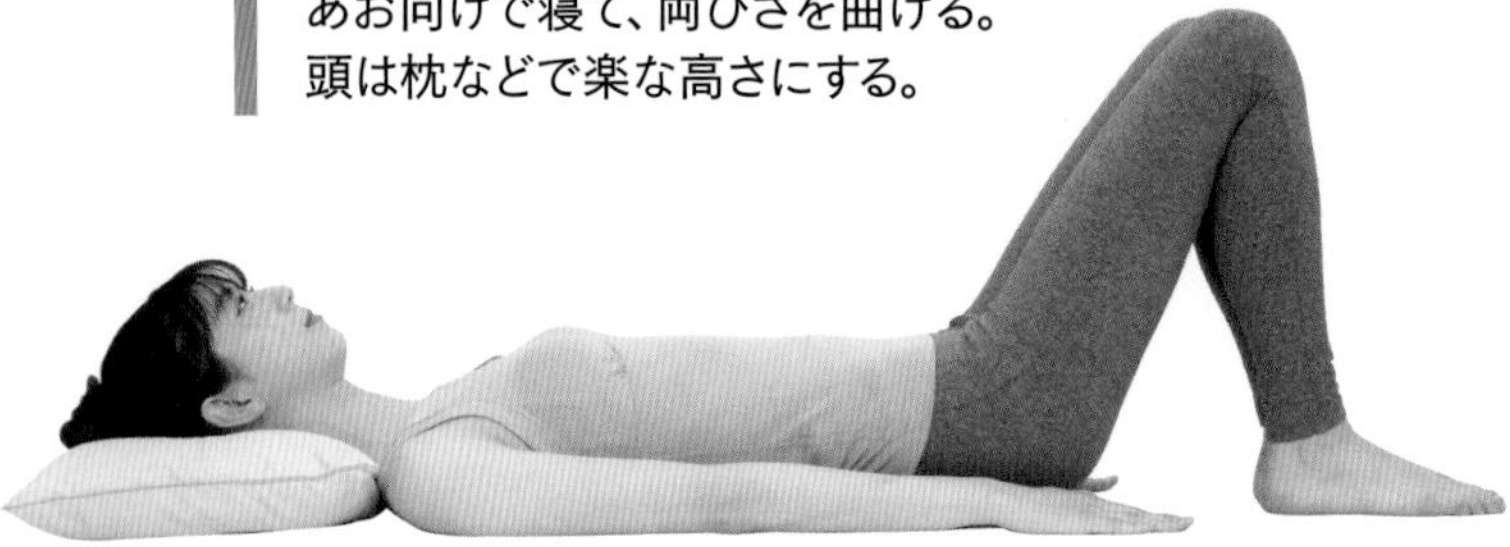

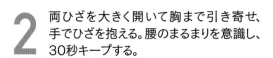

2 両ひざを大きく開いて胸まで引き寄せ、手でひざを抱える。腰のまるまりを意識し、30秒キープする。

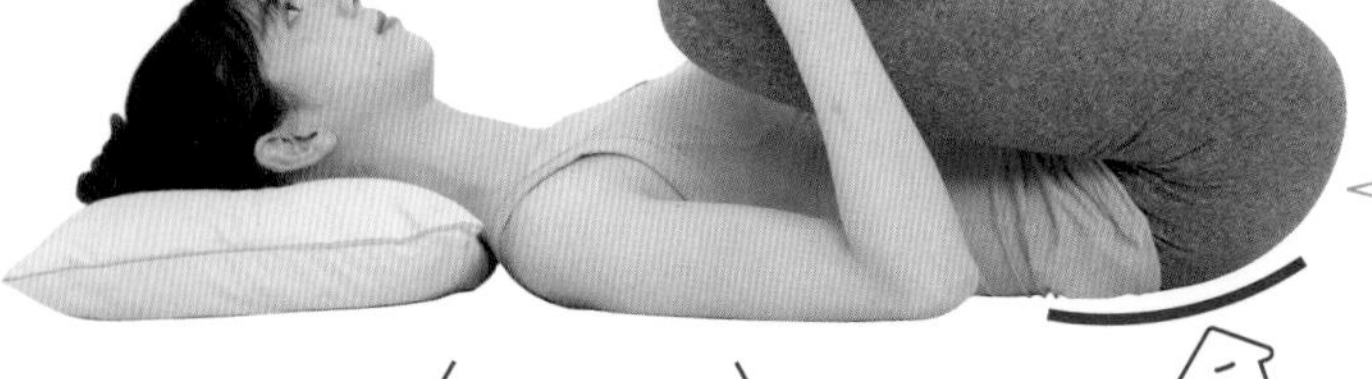

別アングルで見る！

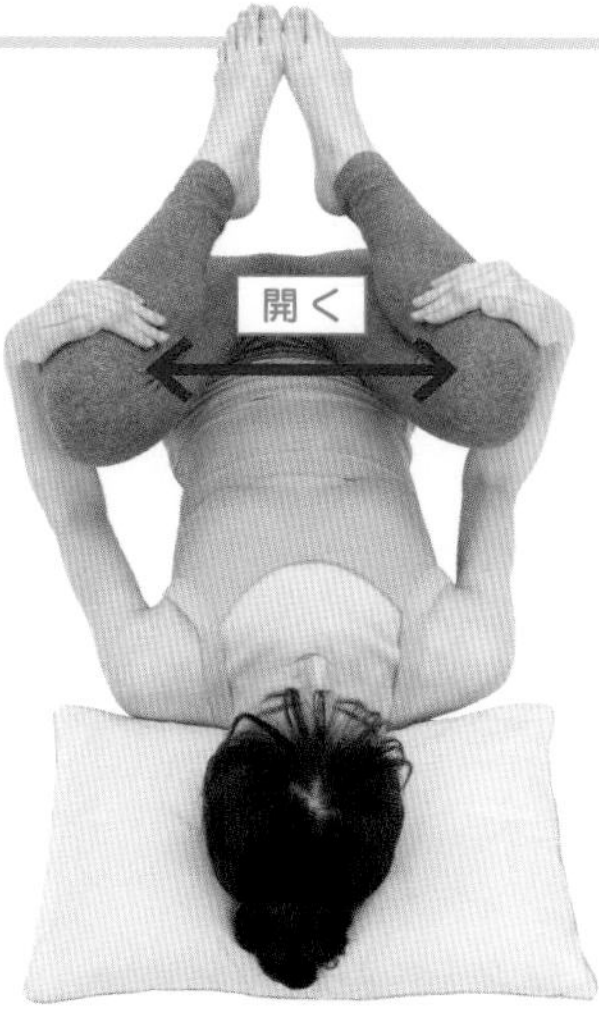

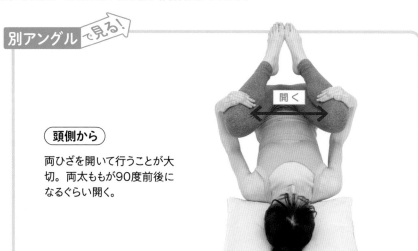

頭側から

両ひざを開いて行うことが大切。両太ももが90度前後になるぐらい開く。

これも good

腰の下にクッションや折りたたんだ座布団などを入れるとしっかりと腰がまるまる。

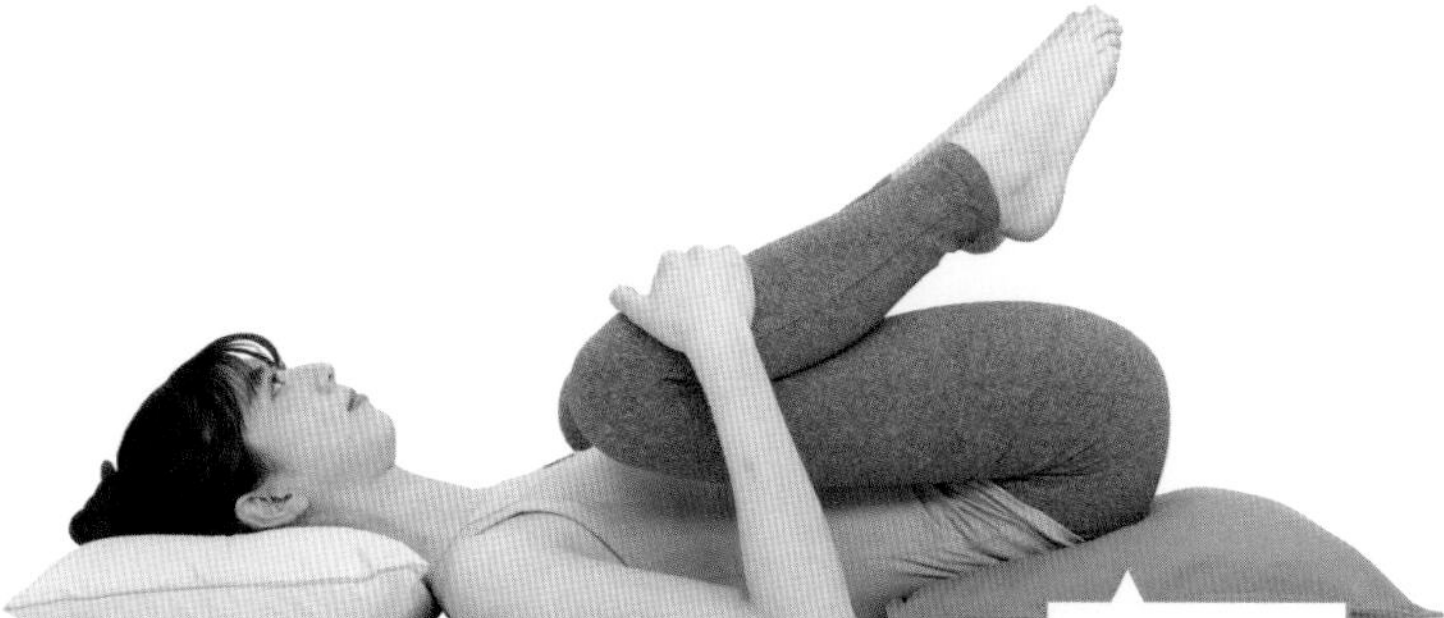

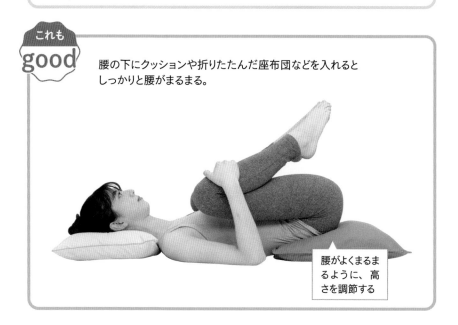

腰がよくまるまるように、高さを調節する

30秒キープ×休憩をはさみつつ3回=1セット

1日に3セット以上行う

Advice! 体格によっては長く行うとお腹が苦しくなるので、最初は1回30秒ぐらいにし、できる人は1分ぐらいに延ばしましょう。

テニスボール腰ゆるめ

腰の筋肉をテニスボールでケア

テニスボールを使って、かたくなった腰の筋肉をゆるめる体操です。筋肉にかたさを感じない方は、行わなくてもかまいませんが、まずは試してみて「イタ気持ちいい」ポイントがあれば、このゆるめるケアを続けましょう。

1 両手にテニスボールをもち、あお向けで寝て両ひざを曲げる。頭は枕などで楽な高さに。

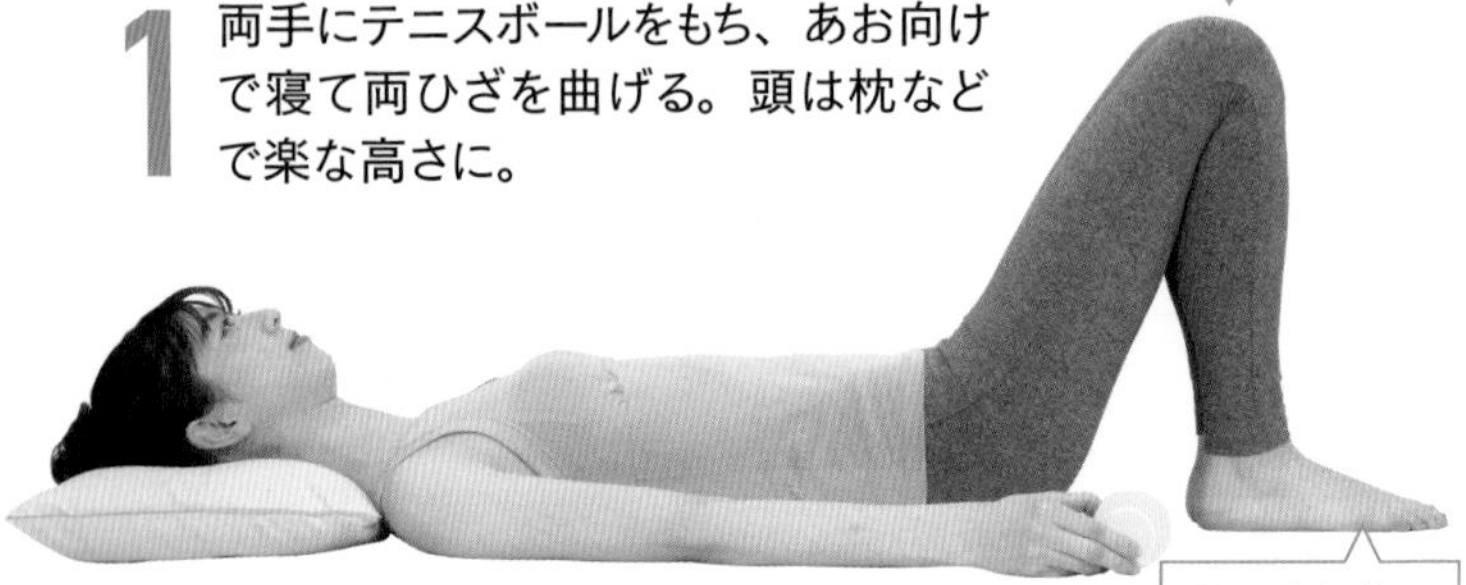

2

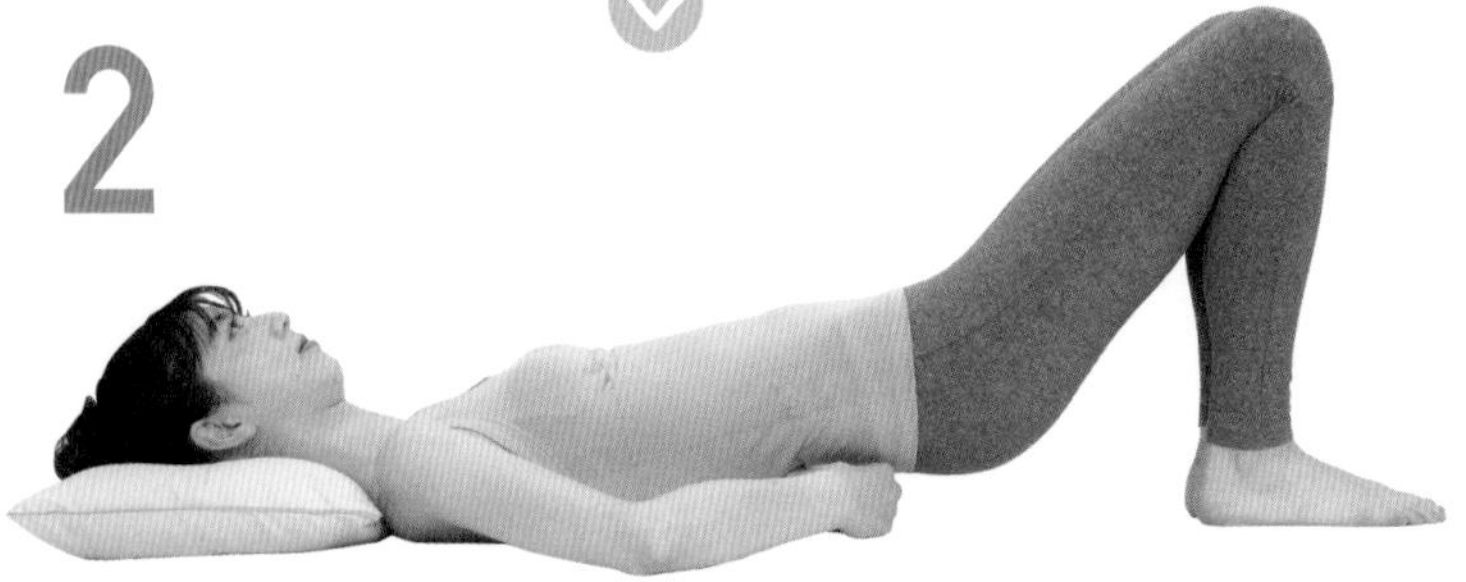

お尻と腰を浮かし、腰のあたりにテニスボール(2つとも)をあてる。ボールに体重をかけて痛みの有無をチェック。ボールの位置を少しずつ動かして「イタ気持ちいい」ポイントを探す。

別アングルで見る!

背面から

2つのボールは、腰の同じ高さにもってくる。

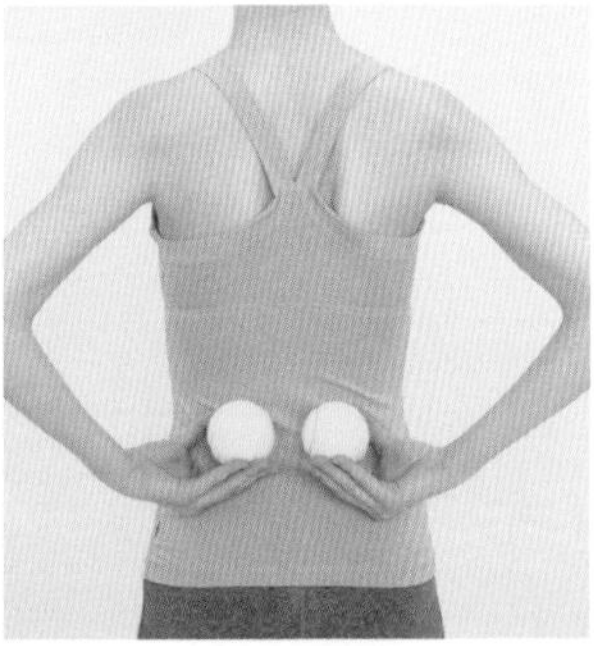

Point！

体の背面にある脊柱《せきちゅう》起立筋《きりつきん》の腰の部分がターゲット。テニスボールをその周辺に広くあててみる。

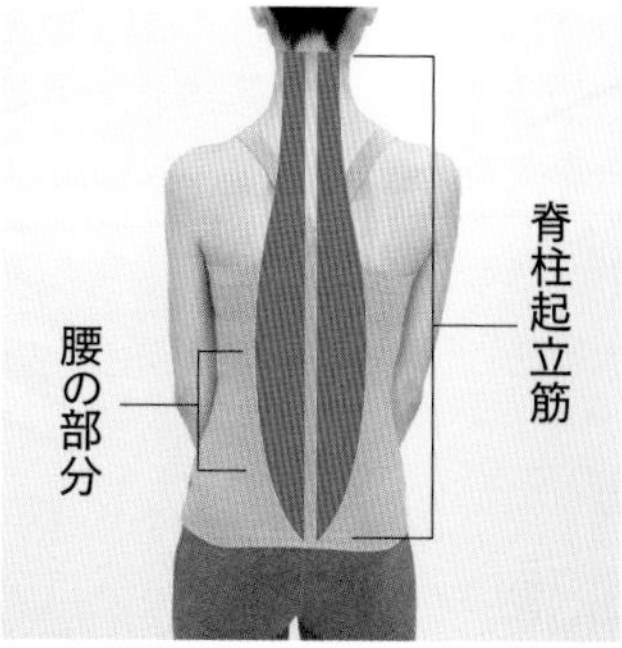

3

30秒～1分
キープ！

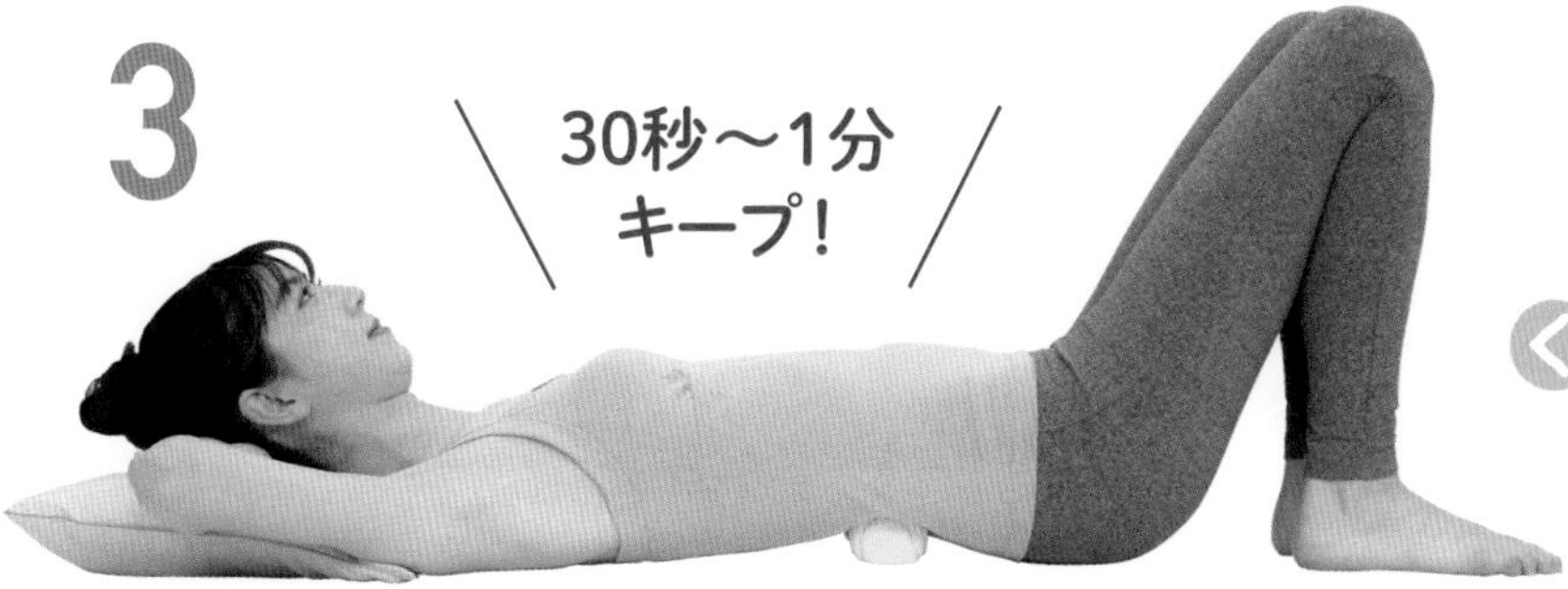

「イタ気持ちいい」ポイントがあったら、その部分で30秒～1分程度テニスボールに体重をかける。腰をゆらゆら動かしながら押すのもOK。足腰に痛みやしびれが出てしまう人は行わないか、座って行う。

これも good

寝て行うと足に症状が出てしまう人でもイスや壁を使って同じケアができる。

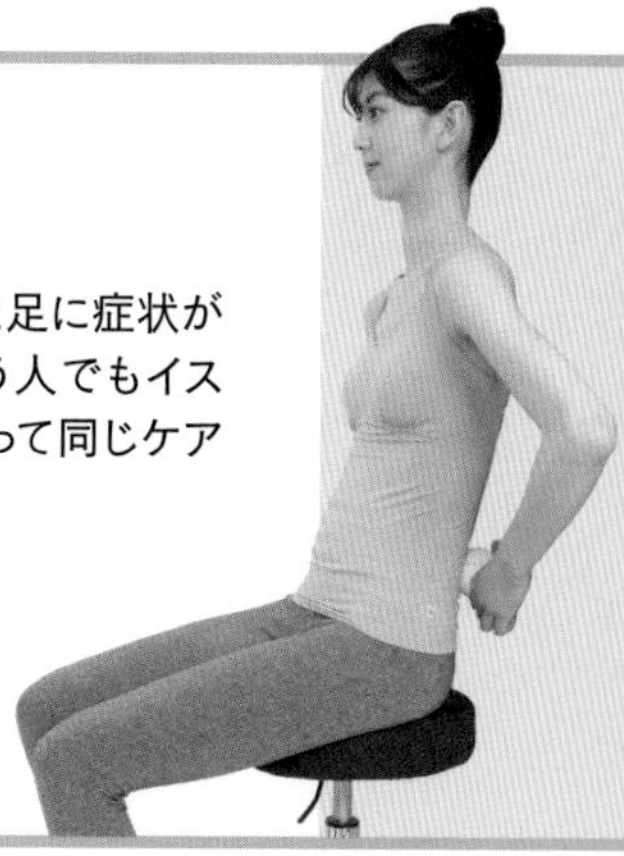

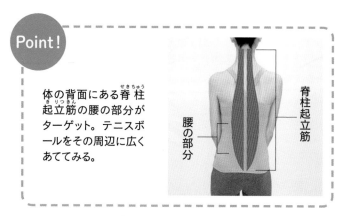

30秒～1分キープ×1回=1セット　1日に3セット行う

Advice! 「イタ気持ちいい」ポイントが1か所以上あれば、それぞれ行いましょう。ただし、足腰に痛み、しびれが出ない範囲で行いましょう。

梨状筋タイプに効く!

梨状筋のストレッチ 1

ひざ引き上げお尻伸ばし

あお向けでひざを引き上げて梨状筋を伸ばす

51ページのチェックで、梨状筋タイプが疑われる人向けの体操です。梨状筋を効果的にストレッチして筋肉の緊張をとることで、坐骨神経痛をやわらげます。

1 あお向けで寝て、頭は枕などで楽な高さにする。

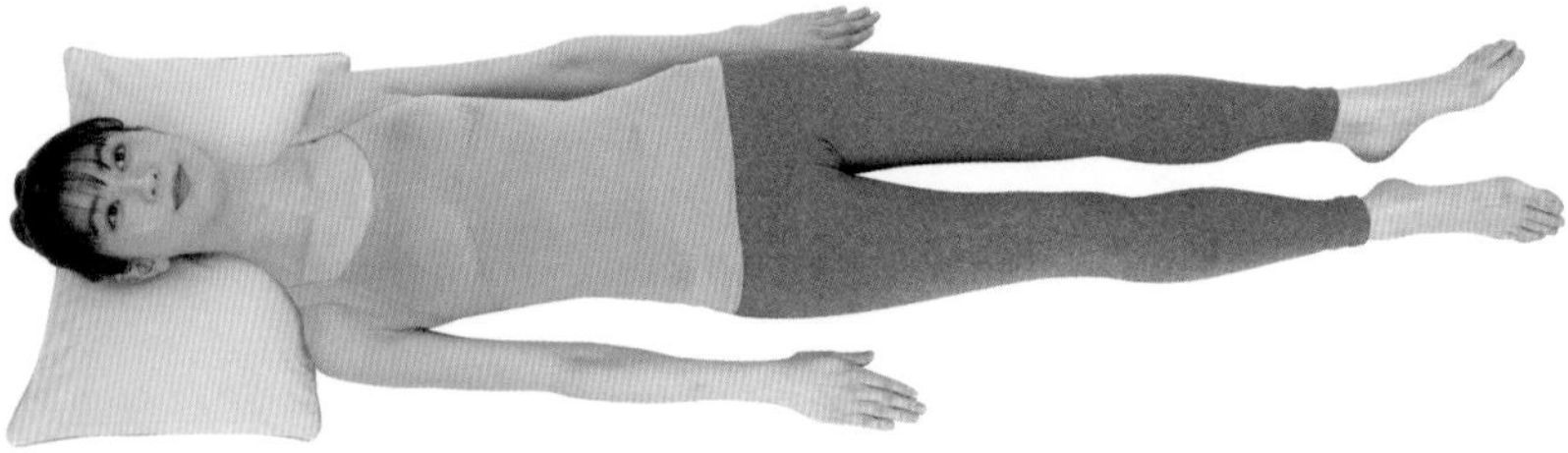

2 症状のあるほうの足を曲げてひざを胸に引き寄せ、両手で抱える。

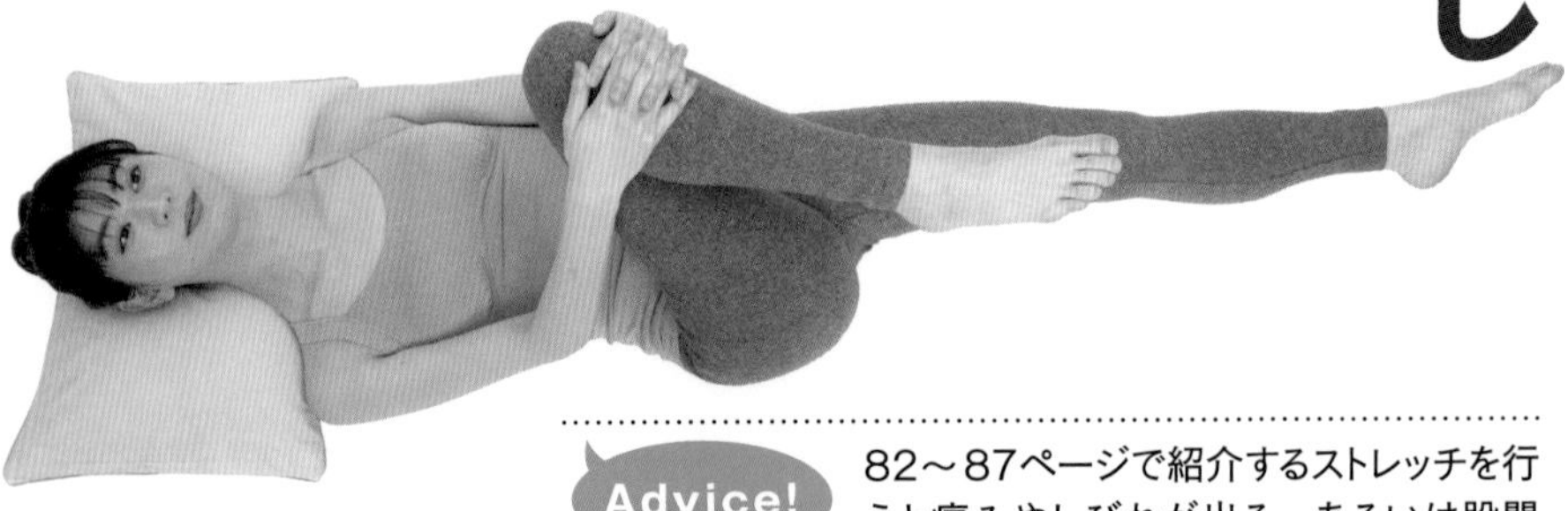

Advice!

82～87ページで紹介するストレッチを行うと痛みやしびれが出る、あるいは股関節がかたくて行えない場合は、88ページのお尻ゆるめのみ行いましょう。

Point！

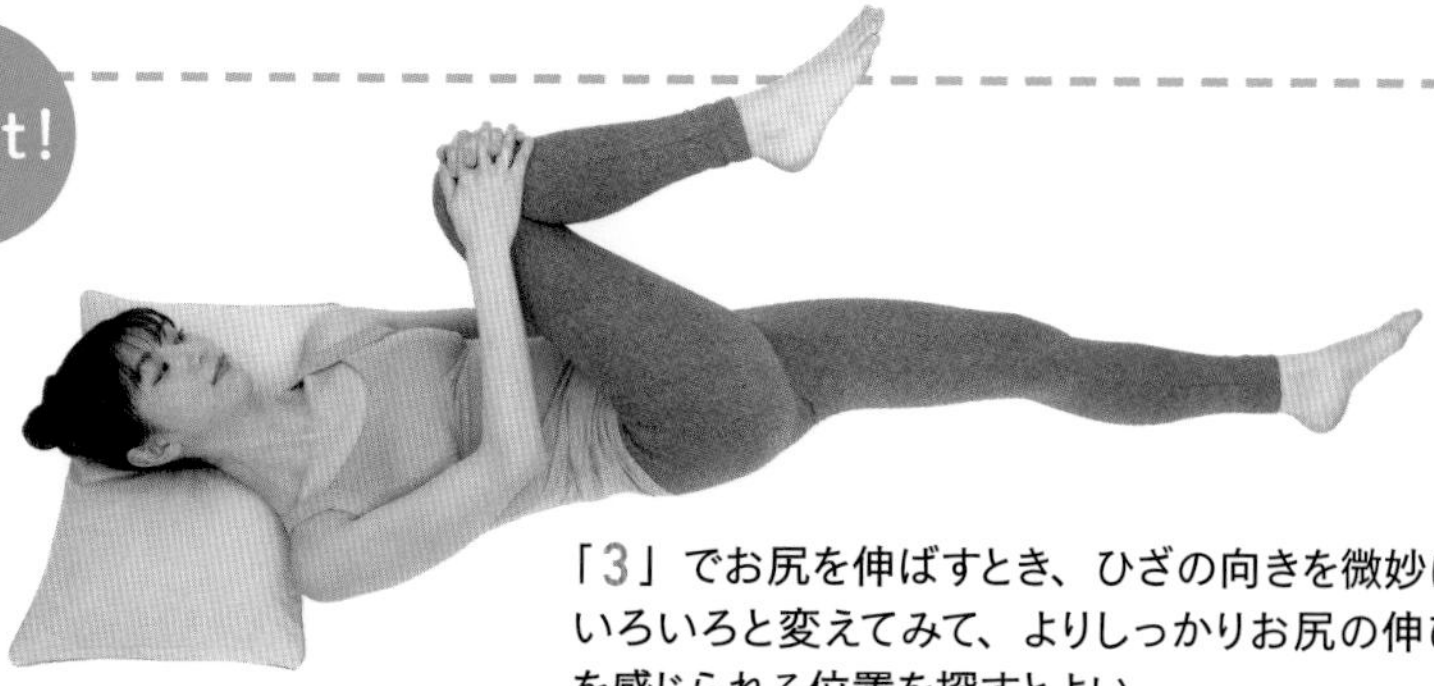

「3」でお尻を伸ばすとき、ひざの向きを微妙にいろいろと変えてみて、よりしっかりお尻の伸びを感じられる位置を探すとよい。

これも good

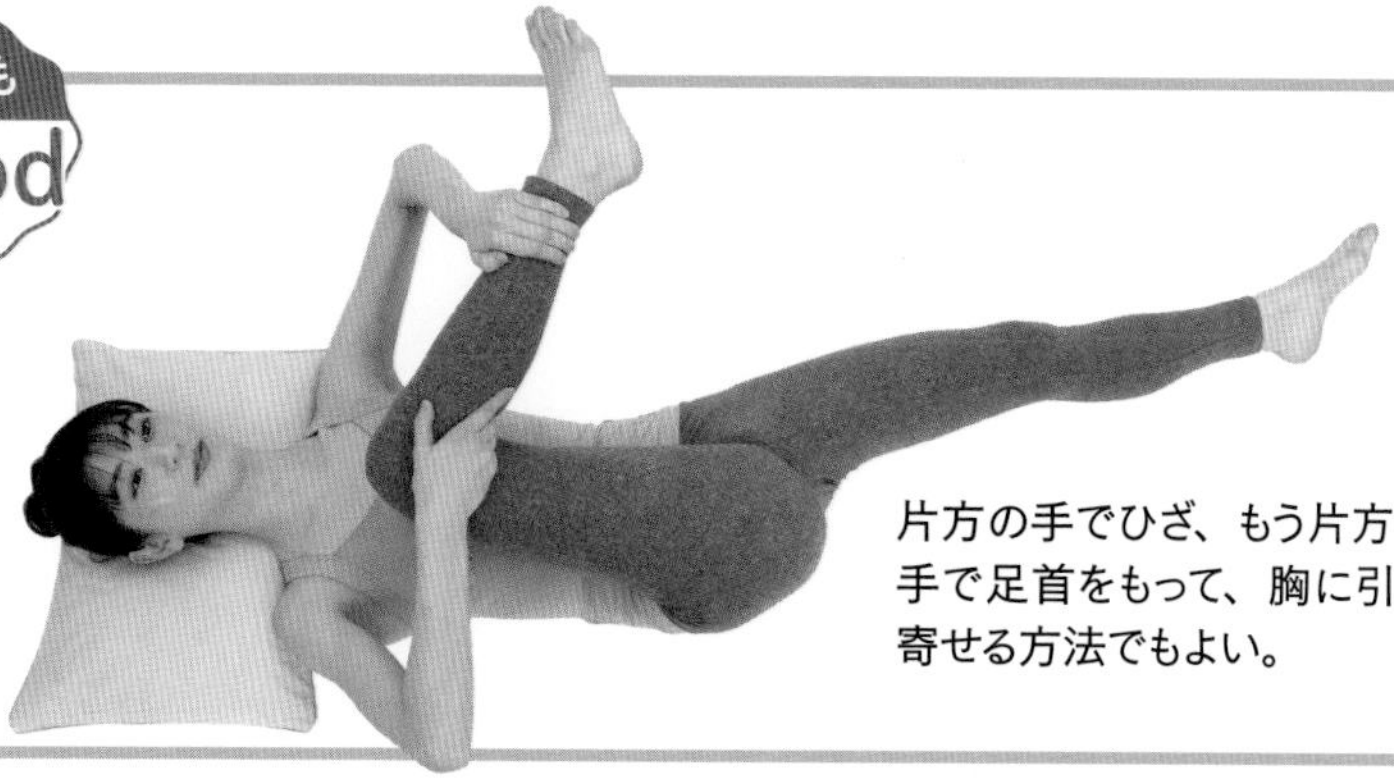

片方の手でひざ、もう片方の手で足首をもって、胸に引き寄せる方法でもよい。

3

抱えたひざを反対側の肩の方向にぐっと引き寄せる。お尻が伸ばされているのを意識し、30秒キープする。反対側の足にも症状がある場合は、反対側の足でも行う。

30秒キープ！

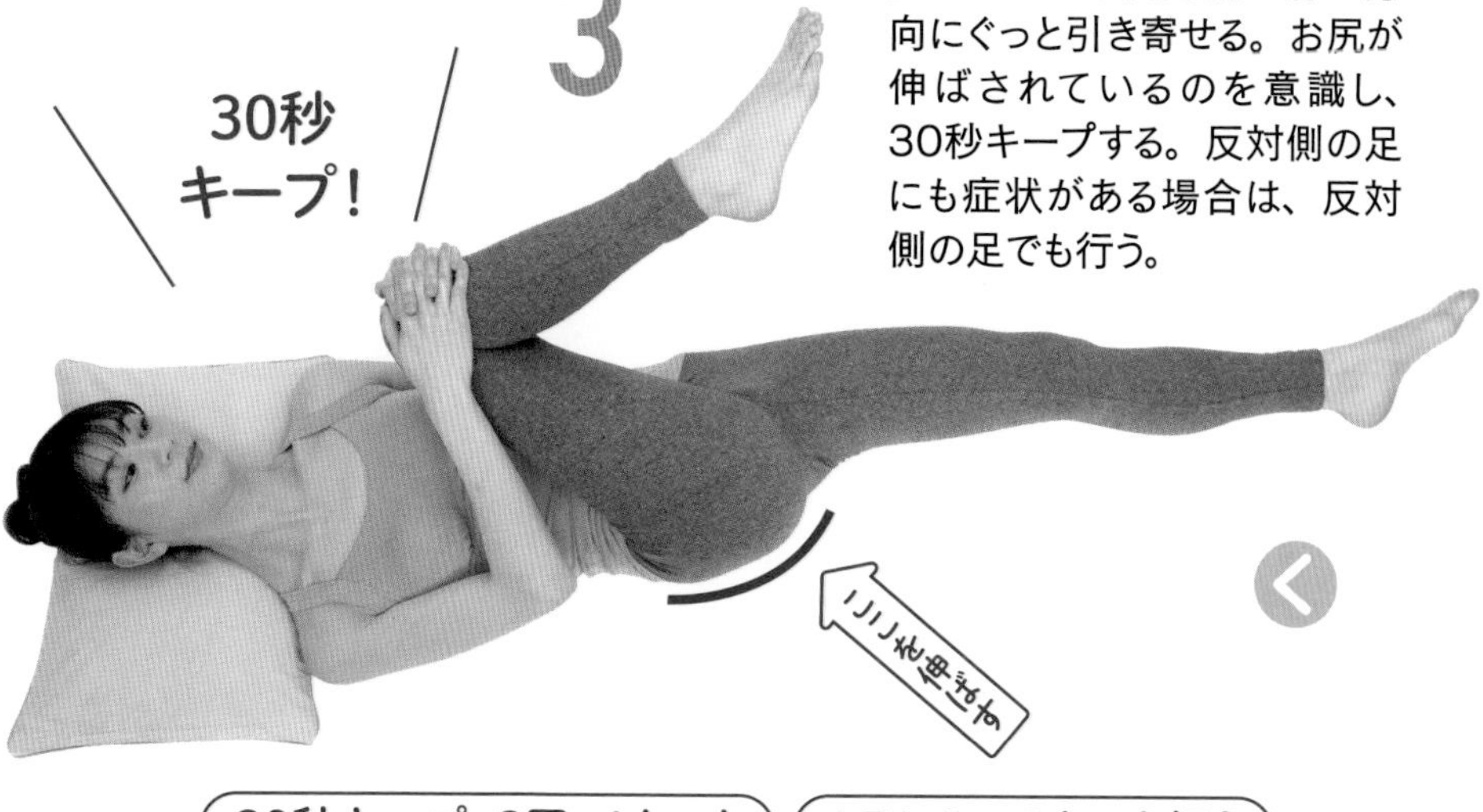

30秒キープ×3回=1セット

1日に2〜3セット行う

足組み式お尻伸ばし

足を絡めてお尻を伸ばす

前ページの体操と同じ、梨状筋タイプが疑われる人向けのストレッチで、足を組んで行うバージョンです。前のページのストレッチと比べて、お尻の伸びをより感じるほうを実践してください。

1 あお向けで寝て、両ひざを曲げる。
頭は枕などで楽な高さにする。

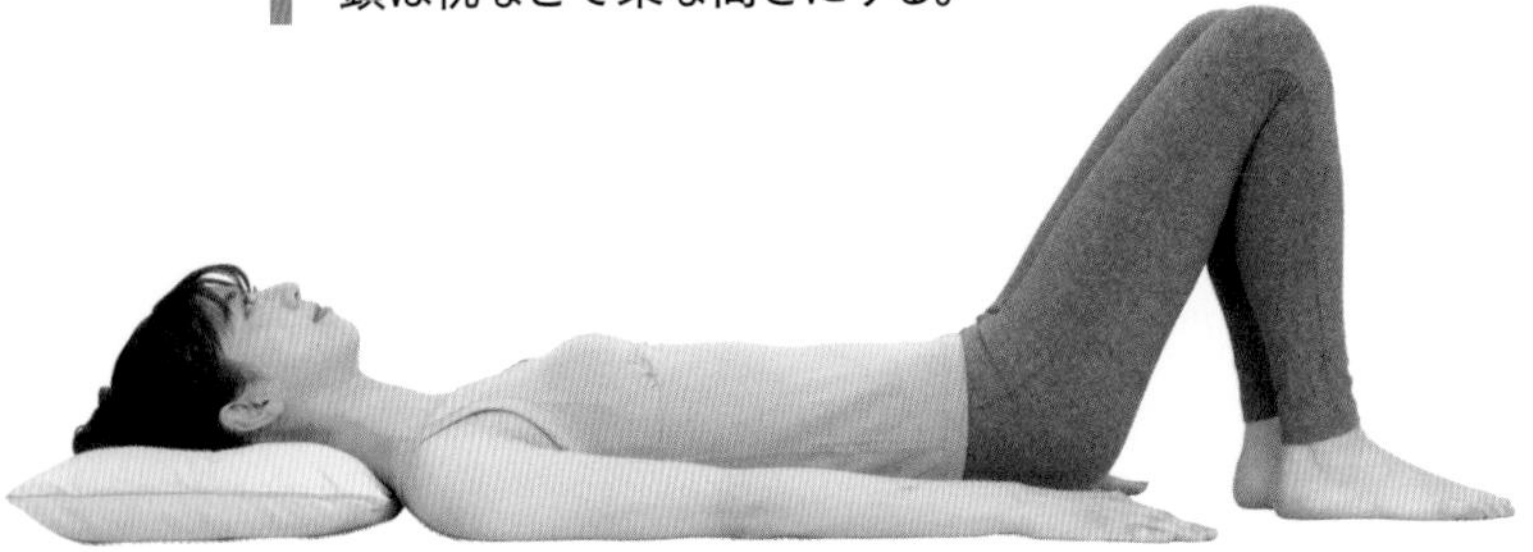

2 症状のあるほうの足の足首あたりを、反対側の足の太ももの上にのせるようにして足を組む。

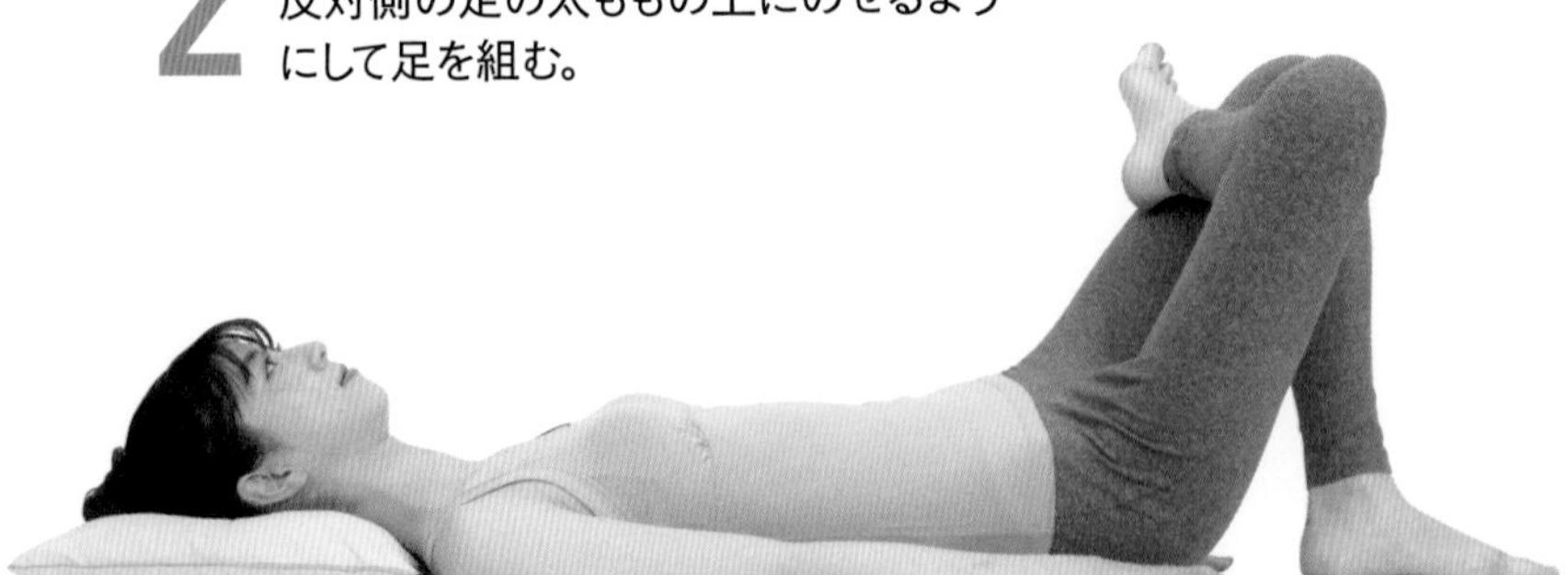

別アングルで見る！

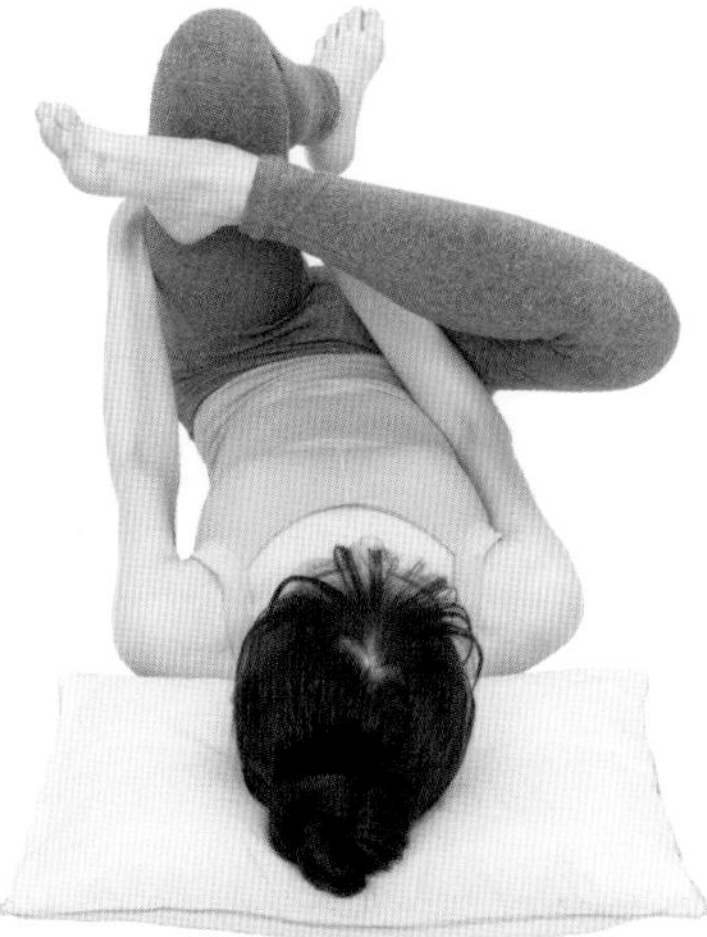

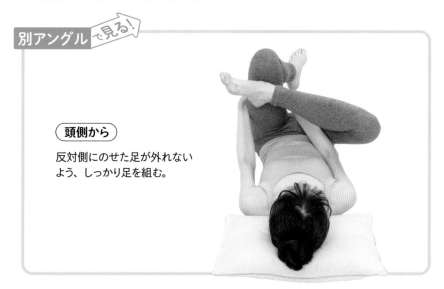

頭側から

反対側にのせた足が外れないよう、しっかり足を組む。

3 組んだままの両足を、胸のほうにもち上げ、足がのっている側の太ももを両手で抱え姿勢を保つ。お尻が伸ばされているのを意識し、30秒キープする。反対側の足にも症状がある場合は、反対側の足でも行う。

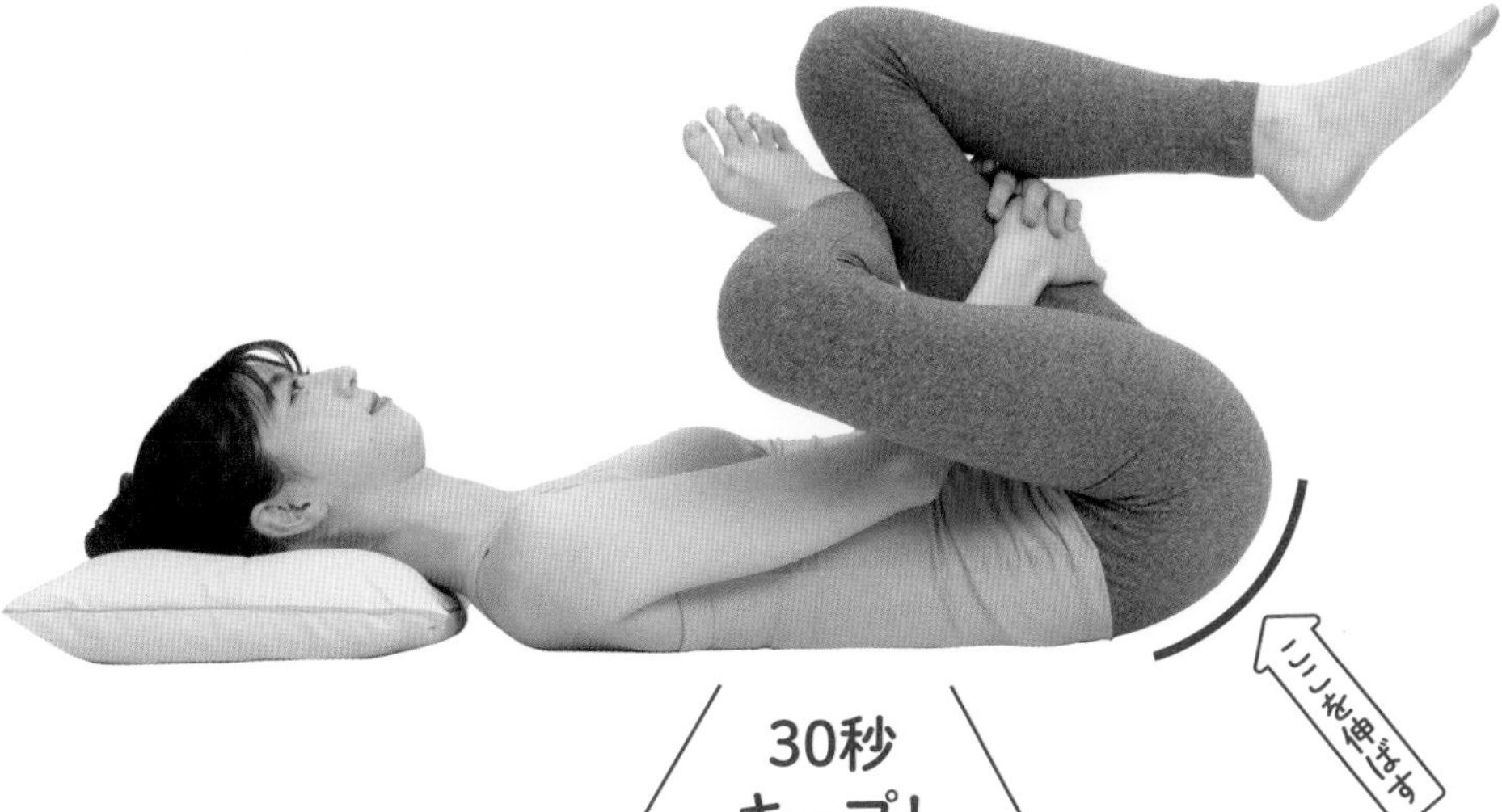

30秒
キープ！

30秒キープ×3回=1セット　1日に2〜3セット行う

梨状筋
タイプに効く！

梨状筋のストレッチ 3

座って行うお尻伸ばし

イスに座ってできる応用編

前ページの体操と同じ、梨状筋タイプが疑われる人向けのストレッチで、こちらはイスに座った状態で行えます。座って行ったほうがお尻を伸ばしやすいなら、こちらの体操がおすすめです。

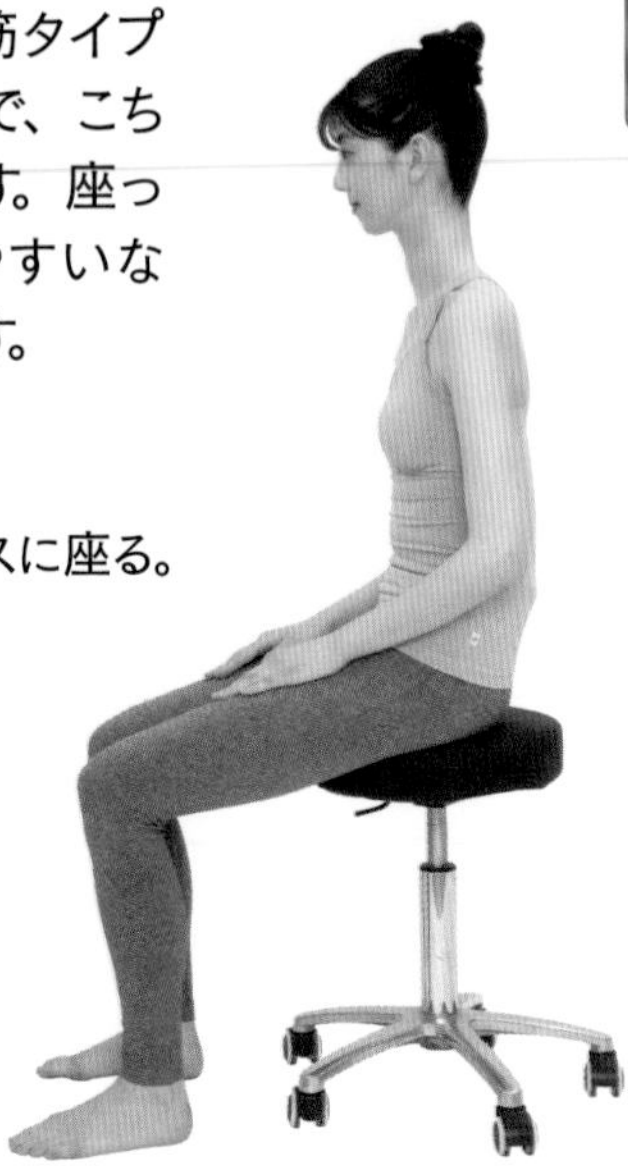

1 リラックスしてイスに座る。

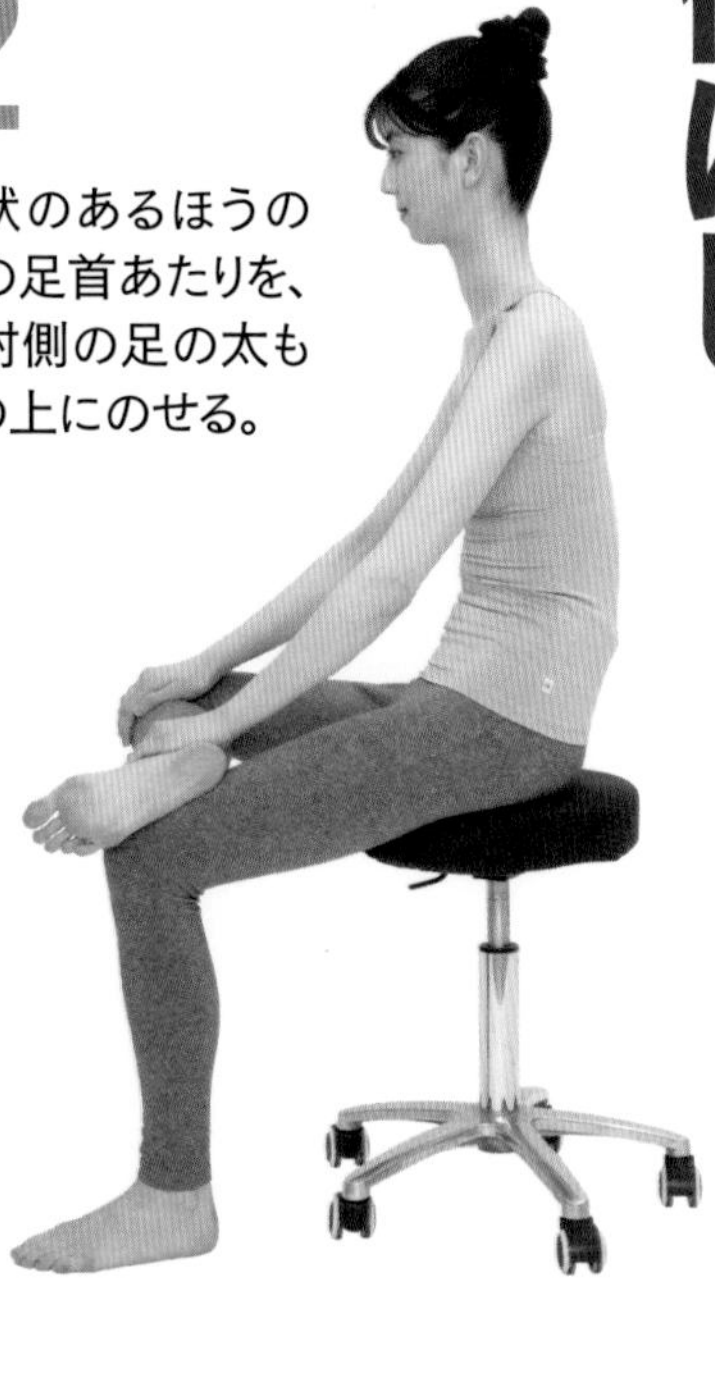

2 症状のあるほうの足の足首あたりを、反対側の足の太もも上にのせる。

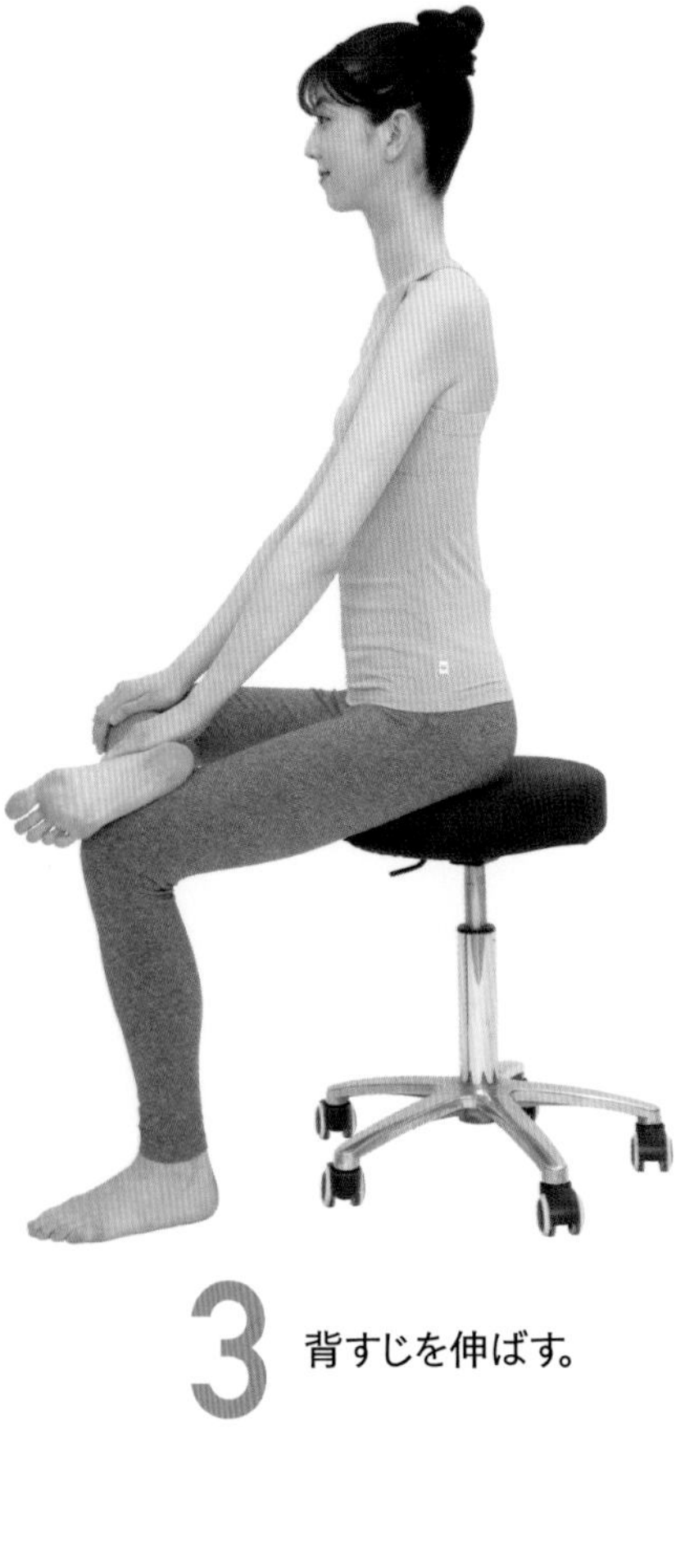

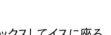

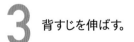

3 背すじを伸ばす。

別アングルで見る！

斜め後ろから

のせた足側のお尻をしっかり伸ばす。

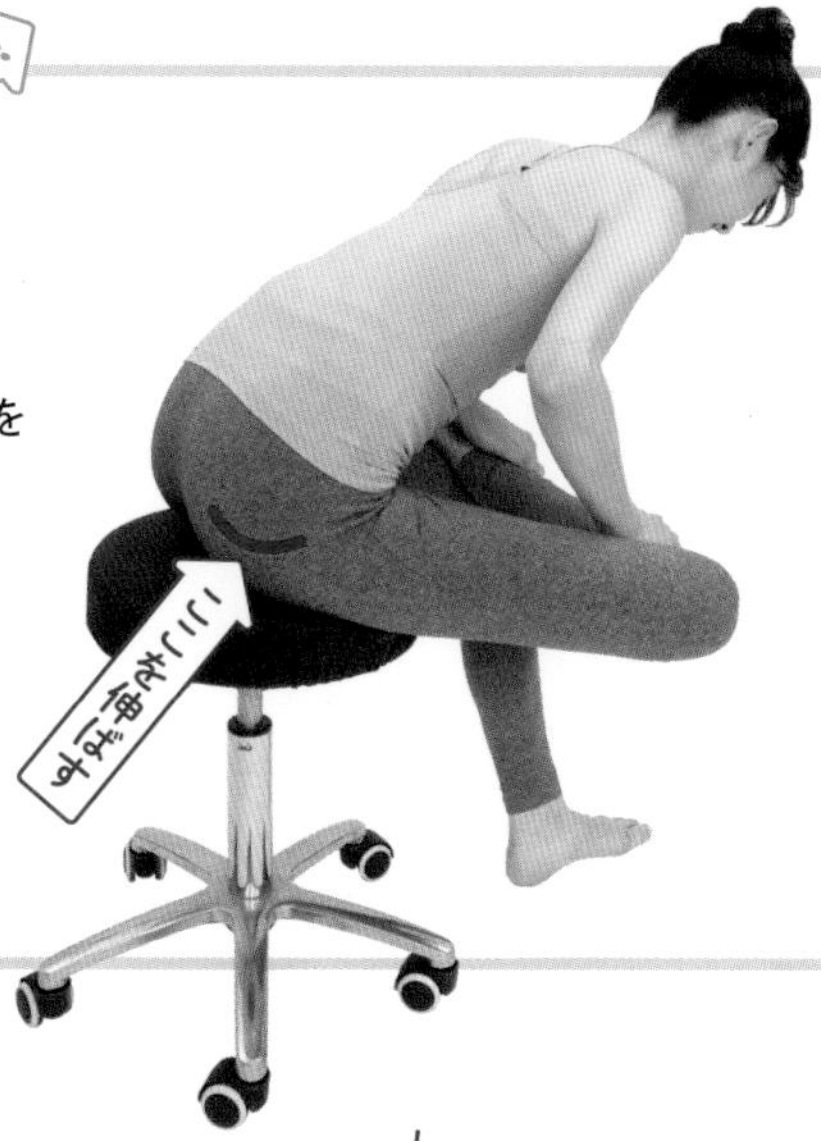

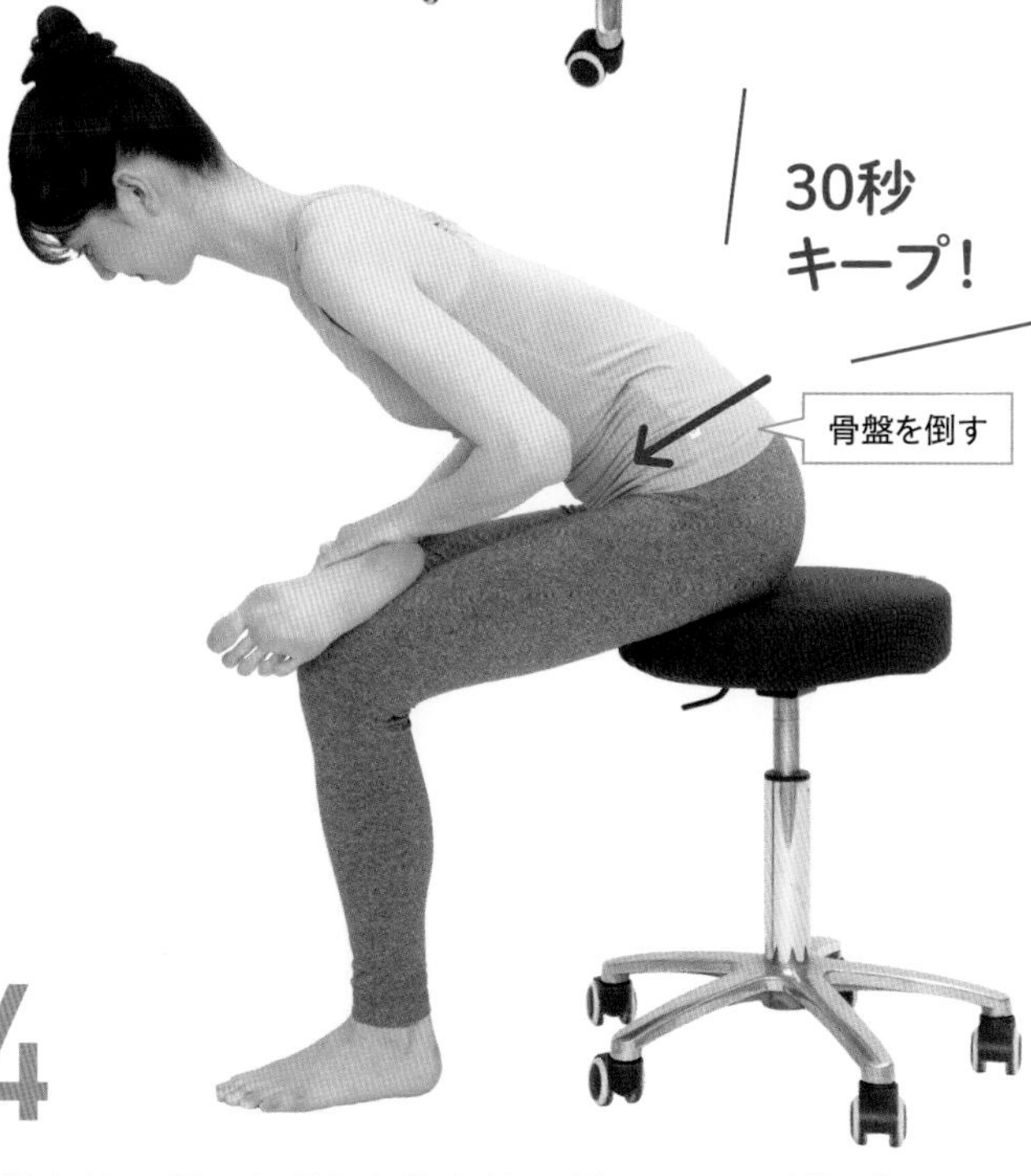

4

骨盤を前に傾けながら上体を前に倒す。お尻が伸ばされているのを意識し、30秒キープする。反対側の足にも症状がある場合は、反対側の足でも行う。

（30秒キープ×3回=1セット）（1日に2〜3セット行う）

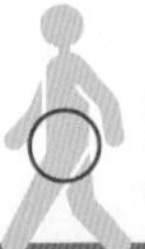

梨状筋
タイプに効く!

梨状筋のケア

テニスボールお尻ゆるめ

お尻の過緊張にもテニスボールで

テニスボールをあてた梨状筋に体重をかけて押すことで、梨状筋の緊張をゆるめる体操です。このケアを繰り返して「イタ気持ちいい」感覚がなくなることを目指します。

1 症状がある側の手にテニスボールをもち、あお向けで寝て両ひざを曲げる。頭は枕などで楽な高さに。

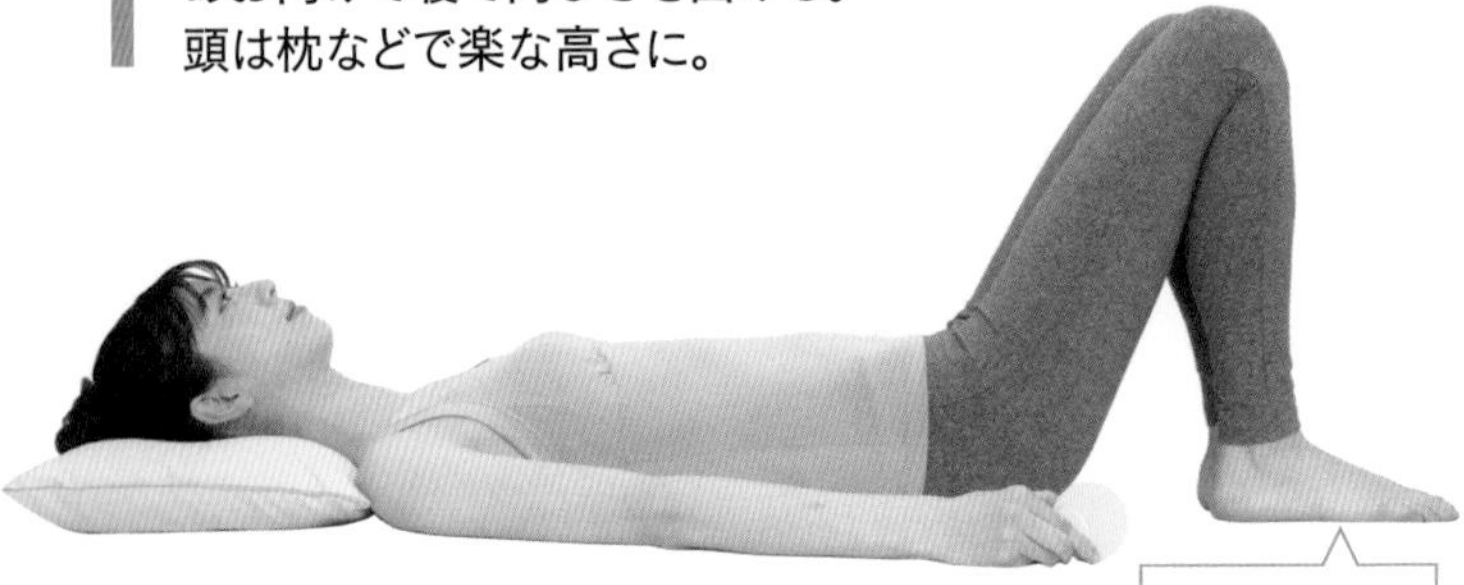

2 お尻を浮かし、梨状筋にテニスボールをあてる。ボールに体重をかけて痛みの有無をチェック。ボールの位置を少しずつ動かして「イタ気持ちいい」ポイントを探す。

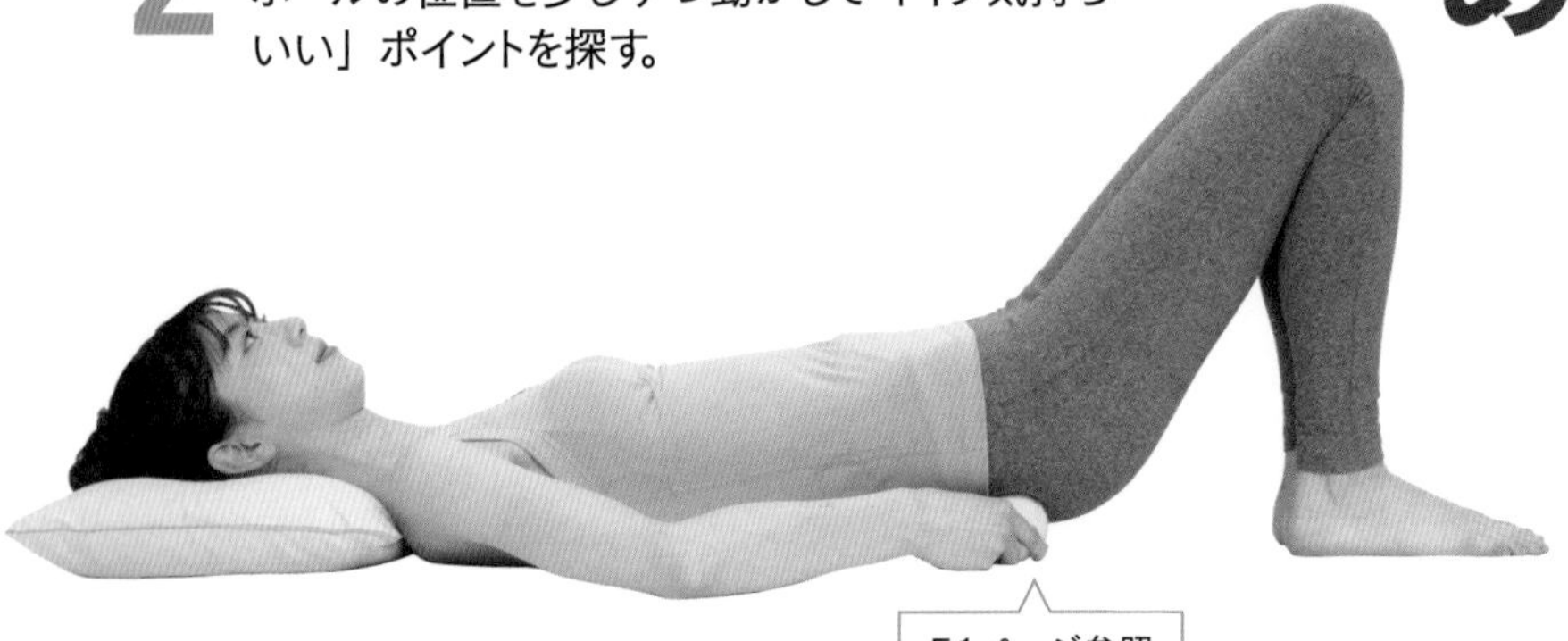

3 「イタ気持ちいい」ポイントがあったら、その部分で30秒〜1分程度テニスボールに体重をかける。お尻をゆらゆら動かしながら押すのもOK。反対側の足にも症状がある場合は、反対側のお尻でも行う（2つのボールで両側を同時に行ってもかまわない）。

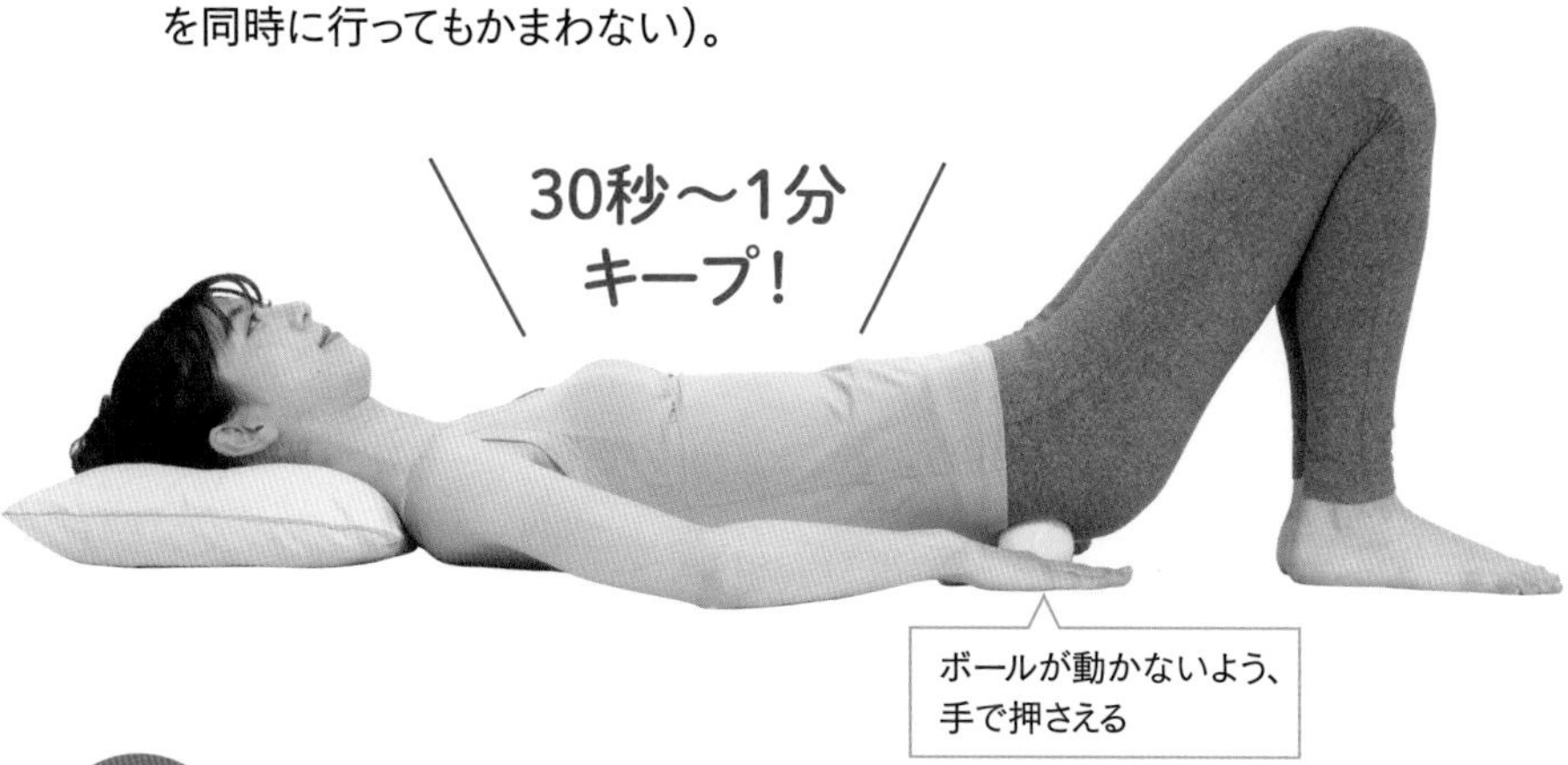
30秒〜1分
キープ！
ボールが動かないよう、
手で押さえる

これでも OK!

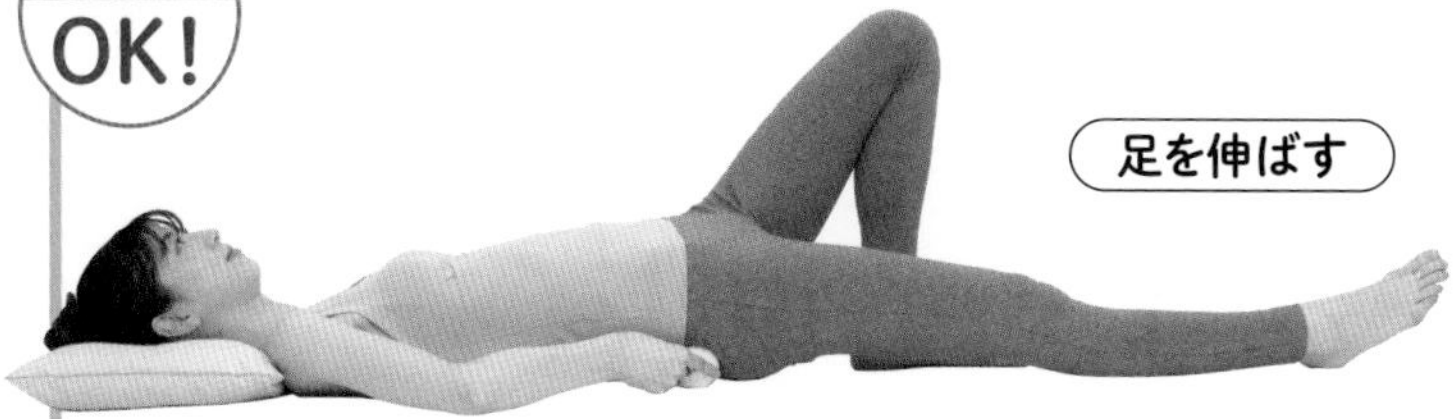

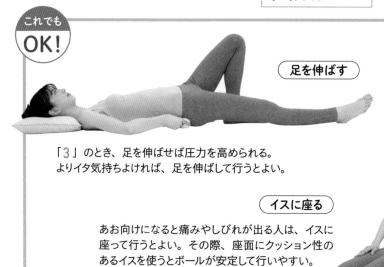

足を伸ばす

「3」のとき、足を伸ばせば圧力を高められる。
よりイタ気持ちよければ、足を伸ばして行うとよい。

イスに座る

あお向けになると痛みやしびれが出る人は、イスに座って行うとよい。その際、座面にクッション性のあるイスを使うとボールが安定して行いやすい。

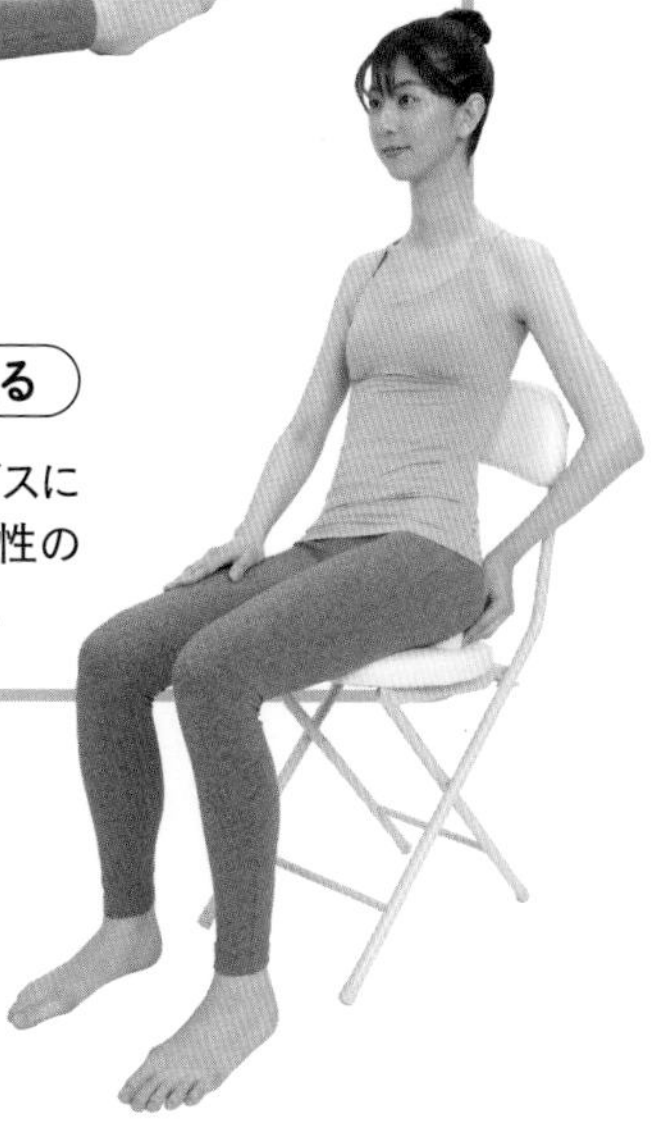

30秒〜1分キープ×1回=1セット

1日に3セット行う

Advice! この「お尻ゆるめ」を行うと、かえって痛み、しびれが増す人は中止しましょう。

足首タイプに効く！

足首のケア 1

1本ベルト型足首サポーター

装着しやすいサポーター

57ページのチェックで、足首タイプが疑われる人向けのケアです。まずは装着が簡単で、着用しても靴を履きやすい1本ベルト型のサポーターを紹介します。伸縮素材を使った1本のベルトを足首に巻きつけます。

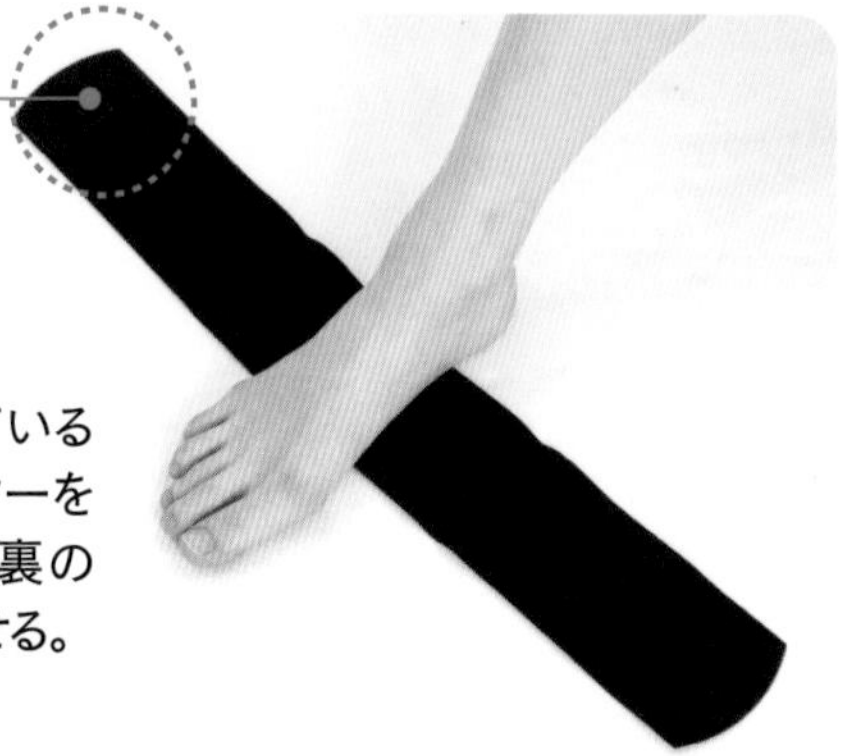

面ファスナー

1 面ファスナーがついている側を上にしてサポーターを広げ、その中央に足裏の真ん中あたりを合わせる。

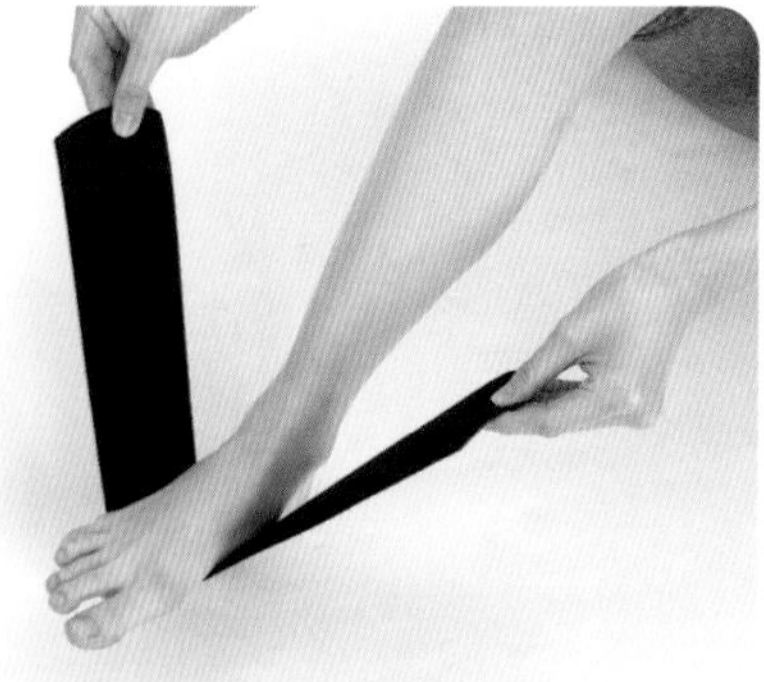

2 ベルトの両端をもち上げる。

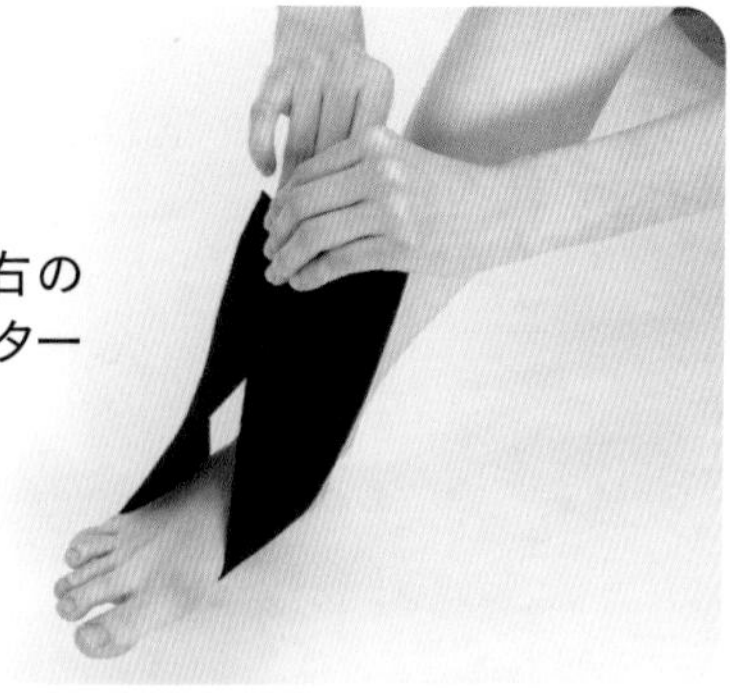

3 端と端を近づけ、左右の手をもち替え、サポーターをクロスさせる。

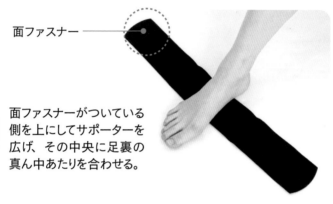

装着したときの状態

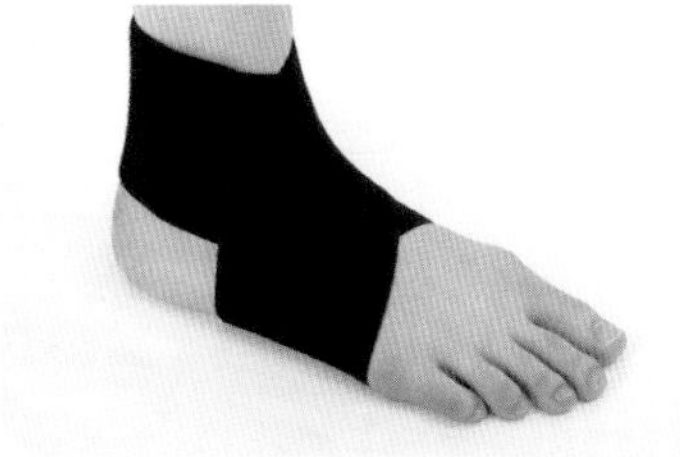

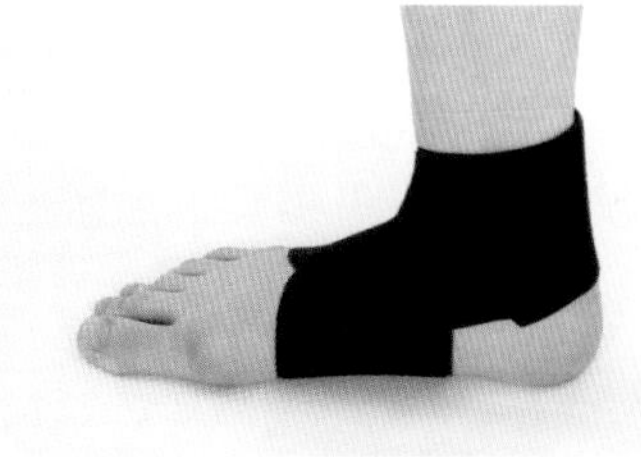

4 クロスさせたら、自分のほうに引っ張る。

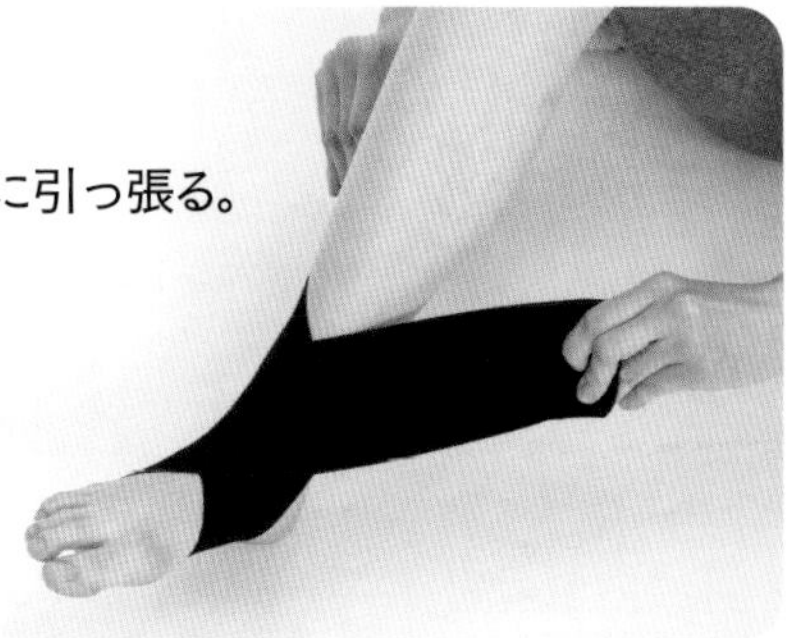

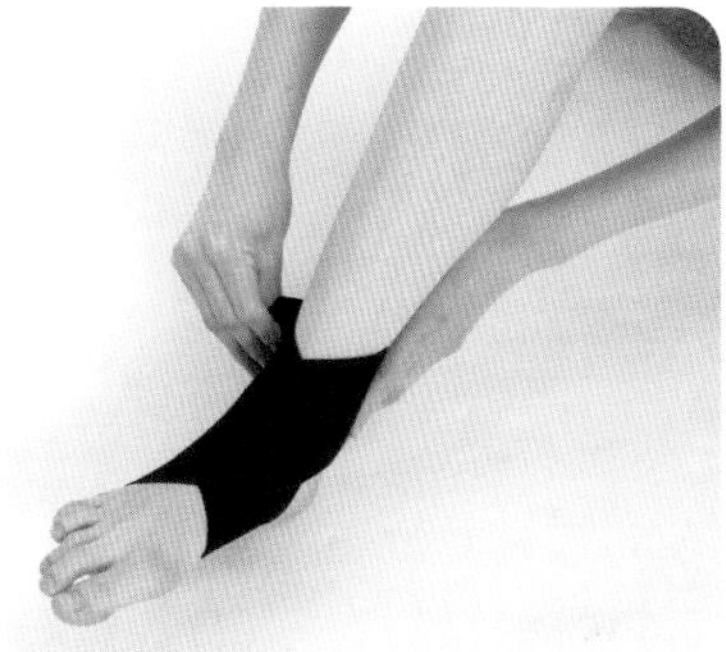

5 サポーターを伸ばしながら面ファスナーをつけて装着完了。両足に症状がある場合は両足に装着する。

Point!

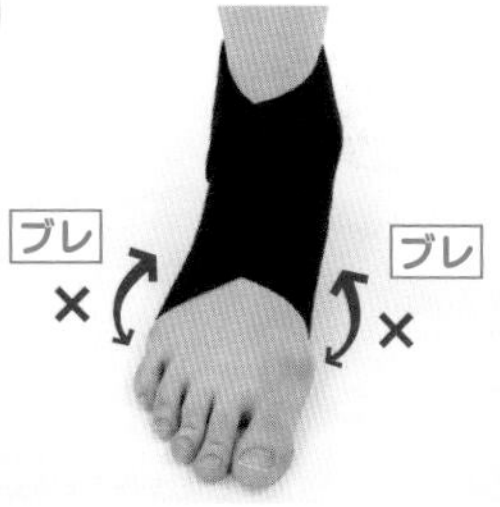

ベルトで締めつけることで、足首のブレが抑えられ、足根管を通る神経などに与えるダメージをやわらげられる。

毎日の日中（入浴と就寝のとき以外）、常に装着

Advice! 本書で紹介するサポーターは、皮膚に直につけると擦れて痛いので、靴下を履いたうえでつけるのがおすすめです。

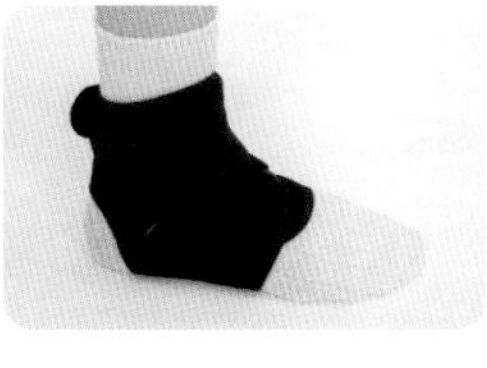

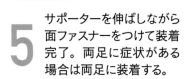

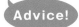

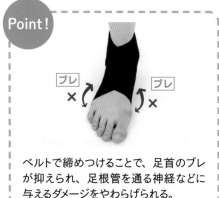

2本ベルト型 足首サポーター

より強力なサポーターでガッチリ固定

前ページと同様、伸縮素材で、面ファスナーを使って巻きつけるサポーターです。サポート力が強いのでおすすめです。くるぶしのあたりと足の甲を覆ったうえ、2本ベルトで足首のブレ、ぐらつきを強力に防止できます。

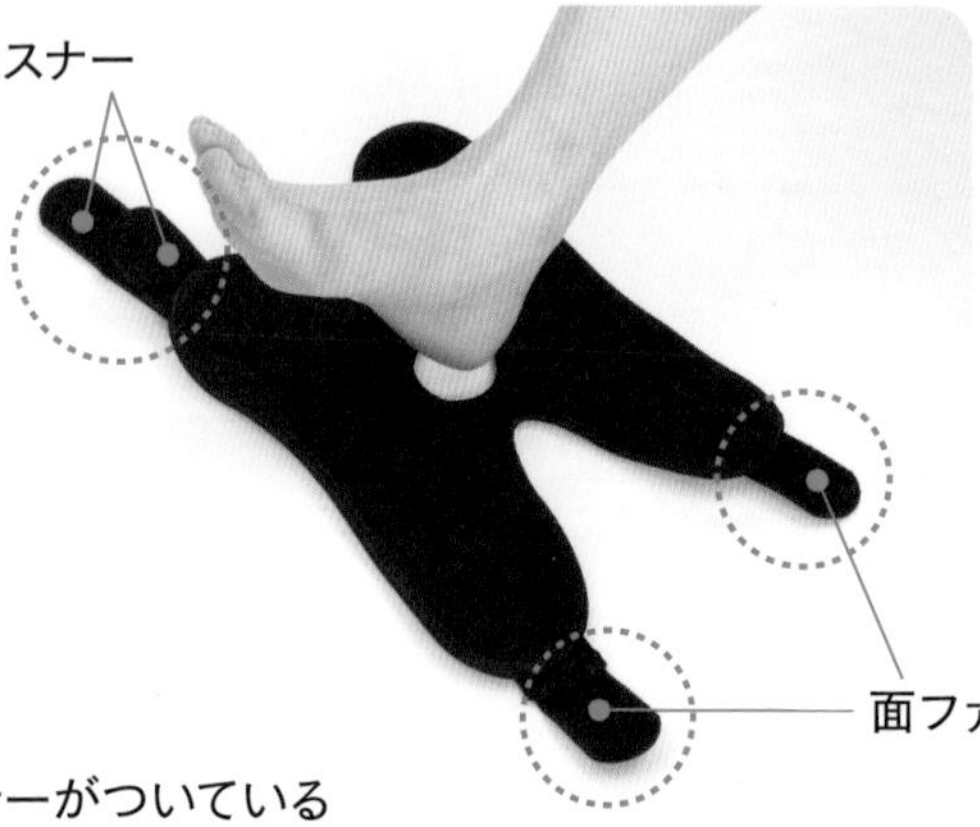

1

面ファスナーがついている側を上にしてサポーターを広げ、中央の穴にかかとを合わせる。

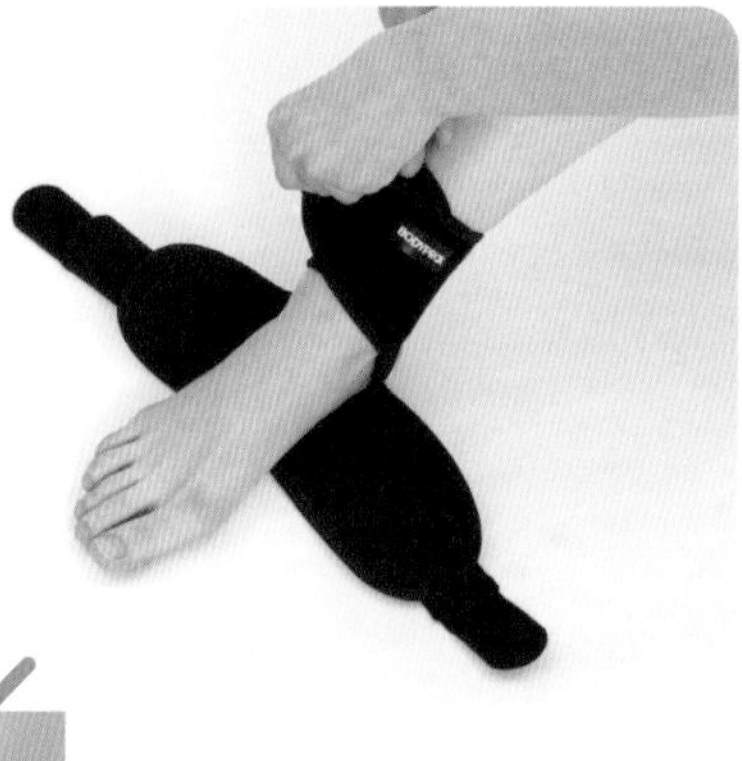

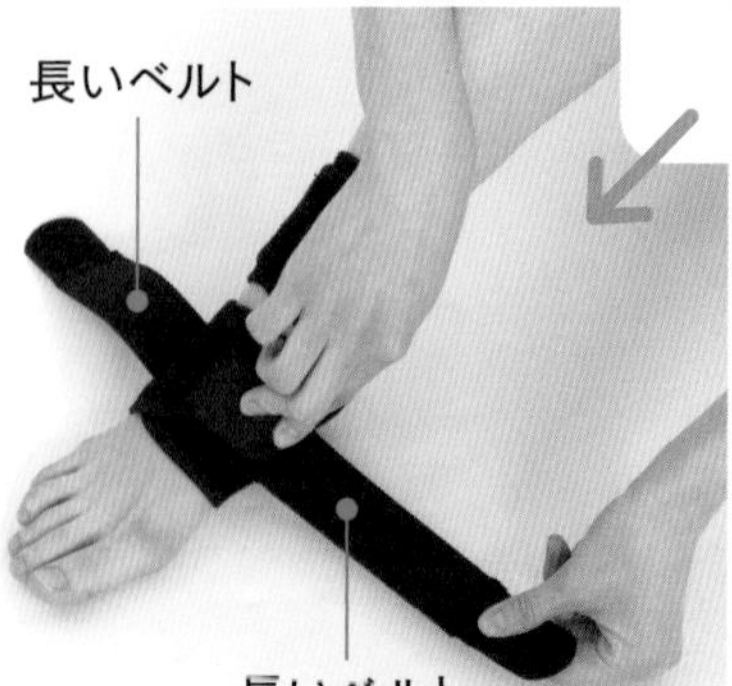

2

長い2本ベルトを残し、面ファスナーを使ってくるぶしのあたりと足の甲を覆う。

装着したときの状態

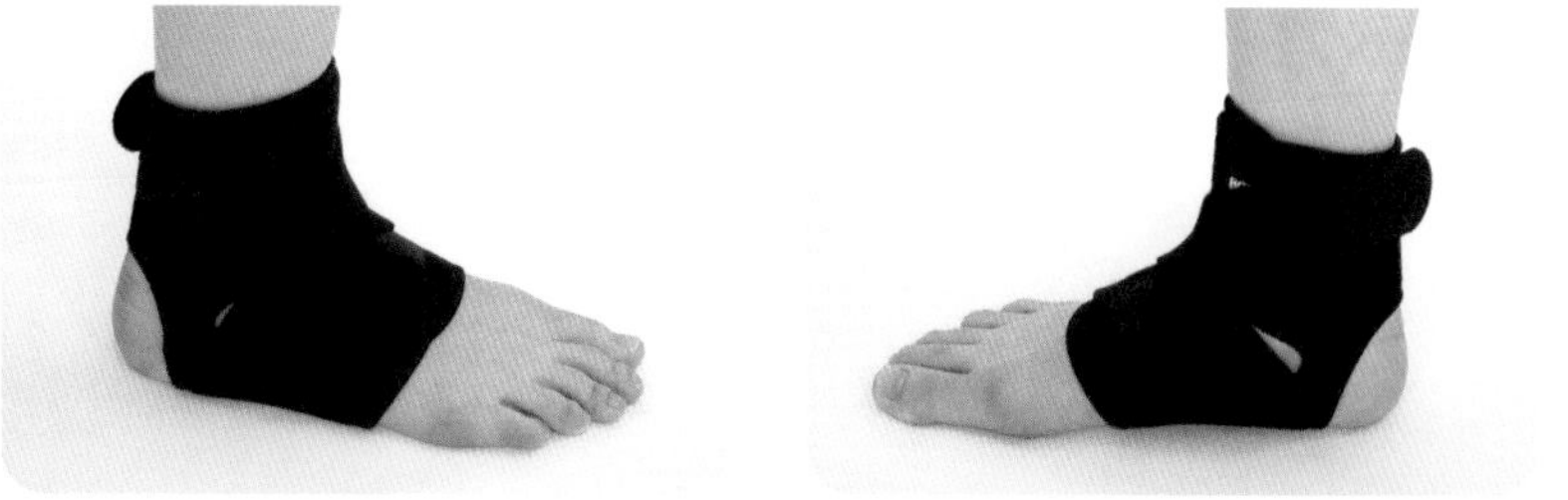

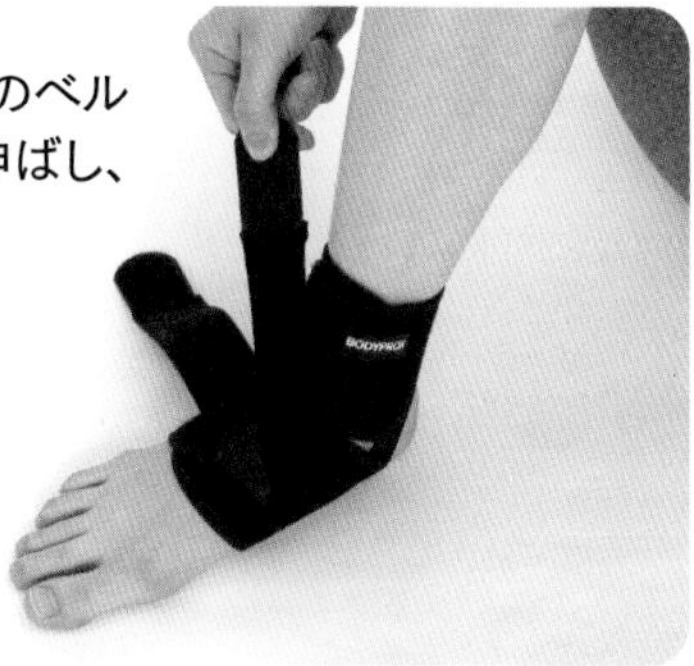

3 長い2本ベルトのうち、内側のベルトを外くるぶしのほうに軽く伸ばし、面ファスナーで固定する。

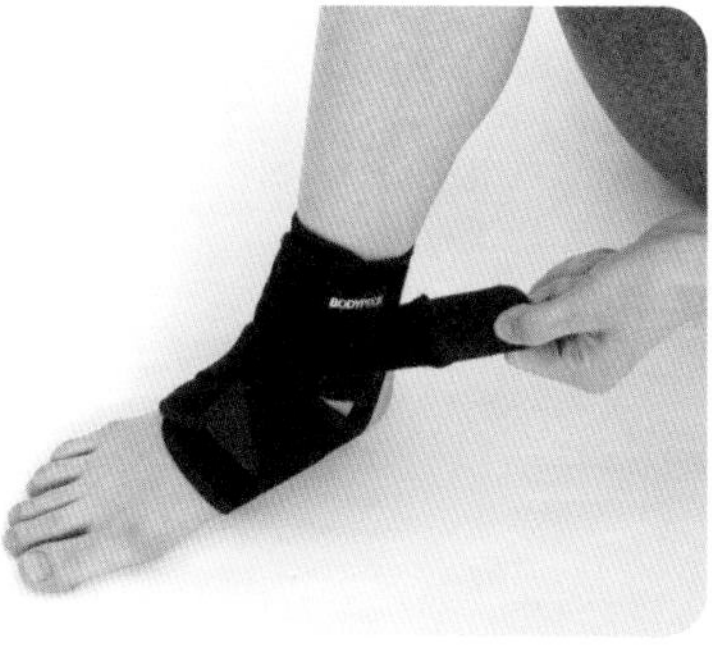

4 外側のベルトを、「3」のときより強く伸ばし、内くるぶしに固定する。これで装着完了。両足に症状がある場合は両足に。

Point!

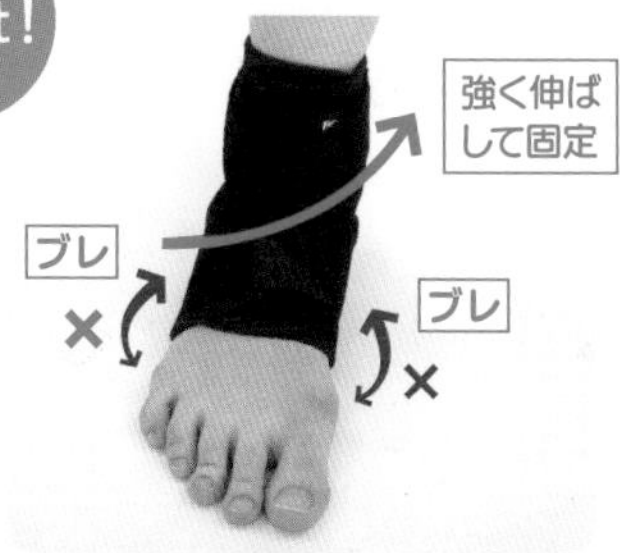

足首は、足裏が内側を向くように捻挫を繰り返しやすい。「4」で外側のベルトを伸ばして固定することで防止できる。

毎日の日中(入浴と就寝のとき以外)、常に装着

Advice! 本書で紹介するサポーターは、まず1か月間続けてみましょう。症状が軽くならなければ中止してもかまいません。

足首タイプに効く!

足裏のケア

ゴルフボール足裏ゆるめ

簡単に足の裏をマッサージ&指圧

足裏には、足根管を通る筋肉（腱）の付着部があります。そこをツボ押しのように刺激すると足根管を通る筋肉（腱）がゆるみ、足根管を通る後脛骨神経への圧迫が軽減します。ゴルフボールを使うことで簡単に行えます。

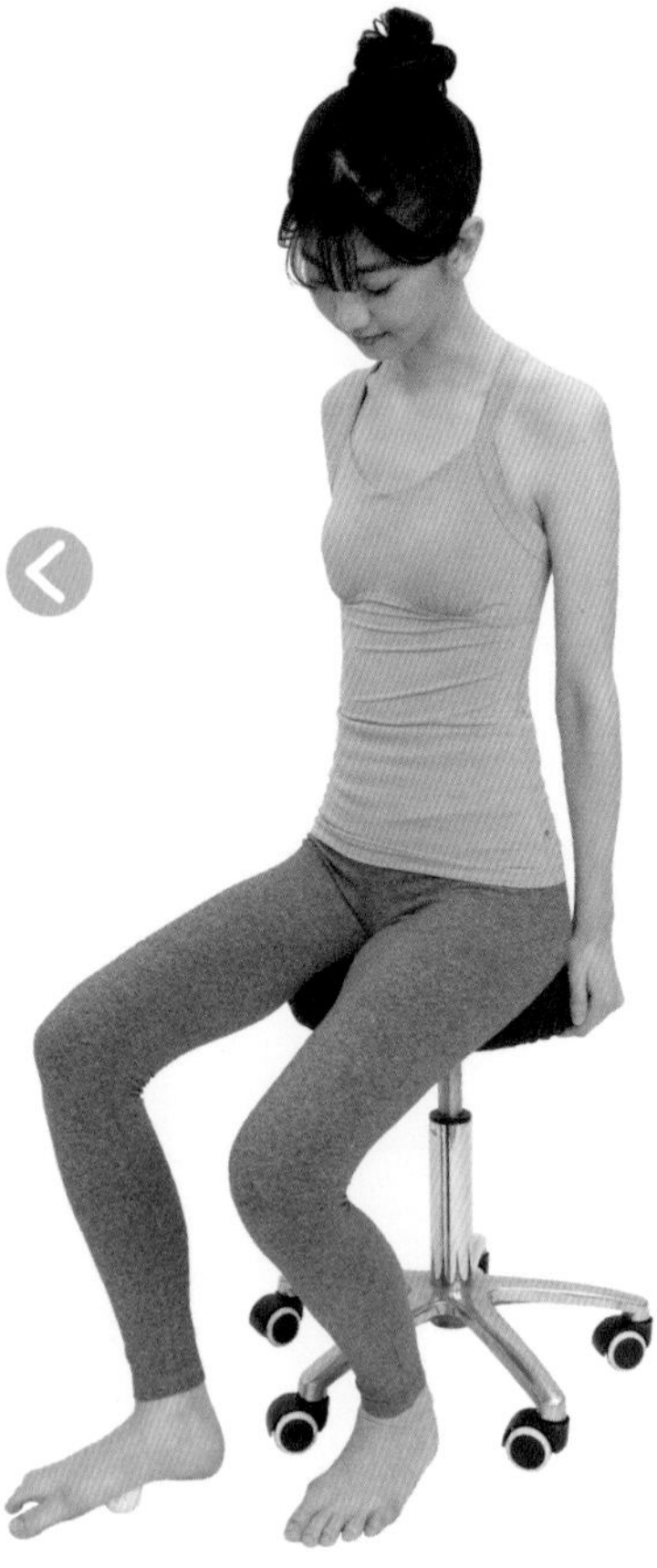

1

イスに座り、足の裏にゴルフボールをあてる。

Point!

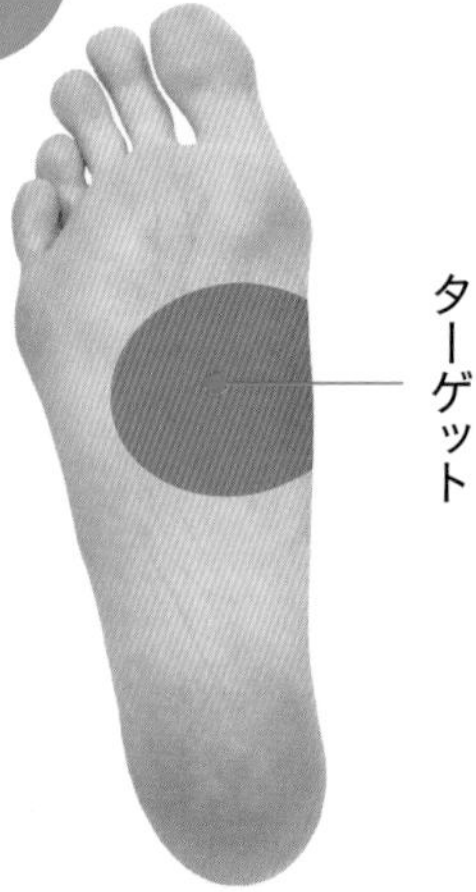

おもなターゲットは赤く示したあたり。ボールをうまく転がして刺激する。

2

足を前後に動かしてボールを転がし、足裏のイタ気持ちよい場所を刺激する。

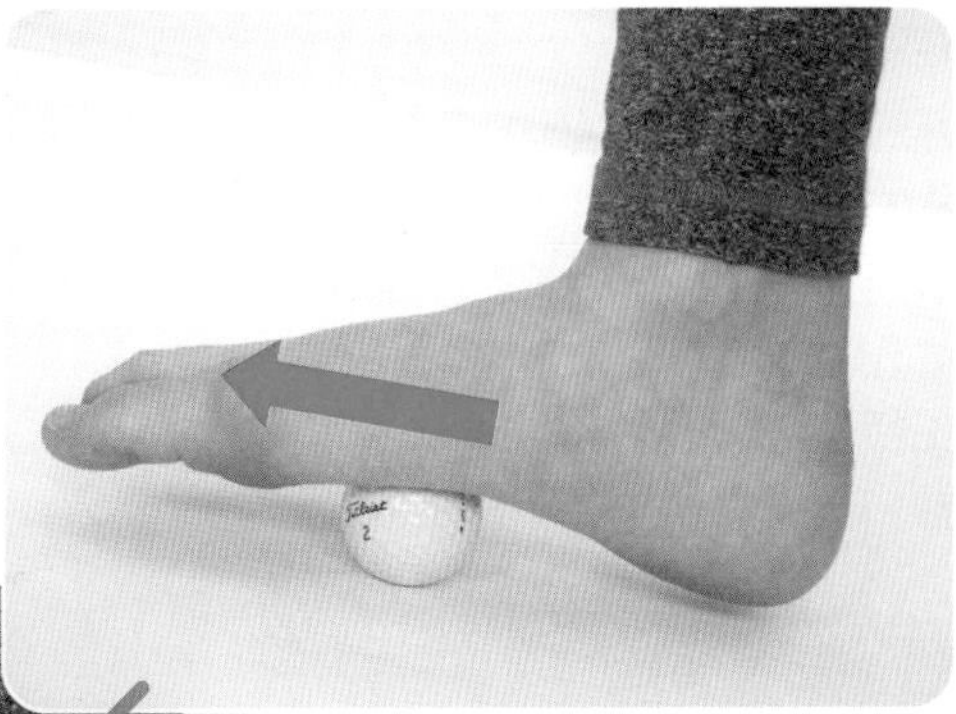

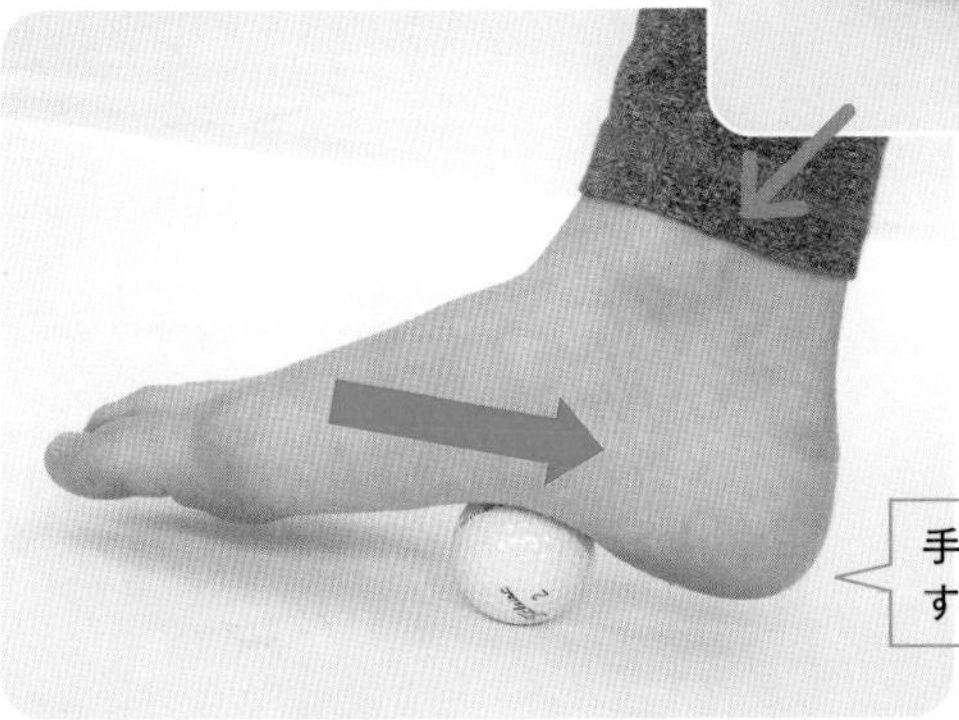
手の指でマッサージするイメージで

3

刺激すると特に痛いポイントがあったら、そこをボールで30秒ぐらい押す。

特に痛いポイントがなければ、「2」まででもOK。両足に症状がある場合は両足で行う。

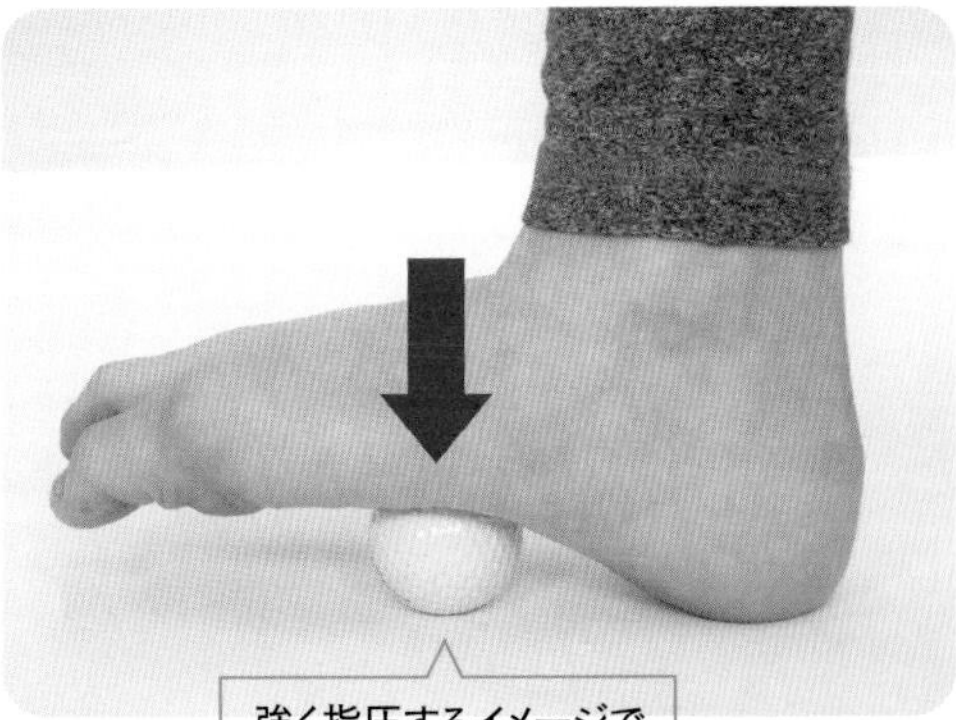
強く指圧するイメージで

30秒～1分程度×1回=1セット　1日に3セット行う

Advice! ゴルフボールがない場合は、マッサージ棒や自分の手の指を使って、イタ気持ちいい場所を刺激してもよいでしょう。

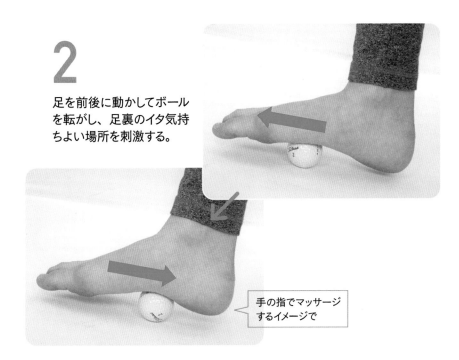

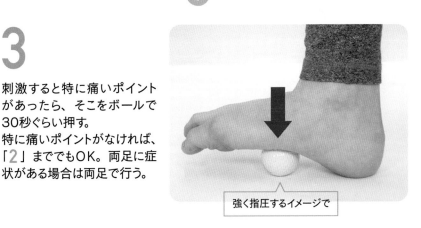

Column

教えて!

ロコモ（ロコモティブシンドローム）について

令和元年の厚生労働省の調査によれば、日本人の「平均寿命」は男性が81・41歳、女性が87・45歳でした。一方、「健康寿命」はというと、男性が72・68歳、女性が75・38歳。つまり、男性は約9年、女性は約12年近く、日常生活に支障を来している最後の期間があるという計算になります。

ロコモティブシンドローム（運動器症候群、以下ロコモ）とは、運動器（座る、立つ、歩くといった身体運動にかかわる骨や関節、筋肉などの総称）の障害のために移動能力の低下を来した病的状態のことをいいます。ロコモは要介護に移行する危険性がある状態で、健康寿命を縮める大きな要因になり得ます。

ロコモを引き起こす三大原因は、変形性関節症、骨粗しょう症、そして脊柱管狭窄症といわれています。日本整形外科学会による大規模調査によれば、脊柱管狭窄症の患者さんは、全国でおよそ365万人、そのほとんどは中高年以上で、70代では10人に1人の割合になります。

脊柱管狭窄症による痛みやしびれも含めて、体の不調を「歳だから仕方ない」とあきらめるのではなく、痛みやしびれを出さないように体を動かしたり、筋力維持のために運動をすることは、ロコモを予防し、ひいては健康寿命を延ばすためにも非常に大切です。

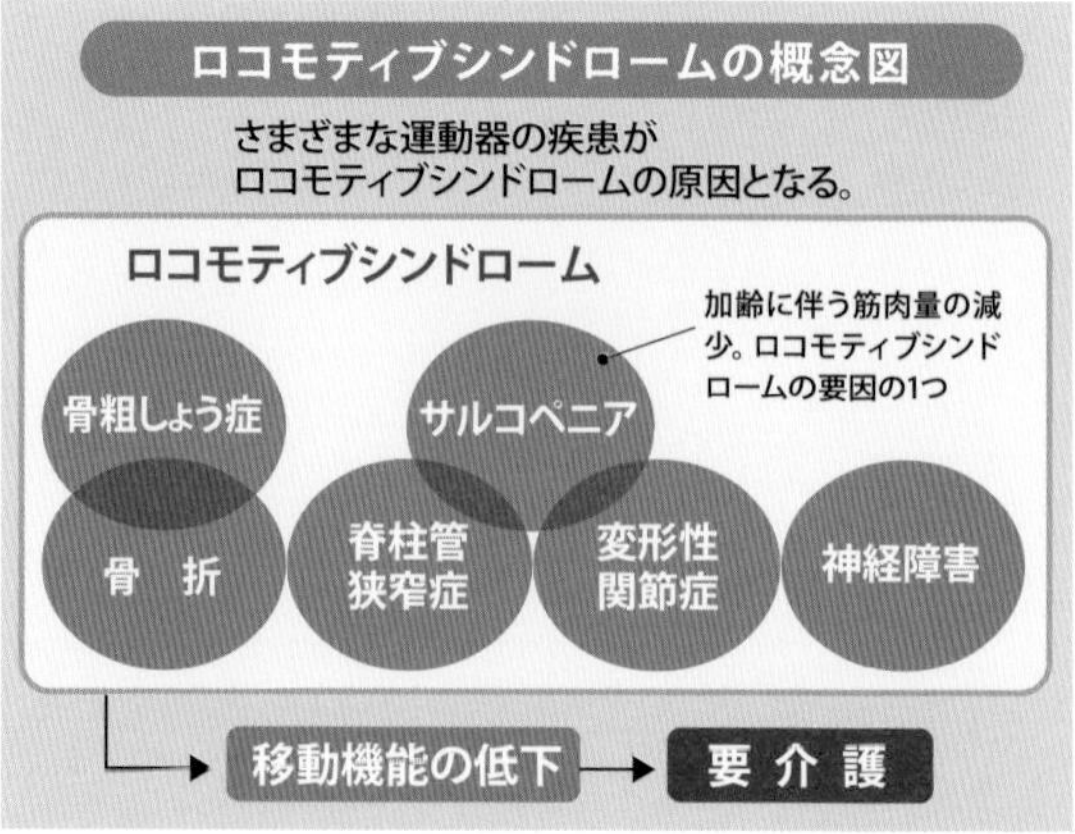

第3章

日常に取り入れたい！
早く治すための
生活の工夫

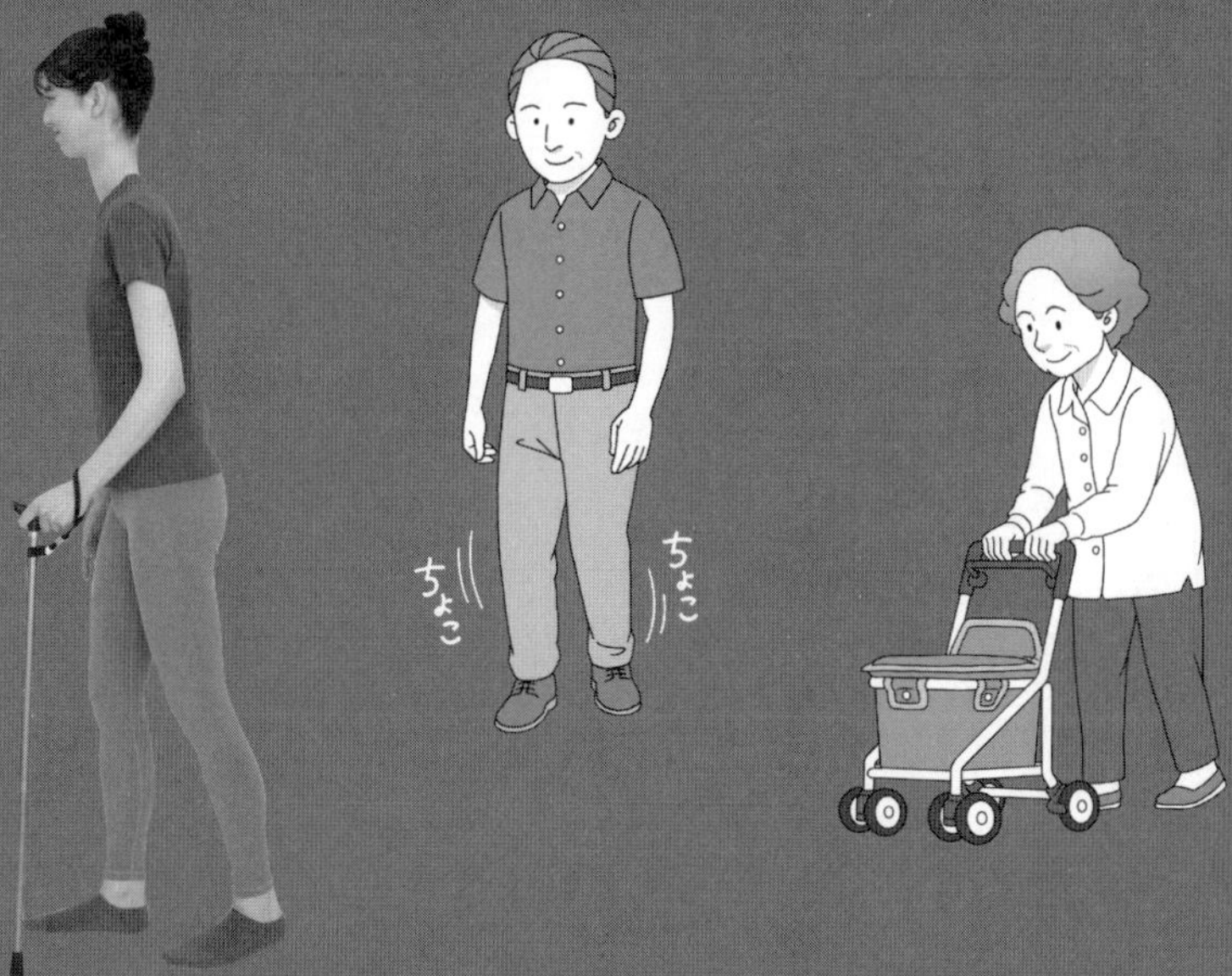

生活のあらゆるシーンを見直し、症状を出さない工夫と対策をする

痛みやしびれを出さない生活習慣

脊柱管狭窄症《せきちゅうかんきょうさくしょう》では、普通に立ったり歩いたりしただけで痛みやしびれが出てしまいます。このとき患者さんは、神経を圧迫したり、引っ張ったりして、自分自身を傷つけているのです。神経をいじめることをやめなければ、**いくら第2章で紹介したセルフケアに取り組んでも、改善するまでに長い時間がかかってしまうかもしれません。**

つまり、脊柱管狭窄症を改善するためには、どんなときでも神経を傷つけないよう、できるだけ痛みやしびれを出さない生活を送ることが重要なのです。

第3章では、痛みやしびれを起こしやすい、立つ、歩くなどの動作をはじめ、神経を傷つけやすい日常生活のあらゆるシーンでの工夫や対策をお伝えします。また、脊柱管狭窄症の方でも実践しやすい簡単な体操や運動も紹介します。

まずは、次ページの各項目のなかでご自分の症状が出やすい動作やシーンがあるかチェックしてください。あてはまるものがあれば、本章で解説している工夫を実践しましょう。

私の医院に来られている患者さんで、これらをしっかり実践している方は、やはり改善は早いのです。本章を参考により早い改善を目指してほしいと思います。

生活のあらゆるシーンの工夫と対策

OK

痛みやしびれを出さない
＝
神経をいじめない
↓
脊柱管狭窄症が改善

NG

痛みやしびれを出す
＝
神経をいじめる
↓
脊柱管狭窄症が悪化

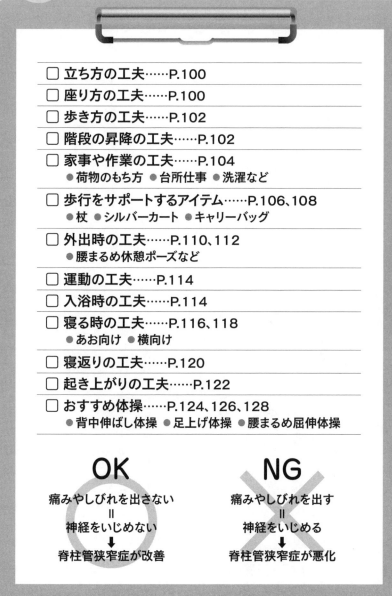

立つ、座る、基本的な姿勢で痛みやしびれを出さない工夫

神経にダメージを与えないことが第一

一般によいとされる立ち方は、頭のてっぺんから足首までが1本の直線で結ばれるような姿勢ですが、この立ち方は腰が反るので、脊柱管狭窄症の人にはおすすめできません。

よい立ち姿勢は、若干《じゃっかん》腰が反《そ》った状態になるため、脊柱管が狭《せば》まって症状が出やすくなります。

ですから、**脊柱管が狭くならないように、少し前かがみの姿勢をとるのが基本です。**

立つときは次の2点を意識しましょう。

◎腰と背中をまるめる

◎肩の力を抜いて前かがみになる

イスに座るときは、次の2点が肝心です。

◎背もたれに寄りかかって座る

◎少し前かがみで、若干腰をまるめる

脊柱管狭窄症の人には、イスに腰かける洋式のスタイルが適しています。イスに座ると股関節が曲がるので、おのずと腰から足へと通る神経がゆるみます。また、背もたれに寄りかかると腰への負担を減らすことができます。

背すじを伸ばして座っても足腰に痛みやしびれが出なければ、背すじを伸ばしたうえで背もたれに寄りかかって座りましょう。一方、座っていても症状がある、あるいは症状がひどくなる場合は腰を若干まるめた姿勢で座りましょう。

脊柱管狭窄症の人向きの立ち方

OK

少し前かがみで、
腰を反らさない

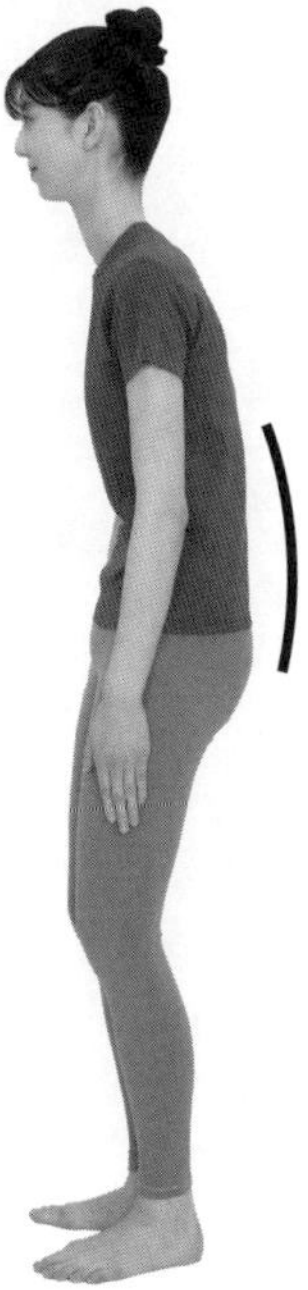

NG

腰が反っている

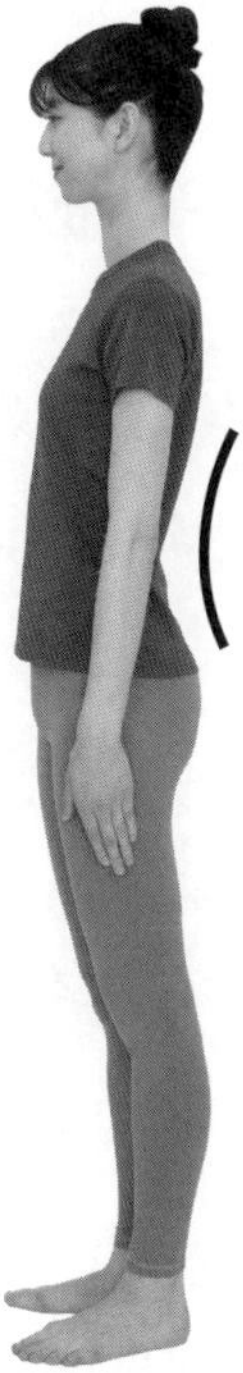

脊柱管狭窄症の人向きの座り方

OK

若干腰をまるめて、背もたれによりかかるように座る

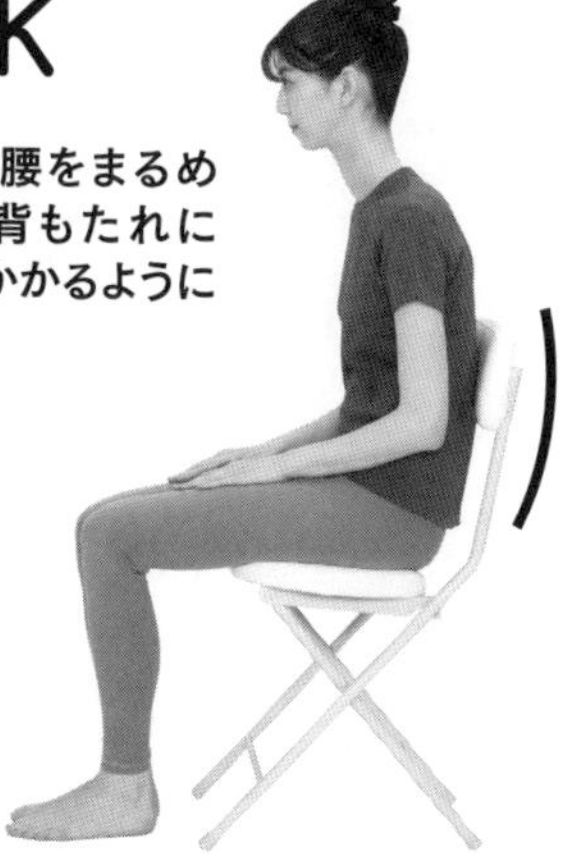

OK

症状が出なければ背すじを伸ばして、背もたれに寄りかかって座る

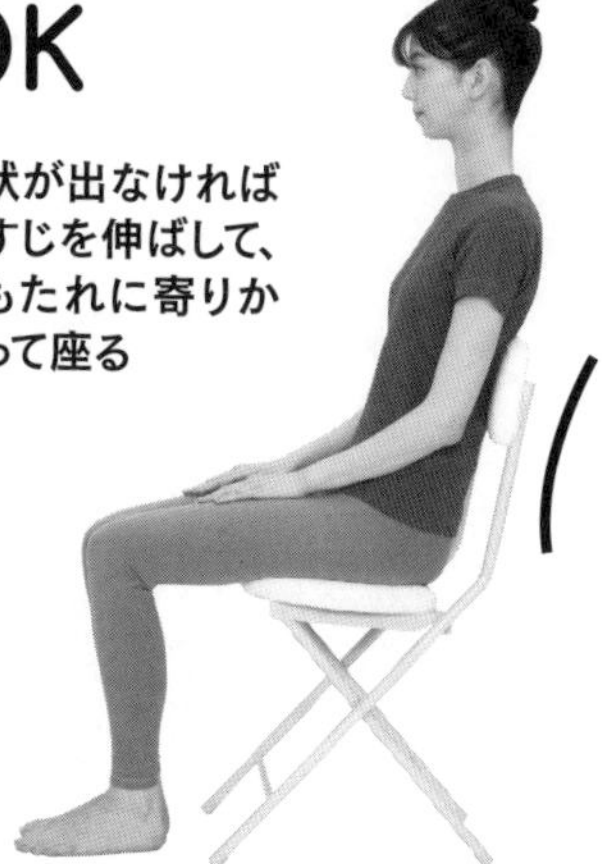

歩行や階段の上り下りは痛みやしびれが出やすいので注意

歩幅は狭く、手すりを活用

歩くときは、立ち姿勢と同様に腰がやや反った状態になり、脊柱管が狭まりやすくなります。さらに、足を前後に動かす動作により、腰から足へと伸びる神経が引っ張られ、痛みやしびれが強くなりがちです。

脊柱管狭窄症の人は、**できるだけ症状を出さないために歩幅を狭くするのがポイントです。**足の開きを狭くすることで、神経が引っ張られにくくなります。一般的によいとされる歩き方は、腰がやや反った姿勢で、手の振りは大きく、歩幅は広めですが、**脊柱管狭窄症の人は、腰から背中をややまるめた姿勢で、小股でちょこちょことした歩き方が基本です。**

また、階段の昇降の際にも工夫が必要です。通常は、上《のぼ》るほうが足に負担がかかりますが、脊柱管狭窄症の人にとって問題になるのは下《くだ》りです。上るときは、自然と前かがみの姿勢になるので、脊柱管が広がった状態になりますが、下りだと前かがみになりにくく、逆に背中を反って脊柱管を狭めてしまいやすいからです。

正面を向いて下るとつらい場合は、体の向きを変えてみましょう。**横向き、あるいは後ろ向きになり、手すりを使って体重を分散させながら、痛みやしびれがあるほうの足から先に下ろします。**

脊柱管狭窄症の人向きの歩き方

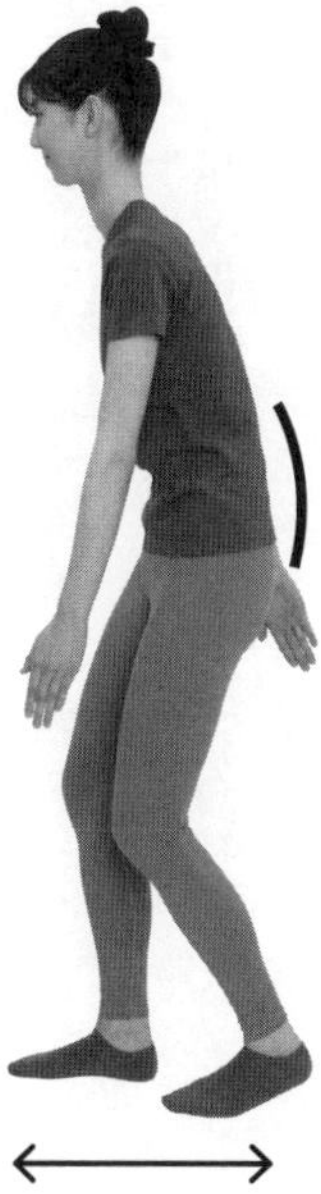

OK

前かがみの姿で背すじは伸ばさないようにし、歩幅は意識して狭くする。

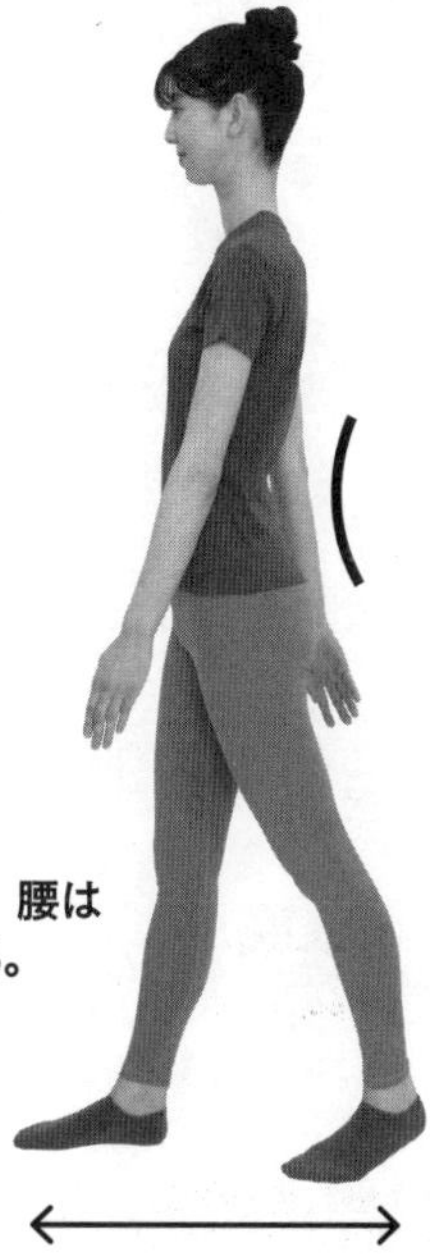

NG

背すじが伸び、腰はやや反っている。

脊柱管狭窄症の人向きの階段の下り方

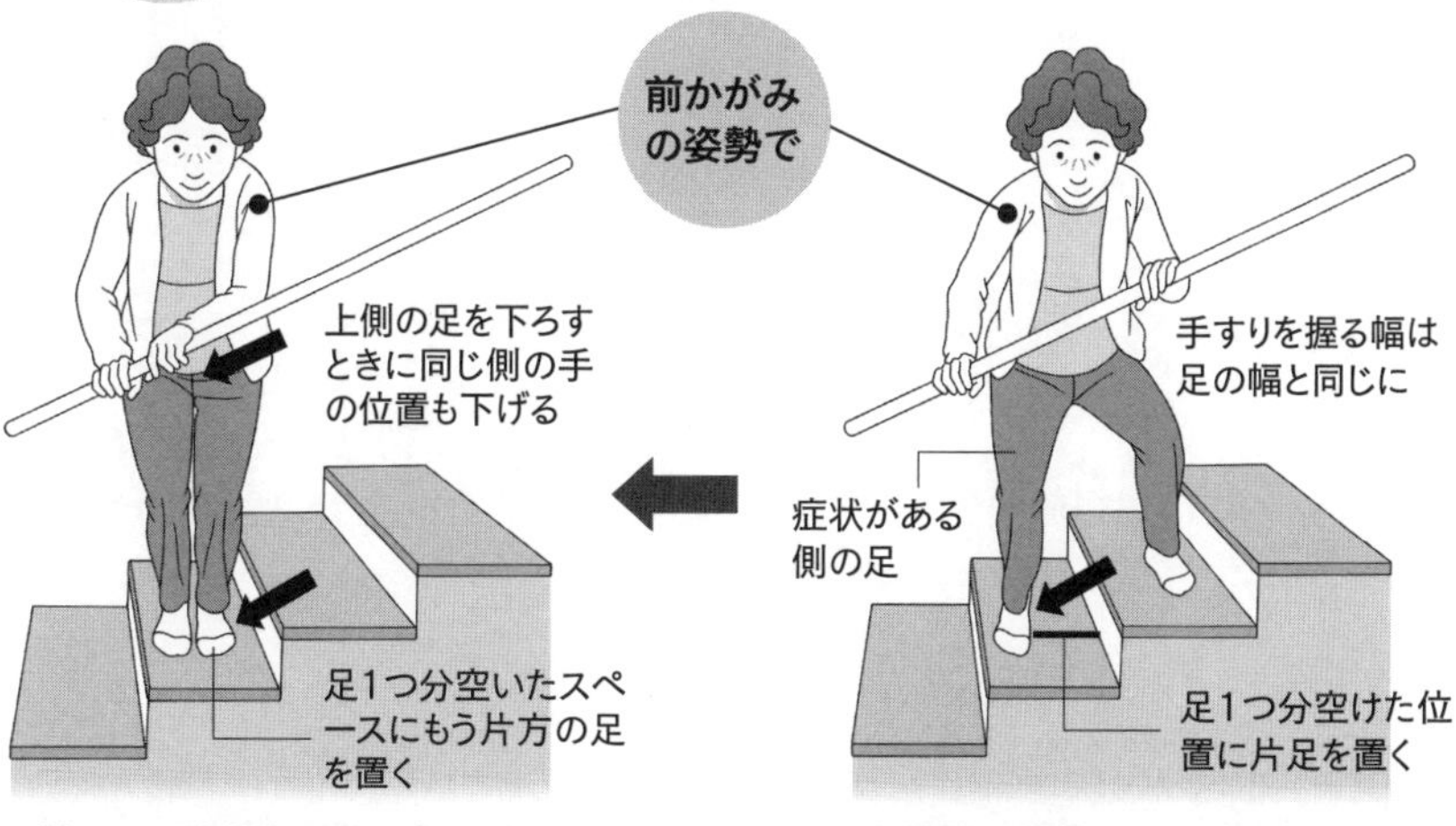

前かがみの姿勢で
上側の足を下ろすときに同じ側の手の位置も下げる
足1つ分空いたスペースにもう片方の足を置く
手すりを握る幅は足の幅と同じに
症状がある側の足
足1つ分空けた位置に片足を置く

1 両手で手すりにつかまりながら、まず進行方向側の足を下ろす。

2 続いて反対側の足を下ろす。このようにして1段ずつ下りていく。

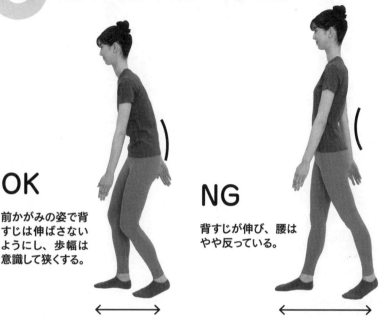

工夫をすれば家事や作業もできる。ただし、症状をがまんするのは禁物

腰を反らさず、こまめな休憩を

立ち仕事や前かがみの作業で腰に負担をかけないためには、**腰を「まるまっている」と「反っている」の中間くらいの状態（これを「中間位《ちゅうかんい》」といいます）にし、股関節とひざを曲げて上体を少し倒して行うとよいでしょう。**

たとえば、台所の作業なら、中間位の姿勢をとったうえでかがみ、ひざも軽く曲げてシンクの扉にくっつけて立てば、体の支えとなり、腰への負担が軽くなります。さらに足元に踏み台を置いて片足をのせると楽になる人もいます。

また、同じ姿勢で立っていると、腰の同じ位置に負担がかかり続けてしまいます。たとえば、電車のつり革や手すりにつかまっているときなどは、右足、左足と交互に重心を変えるのも有効です。負担がかかる部位を、適宜《てきぎ》休ませることで、痛みやしびれが出にくくなります。立っているときにかぎらず、つねに腰にかかる負荷を分散させる動作を意識しましょう。

なかには、**中間位の姿勢で痛みやしびれが出る人がいます。その場合は、中間位を保とうとせず、少し腰をまるめた姿勢で作業をしましょう。**

もっとも、まめに座って休憩するなど、長時間、立ちっぱなしで作業しないことが大前提です。包丁仕事や、洗濯物を干す前の作業など、座ってで

きることは、なるべく座って行いましょう。

一方、高い所にある物をとる、シーツなどの大きな洗濯物を高い位置に干すといった際は、どうしても腰が反りやすくなります。こうした動作の際は、できるだけ腰が反らないよう、腹筋に力を入れましょう。物干しざおを低い位置に設置する、高い所に物を置かないようにするなど、腰を反らさなくて済む工夫も大切です。

痛みやしびれを起こしにくい家事の工夫

台所作業では…

台所仕事は、ひざを軽く曲げてシンクの扉にくっつけて立つ。

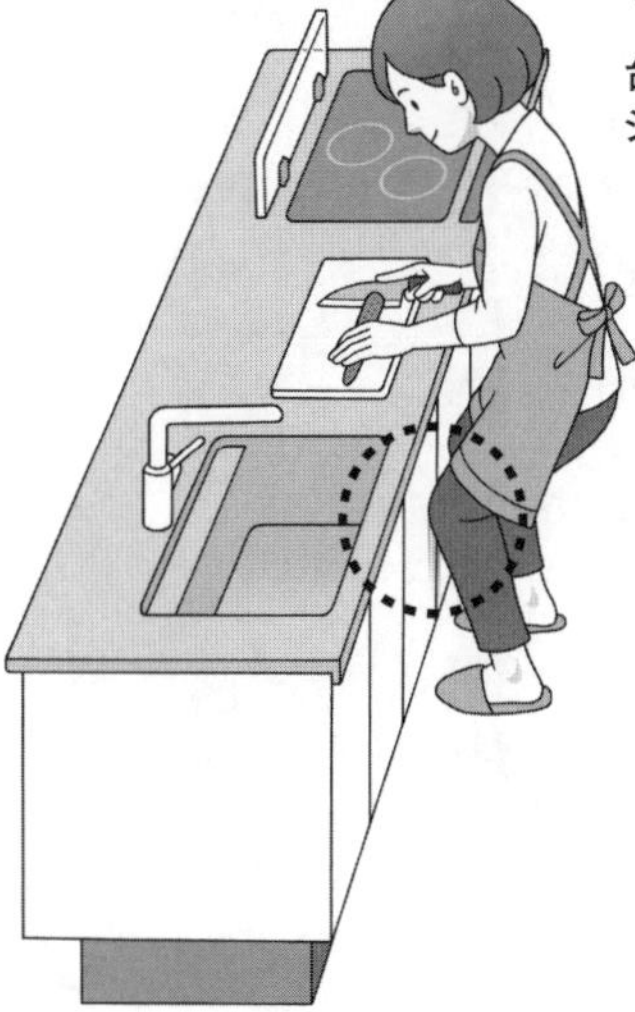

ほかにもこんな工夫を

- **足元に10～20センチほどの踏み台を置いて片足をのせる。**
- **調理の下ごしらえはイスに座って行う。**

洗濯物を干すときは…

洗濯ものは腰を反らさずにすむ高さに干す。

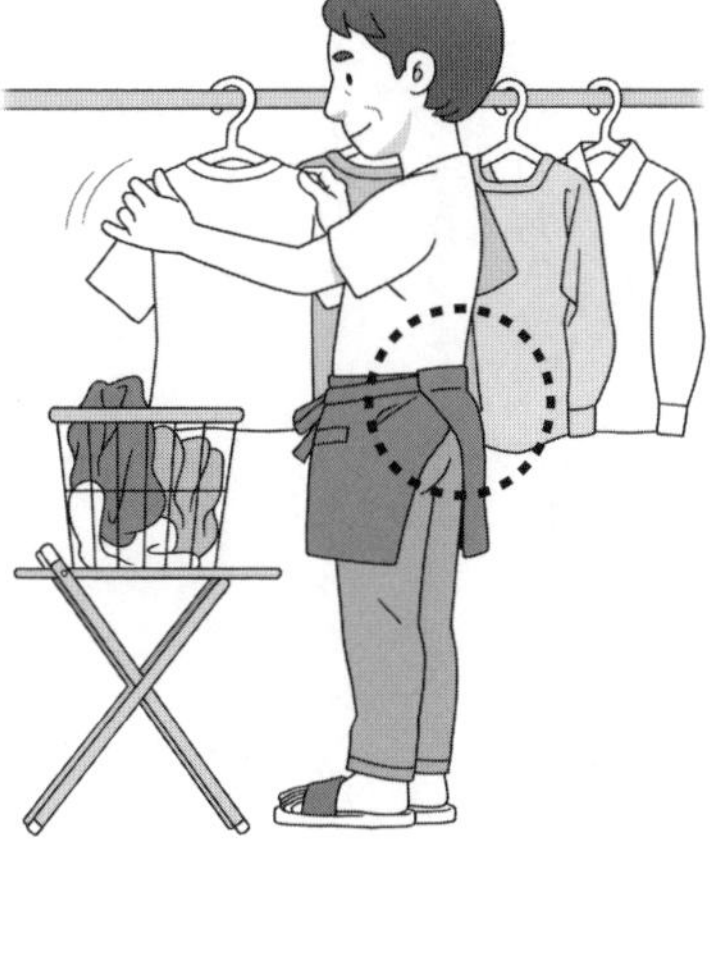

ほかにもこんな工夫を

- **洗った洗濯物が入ったかごをもち運ぶ際は、腰が反らないよう中間位の姿勢で。**

必ず使用して欲しいアイテム、杖は強い味方になってくれる

自分に合った長さに調整して使用

杖は脊柱管狭窄症の人にとって必須アイテムです。**杖《つえ》は腰にかかる体重を分散してくれるうえに、杖をつくことで自然と腰がまるくなるので、私のクリニックの患者さんには、必ず使用するようおすすめしています。**

杖は自分に合った長さを選ぶことが大切です。目安は身長の2分の1に3センチくらい足した長さです。もう1つ、理想の長さの確認の仕方があります。杖を握って足先の斜め前20センチあたりに杖先を置いたときに、ひじの角度が30~40度になること。その長さが、本人に適した長さです。

最近は、長さを調節できる杖が多いので、この目安を参考にしつつ、自分の使いやすい長さに微調整してください。

また、持ち手はT字のタイプで、握る部分が手になじみ、体重をかけたときにも手のひらに違和感がない形状のものを選びましょう。

杖は痛みやしびれのある足腰とは反対側の手にもちます。左右ともに痛みやしびれがある場合は、利き手でもちましょう。ストラップに手を通して、人差し指と親指ではさむように握ると安定します。

歩く際には、症状のある足と杖が同時に出るようにつきます。**足にかかる体重を杖で分散させることで、腰にかかる負担が減ります。**

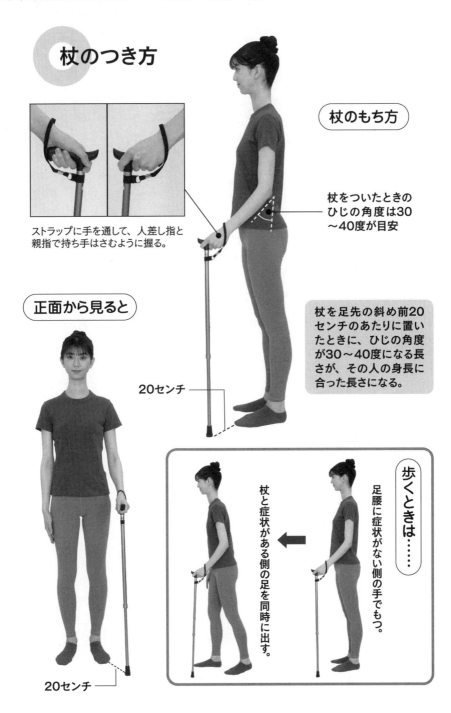

杖のつき方

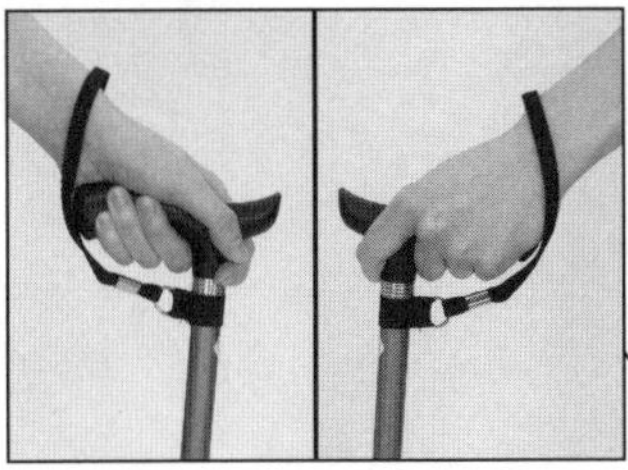

ストラップに手を通して、人差し指と親指で持ち手はさむように握る。

杖のもち方

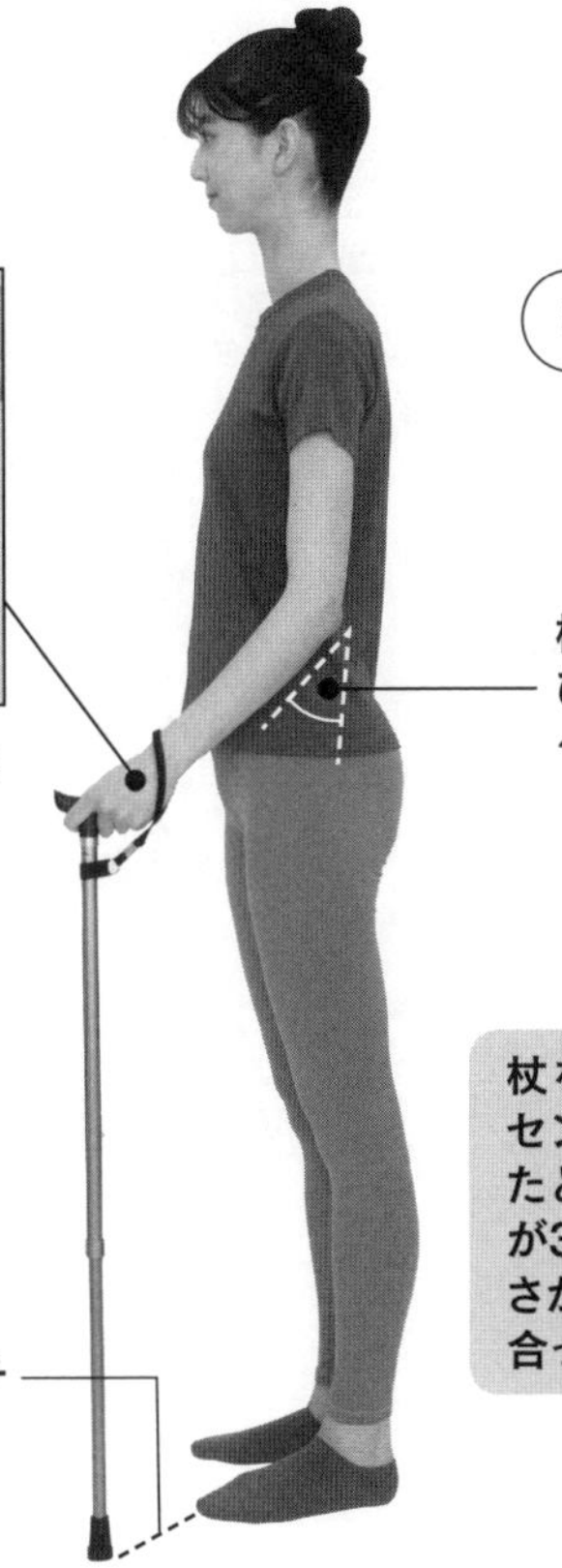

杖をついたときのひじの角度は30～40度が目安

杖を足先の斜め前20センチのあたりに置いたときに、ひじの角度が30～40度になる長さが、その人の身長に合った長さになる。

正面から見ると

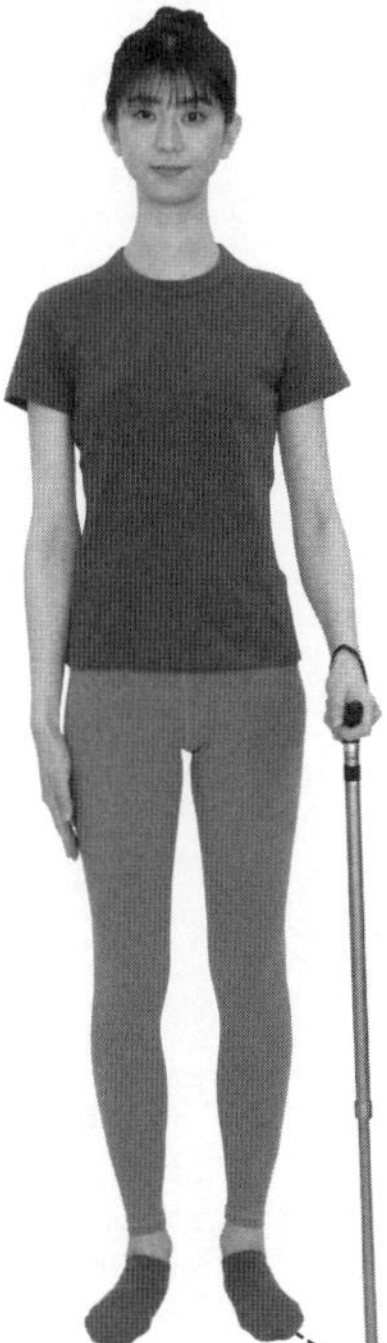

歩くときは……

足腰に症状がない側の手でもつ。

杖と症状がある側の足を同時に出す。

シルバーカートやキャリーバッグも杖の代わりに

軽量で小回りが利《き》くものがおすすめ

外出時には、杖の使用をおすすめしていますが、**杖だと不安を感じる人や、足腰の症状が楽にならない人は、代わりにシルバーカートを押しながら歩くのもよいでしょう。**イスの機能がついたタイプを選べば、歩いていて痛みやしびれが出たときに、カートに座って休憩することができるので、脊柱管狭窄症の人には便利です。

シルバーカートは、安全基準をクリアした品質の確かなものを選びましょう。

使いやすいのは、腰を少し曲げて立ったときに、楽な位置にハンドルがあるものです。日常的に使うものですから、できるだけ軽量で車輪も小回りがきいて、扱いやすいものが理想です。

見た目などを気にして、杖もシルバーカートも使いたくないという人には、車輪のついたキャリーバッグをおすすめします。手で押しながら歩けば、杖の代わりになります。大きいサイズだと、邪魔になったり、重くて使いづらかったりするので、小型のタイプを選ぶとよいでしょう。

また、スーパーなどで買い物をする際には、必ずお店のカートを利用しましょう。カートを利用すれば、重いカゴをもたずに済みますし、**自然と腰をまるめながら歩くことができるので、神経の圧迫を軽減させられます。**

腰をまるめながら歩ける便利な道具

シルバーカート

ハンドルにつかまるようにして、腰をまるめながら歩く。

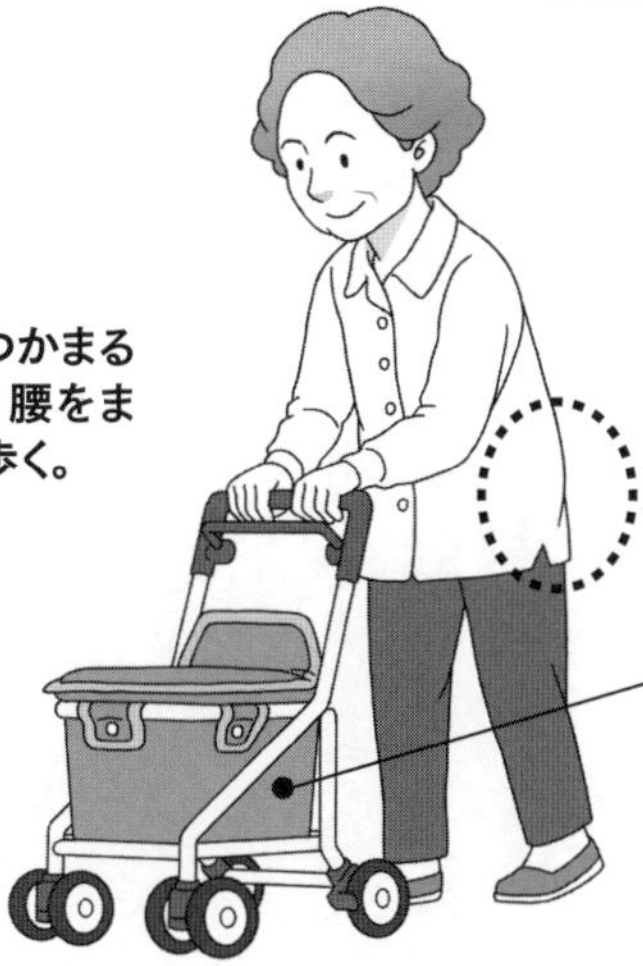

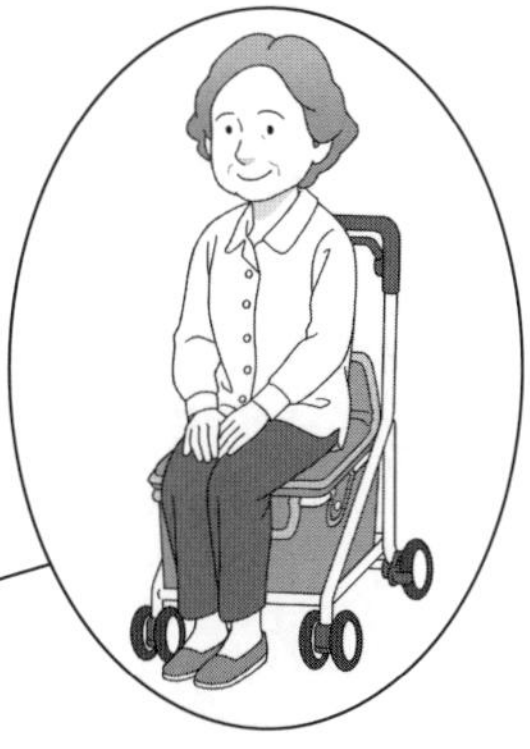

イス機能がついているタイプなら、座って休むこともできる。

キャリーバッグ

ハンドルにつかまって腰をまるめながら歩く。

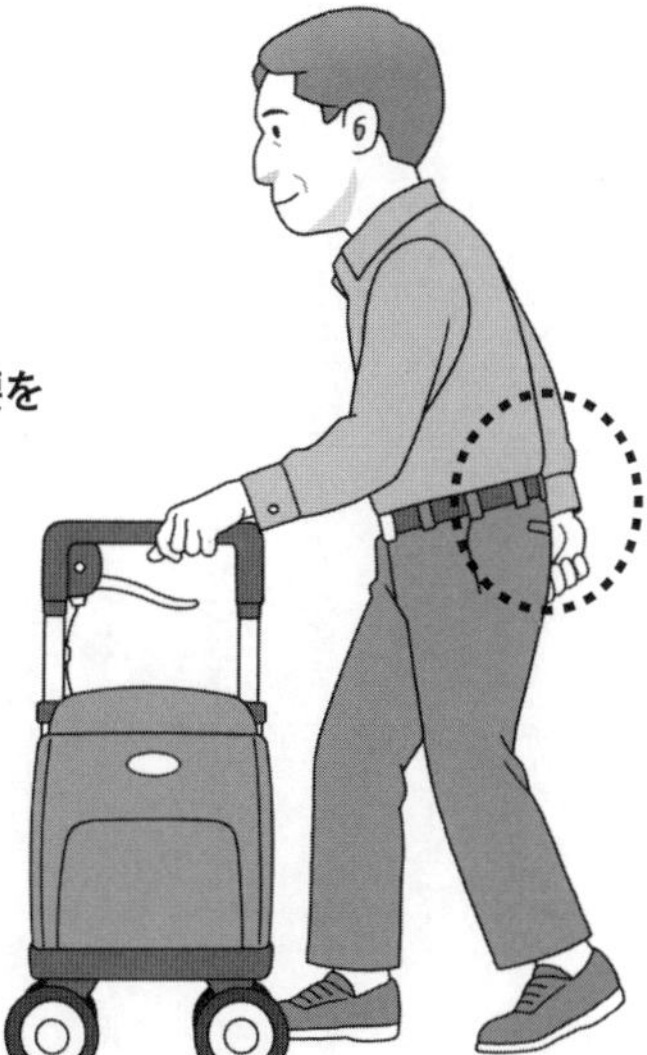

小股でちょこちょこ歩いて、症状が出る前に早めに休憩を

外出先ではゆとりをもって行動

１０２ページで述べたとおり、歩き方は小股でちょこちょこ歩くのが基本です。**大股で歩くと神経が引っ張られて痛みが出やすいので避けましょう。**

また、歩行時間にも気をつけてください。たとえば、20分歩くと間欠跛行《かんけつはこう》（20ページ参照）が出る人なら10分ごとに休憩をはさむ、といったように決めて、痛みやしびれが出てからではなく、無理をせず早めに、こまめに休憩をとるのが鉄則です。

外出先でイスやベンチを見かけたら、痛みやしびれがなくてもひとまず休憩しましょう。背もたれに寄りかかって、肩の力を抜いて、腰を若干まるめるような姿勢で座ります。イスがない場合は、壁にもたれたり、ガードレールに腰かけたり、その場でしゃがんだり、１１２ページで紹介する「腰まるめ休憩ポーズ」をとりましょう。

また、よく出かける場所なら、イスがどこにあるかを把握しておくことをおすすめします。痛みやしびれが出る前に座って休みましょう。

たとえば、歩いてスーパーへ買い物に行く人なら、途中の公園のベンチに座ってひと休み、スーパーに着いたらまずイスに座り、買い物が終わったら帰る前にもう一度座り、帰り道の公園のベン

チでも休むというように、意識的に休憩をはさんでください。

発症前の時間感覚を一度リセットして、休憩時間を見込んで余裕をもって行動してください。焦って無理やがまんをして、痛みやしびれが出るまで長く歩くのは禁物です。

脊柱管狭窄症の症状に対して、がまんや頑張りは神経を傷つけてしまう悪い習慣でしかありません。歩き方、時間の使い方、ともに意識を変えましょう。

外出時の歩き方

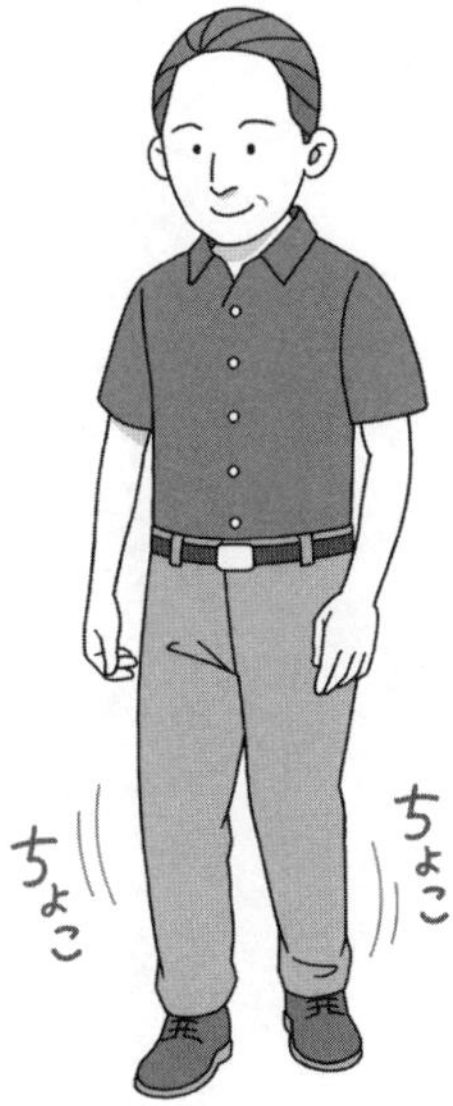

ちょこちょこ歩き

小股でちょこちょこ歩いて、なるべく痛みやしびれを出さないようにする。

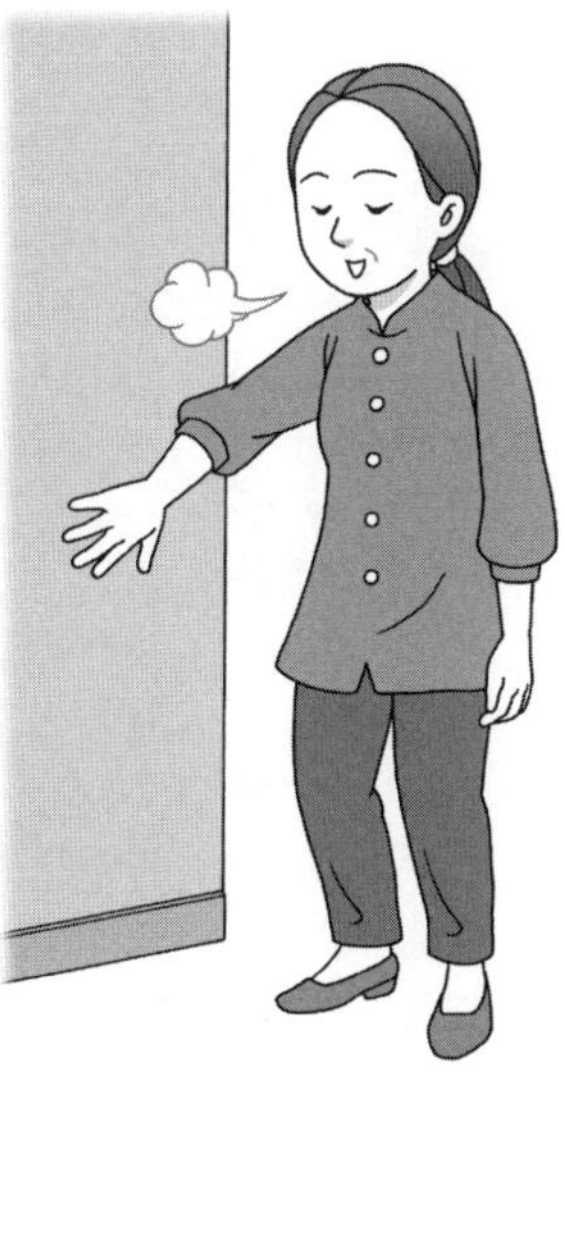

細切れ歩き

痛みが出る前に立ち止まって、壁に手をついたり、もたれたり、イスに座るなどして一息つく。これをこまめに行う。

外出先でもできる「腰まるめ休憩ポーズ」で腰のケアを

その場で症状をやわらげる工夫

立っているだけ、歩いているだけにもかかわらず、痛みやしびれが出てしまうのが脊柱管狭窄症です。日常的な姿勢や動作ですが、どちらも神経が圧迫されたり、引っ張られたりすることが原因になり、症状が出てしまうのです。

もっとも大切なのは、足の痛みやしびれが出る前に休むことです。

適宜、座ったり、しゃがんだりするのもいいのですが、どこでも場所を選ばずにできる「腰まるめ休憩ポーズ」を覚えておくことをおすすめします。このポーズをすることで、脊柱管が広がり神経が早く回復します。あいにく外出先で痛みやしびれが出てしまった場合も、症状がやわらぐまで「腰まるめ休憩ポーズ」を行いましょう。**街のなかで腰かけるイスがない場合でも行えるので、困ったときの助けになるでしょう。**

周りに人が大勢いて、恥ずかしくてできないときは、壁や電柱などに手をあてて腰をまるめて前かがみの姿勢をとる、あるいは壁に寄りかかって立つのもいいと思います。それも恥ずかしいという人は、靴ひもを結ぶふりをしてしゃがんで休みましょう。とはいえ、痛みやしびれは神経が悲鳴をあげているサインなので、人目を気にしすぎず、しっかりいたわることが肝要です。

腰まるめ休憩ポーズ

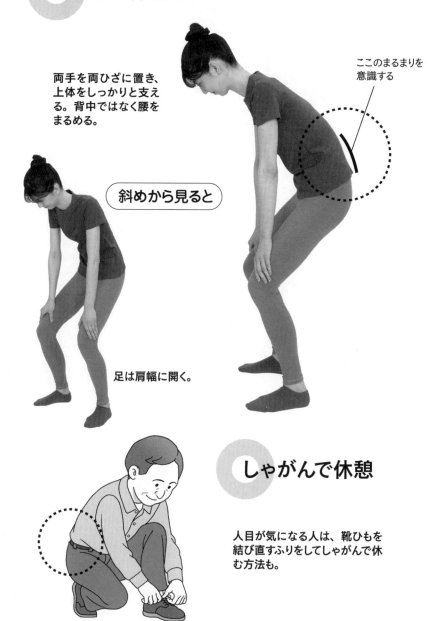

両手を両ひざに置き、上体をしっかりと支える。背中ではなく腰をまるめる。

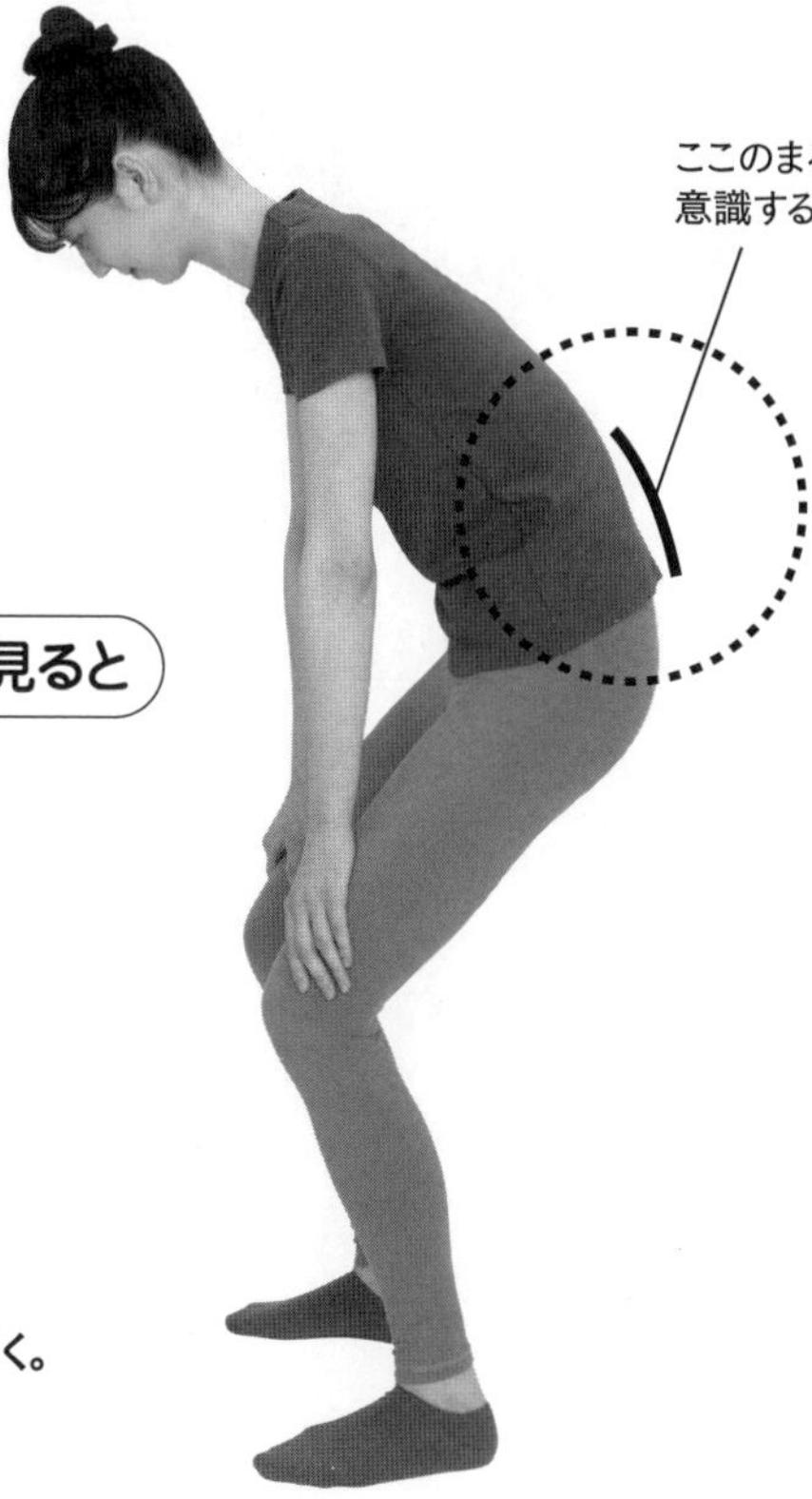

ここのまるまりを意識する

斜めから見ると

足は肩幅に開く。

しゃがんで休憩

人目が気になる人は、靴ひもを結び直すふりをしてしゃがんで休む方法も。

運動や入浴、質のいい睡眠がストレス解消にもつながる

気持ちの落ち込みにも要注意

脊柱管狭窄症の人は、うつ的な症状が見られることが少なくありません。その理由は簡単には言い切れませんが、痛みやしびれの苦痛そのものや、症状のために外出を控えて活動性が低下することが大きく関係していると考えられます。

気分をリフレッシュさせて、ストレスを発散するには運動が有効です。

人間は年を重ねてくると筋肉の量が減り、筋力も当然落ちてきます。それに加えて、脊柱管狭窄症になって思うように外出できなくなれば、よりいっそう筋肉量も筋力も低下してしまいます。こうした負の連鎖を断ち切ることが肝要です。

とくに、**筋肉を鍛えながら、全身の運動能力を維持するためには、有酸素運動を取り入れることをおすすめします。**脊柱管狭窄症の人には、ジョギングやウォーキングは不向きですが、自転車こぎはおすすめです（屋内でできるエアロバイクでもＯＫ）。

また、温水プールで水中ウォークキングを行うのもいいでしょう。可能なら、その際は後ろ向きに歩くのがおすすめです。水中では浮力がかかり、後ろ歩きのほうが、太ももに自然に力を入れやすいからです。陸上では歩くと痛みやしびれが出る方でも、浮力があれば足腰への負担が軽くなり、

運動や入浴の工夫

症状を出さずに歩けます。

そのほか、**心身をほぐす方法としては入浴も有効です。ゆったり湯船につかって脊柱管を広げましょう。**両手でひざを抱えるような姿勢で、腰をまるめます。この際、足はしっかり底につけて、湯船内で体をすべらせないように注意してください。体を洗う際は、腰に負担をかけないよう、座って行いましょう。

なお、寝方については次項から詳しく紹介しますが、睡眠の質を高めることも大切です。

水中ウォーキング

水中は浮力によって腰への負担は軽くなるが、水の抵抗で筋肉が鍛えられる。

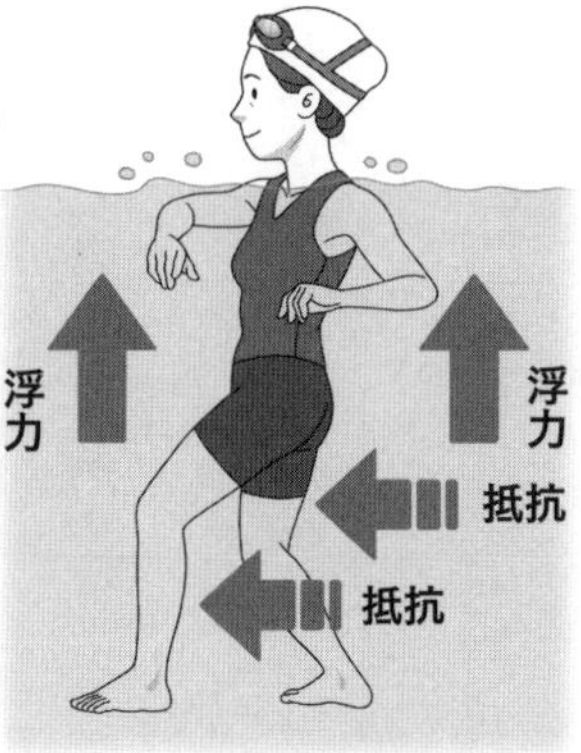

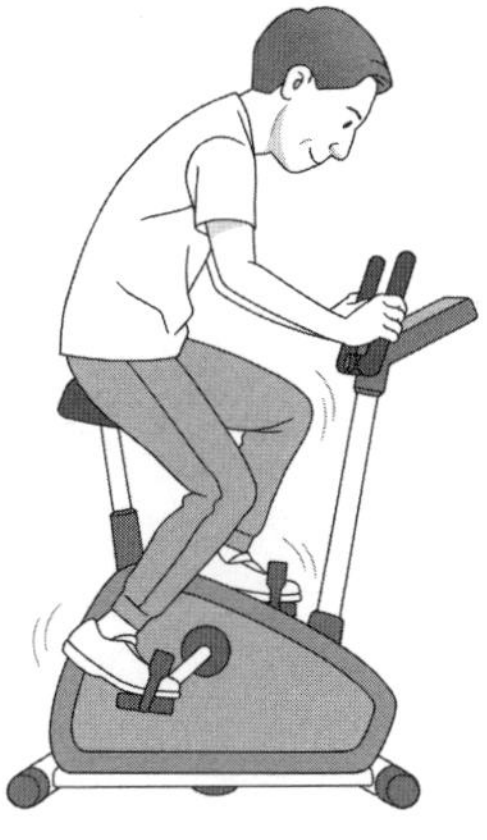

自転車

自転車をこぐ姿勢は自然と腰がまるまり脊柱管が広がる。室内でも自転車こぎができるエアロバイクも○。

入浴中のひざ抱え体操

入浴中に両手でひざを抱えてひざ抱え体操をする。

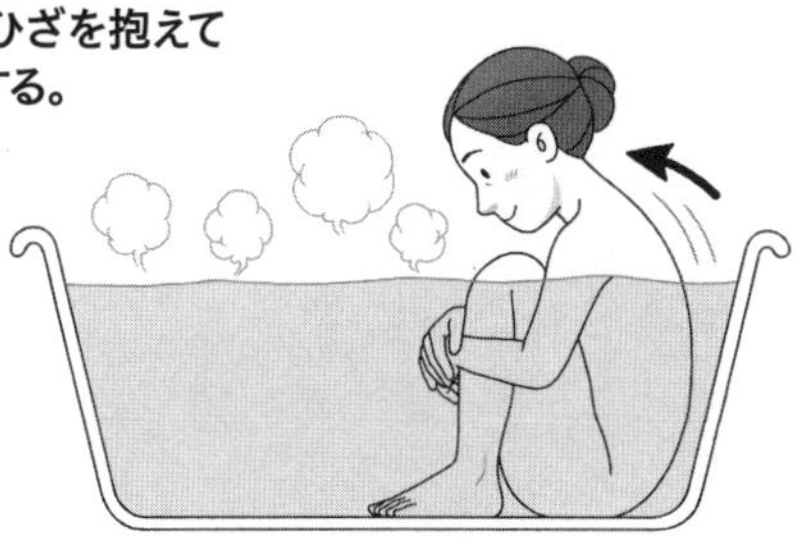

マットレス、枕、クッションを使って痛みやしびれが出ない姿勢で寝る

安眠が生活の質の向上につながる

寝具選びも大切です。脊柱管狭窄症の人には低反発のマットレスがおすすめです。体の形に合わせて沈むべきところはしっかり沈むので、背骨のS字カーブをキープでき、寝姿勢によって脊柱管が狭まることを防ぎます。**かたいマットレスややわらかすぎるマットレスは、どちらも背骨がたわんだり、たわまなかったりして脊柱管を狭めてしまうことがあります。**

また、脊柱管狭窄症の人には高めの枕が向いています。とくに高齢者は背中がまるまって頭が前に出やすくなるため、あお向けで寝るときは、枕が高いほうが腰への影響を避けられます。枕が低いと背中が伸びて腰椎が反りやすくなります。

そして、脊柱管に負担をかけない寝姿勢を身につけることも不可欠です。基本はあお向けか横向きです。体の状態や体型には個人差がありますから症状が出ない姿勢を自分で工夫していくことも大切です。なお、うつぶせ寝は、腰が反って脊柱管を狭めるので避けましょう。

あお向けでしびれを感じる人は、ひざの下にクッションなどを入れて寝ると楽になります。**あお向けだと腰が反って症状が出やすいので、クッションなどをかませて、ひざを立てた姿勢をつくることで、自然と腰がまるまります。**

腰に負担をかけないマットレス

OK

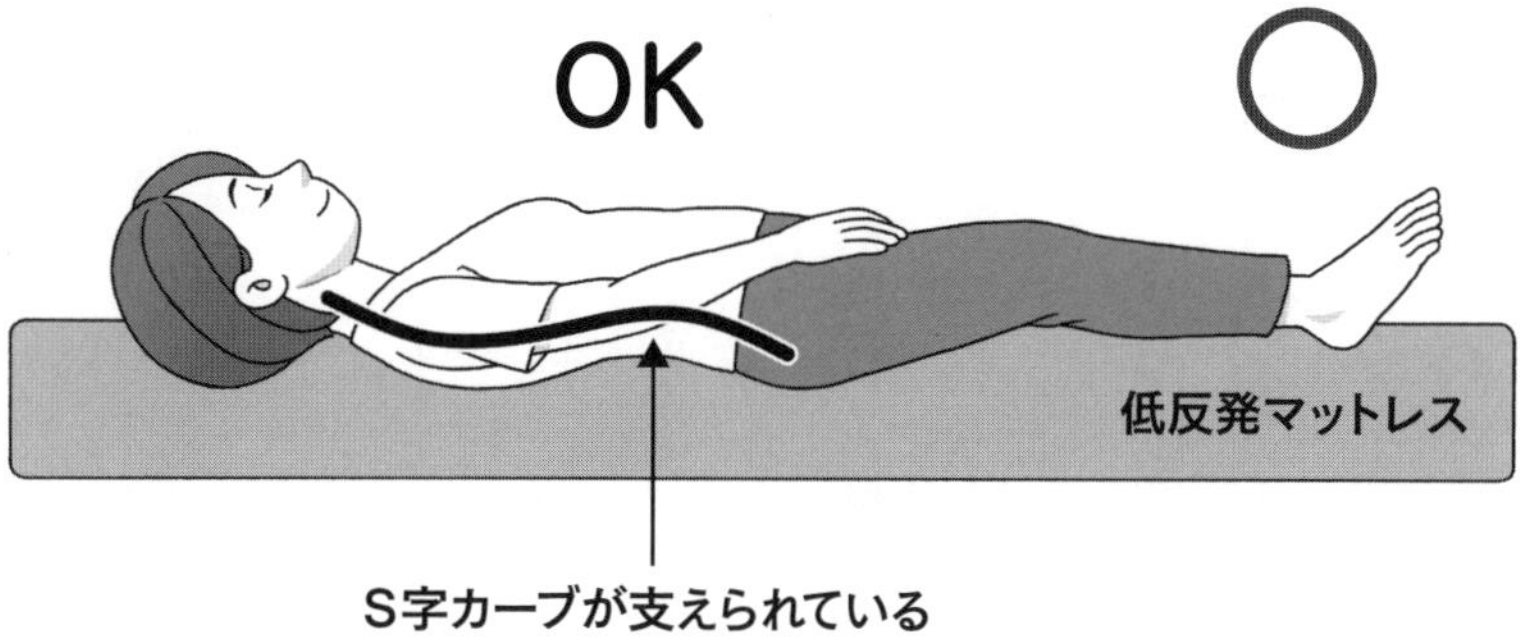

S字カーブが支えられている

NG

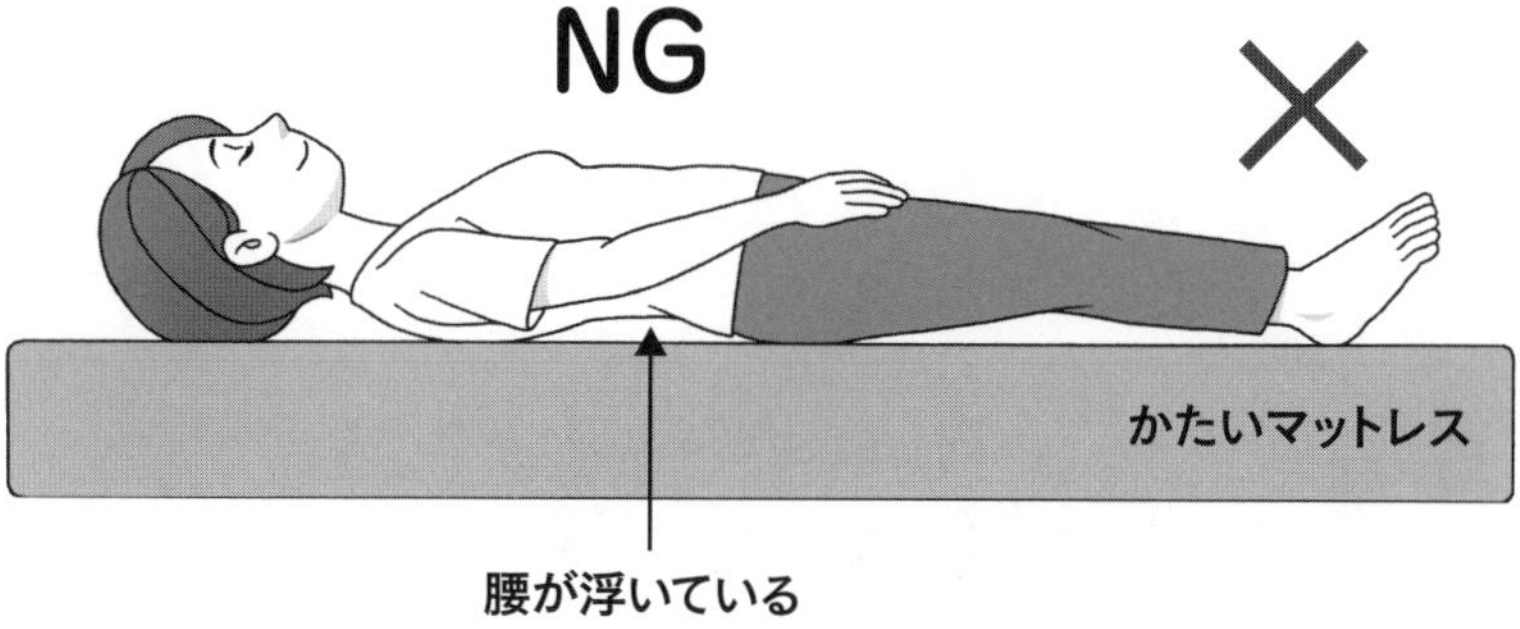

腰が浮いている

あお向けのときの負担を軽減させる寝方

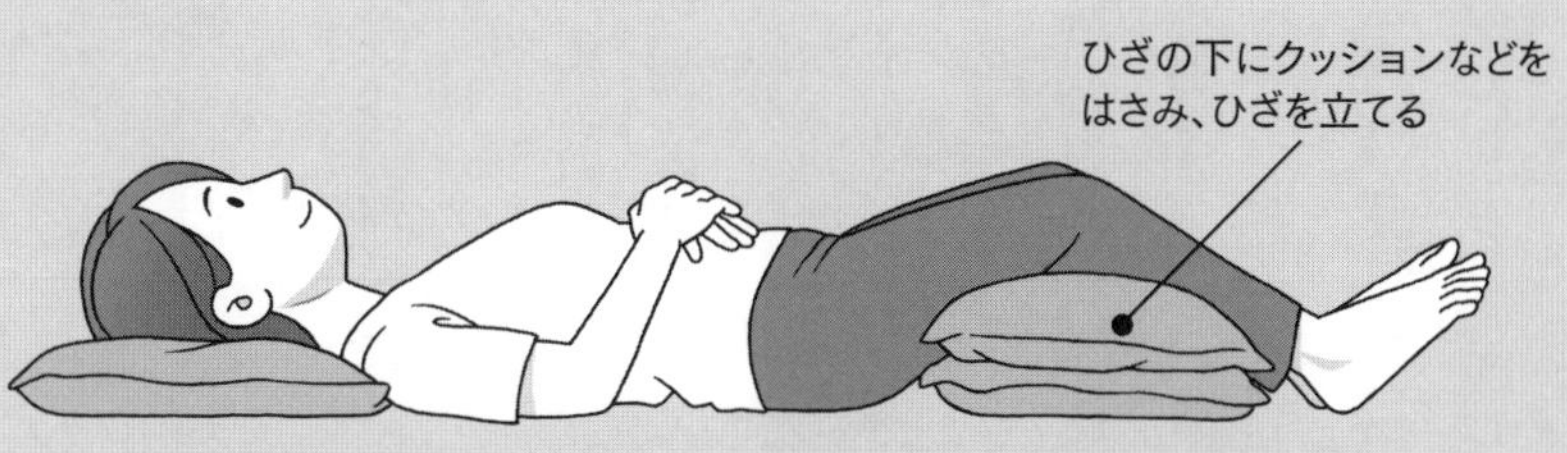

あお向けの姿勢で横になったさいにしびれや痛みが出る人は、ひざ下にクッションなどをはさみ、ひざを立てるような姿勢にすると、腰への負担が軽減する。

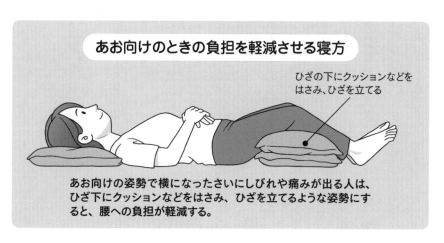

横向き寝がつらいならタオルを利用するのがおすすめ

自分の体型に合わせてタオルを調整

片側の足に痛みやしびれがある人が横向きに寝る場合、通常は症状のある側を上にして寝ると、痛みやしびれが出にくいものです。

それでも痛みやしびれが出てしまうときは、ウエストのくびれの部分に、折りたたんだタオルを敷くと、楽に寝やすくなります。**横向きに寝ると腰椎《ようつい》が床のほうにカーブを描くため、そのカーブがゆるやかになるように、タオルで支えてあげるイメージです。**最適なタオルの厚さは、自分がいちばん楽に感じる厚さと考えていいでしょう。ウエストのくびれ具合は、人それぞれなので、自分の体型に合わせて、タオルの厚さをいろいろ試しながら調節してください。

なお、折りたたんだままのタオルは、寝返りをうったときなどにズレてしまいます。ズレ防止のためには、タオルをシーツの下に入れたり、腹巻をしてタオルをウエストのくびれの部分にあてて固定したりする工夫が必要です。

また、これと合わせて、両ひざの間にクッションをはさむと神経への刺激が減って症状を出にくくすることができます。

睡眠中の姿勢が悪ければ、長時間にわたって神経をいじめていることになります。腰にとって**よい寝姿勢を身につけましょう。**

横向きの姿勢で休むときのコツ

痛みやしびれなどの症状がある側の足を上にして寝る。

神経が圧迫されないように、ウエストのくびれの部分の下にタオルを入れて、背骨のカーブをゆるやかにする。

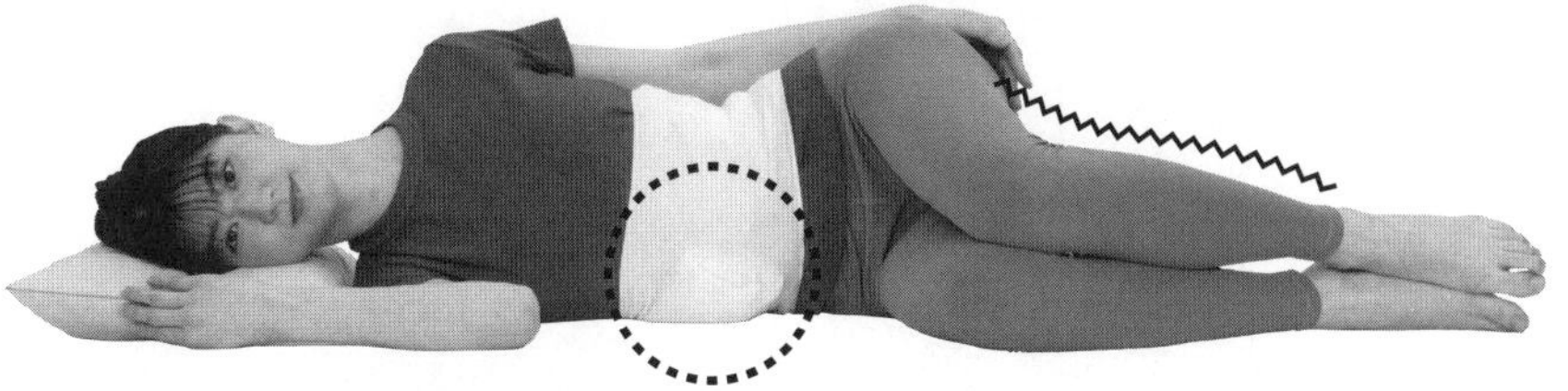

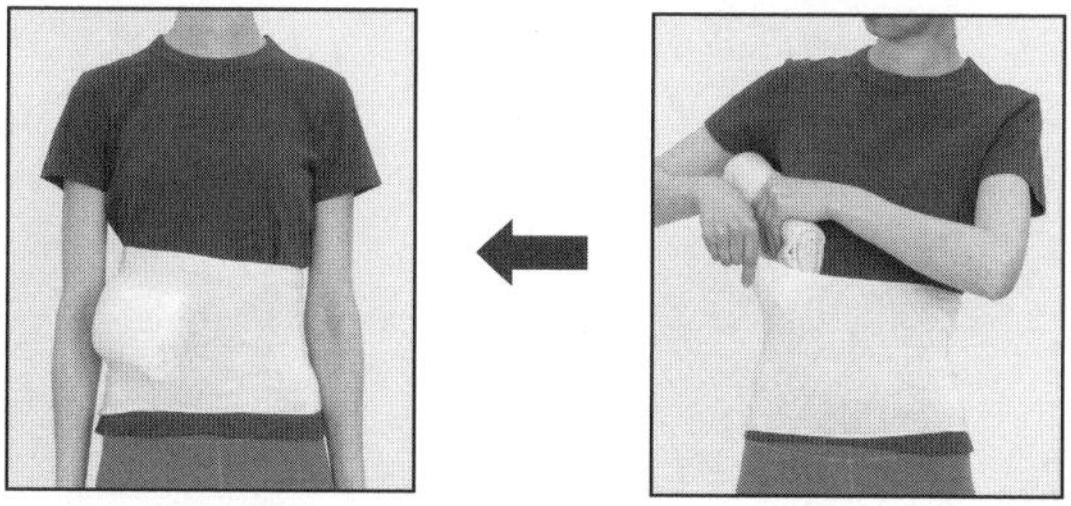

タオルを固定するため、腹巻きを使う。下にくる側のウエストのくびれ部分にタオルを入れる。寝返りに備えて両側に入れてもOK。

クッションを使う方法も…

両ひざを軽く曲げて間にクッションをはさみ、若干腰をまるめる姿勢をとれば、足腰の神経への刺激をやわらげられる。

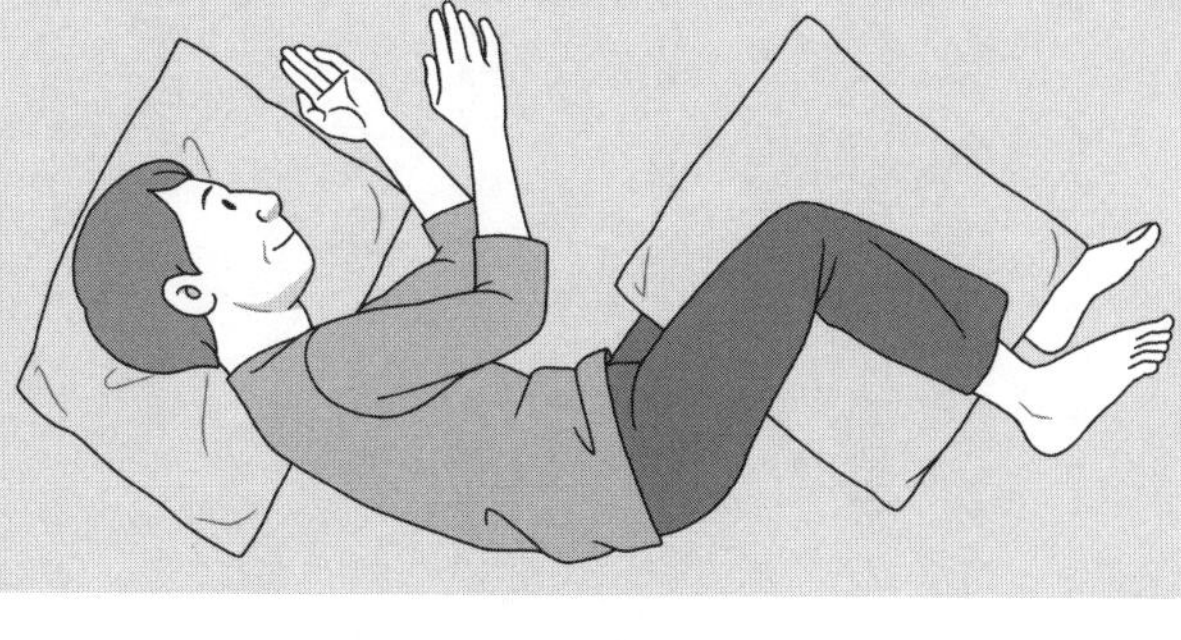

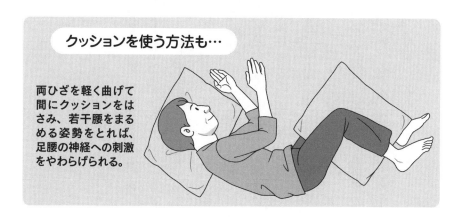

痛みやしびれを出さずに寝返りをうつコツを覚える

腰をねじらないように注意

脊柱管狭窄症の人にとっては、寝返り1つとっても大きな不安がつきまといます。ふと無意識に寝返りをうった際に、痛みやしびれを感じた経験のある人は多いでしょう。

寝返りをうつ動作で痛みやしびれを起こさないためには、腰をねじらないことが肝心です。

腰は、胸郭《きょうかく》と骨盤の間に位置していて、胸郭と骨盤がバラバラに動くと腰がねじれてしまいますので工夫が必要です。

たとえば、あお向けから寝返りをうつなら、

❶ひざを立て、胸の前で腕を組みます。

❷ねじれを防ぐために腹筋に力を入れ、肩・胸・腰・骨盤・足を1つのかたまりと思っていっしょに回し、ゆっくりと横向きになります。

なお、横向きからあお向けになるときは、この逆のプロセスになります。まず、横向きに寝ている状態から、ねじれを防ぐために腹筋に力を入れ、肩・胸・腰・骨盤・足を1つのかたまりと思っていっしょに回し、ゆっくりとあお向けになっていきます。

就寝時、ずっと同じ姿勢でいると、体の特定の部位に負担がかかり続けるため、痛みやしびれが出やすくなります。布団《ふとん》のなかで意識のあるときは、この方法で寝返りをうつようにしましょう。

腰に負担をかけない寝返りのし方

1 ひざを立て、腕を胸の前で組み、肩、胸、腰、骨盤、足をコンパクトにまとめる。

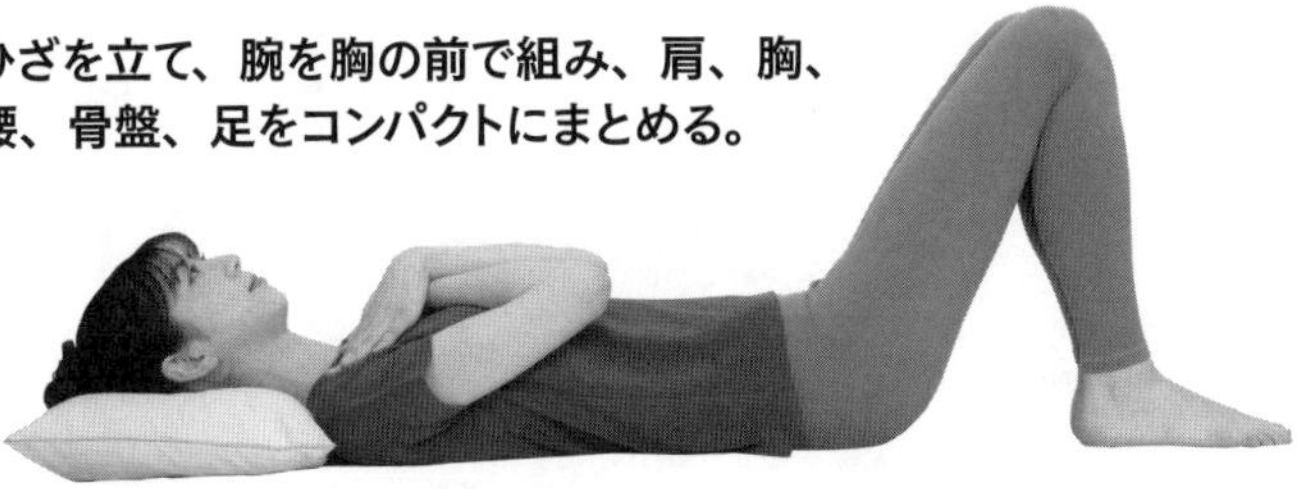

2 腰がねじれないよう、腹筋に力を入れて肩、胸、腰、骨盤、足をひとかたまりにしていっしょに回す。板をひっくり返すようなイメージ。

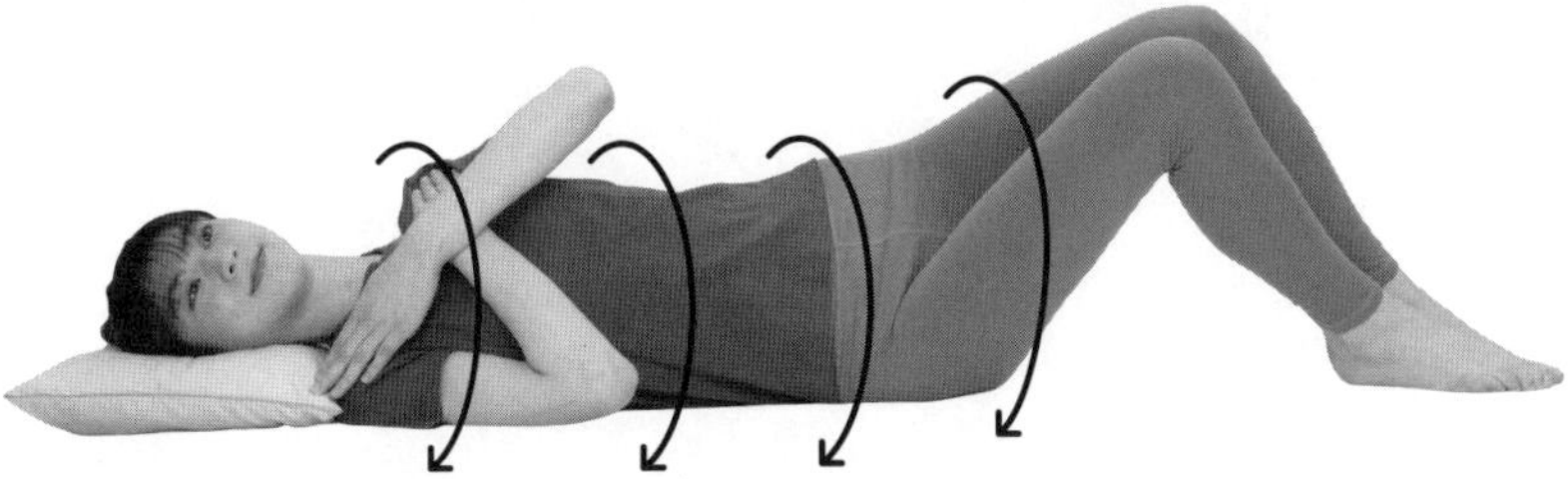

3 2の姿勢をくずさずに、ゆっくりと横向きになる。横向きからあお向けになる場合は、1～3の順序を逆に行う。

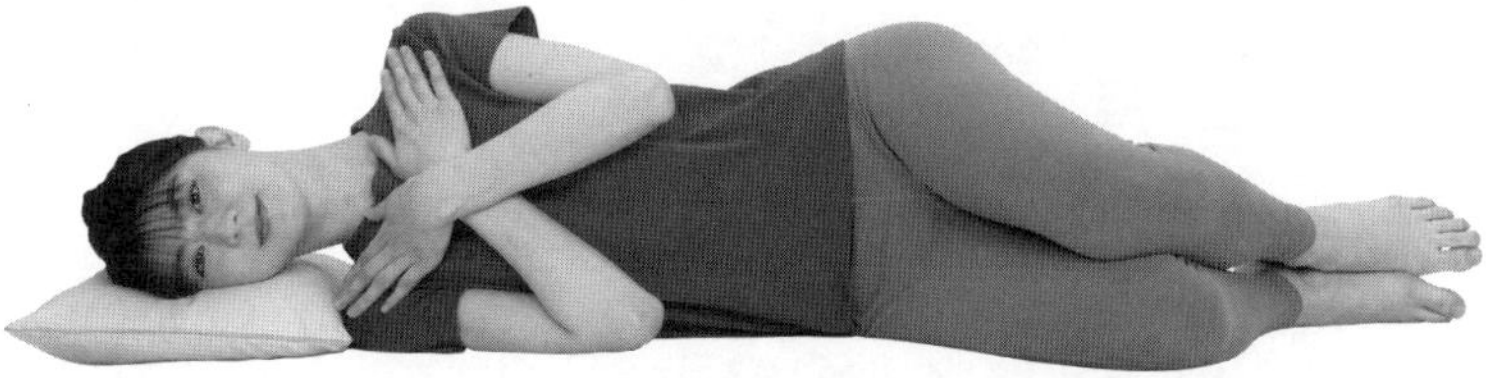

NG

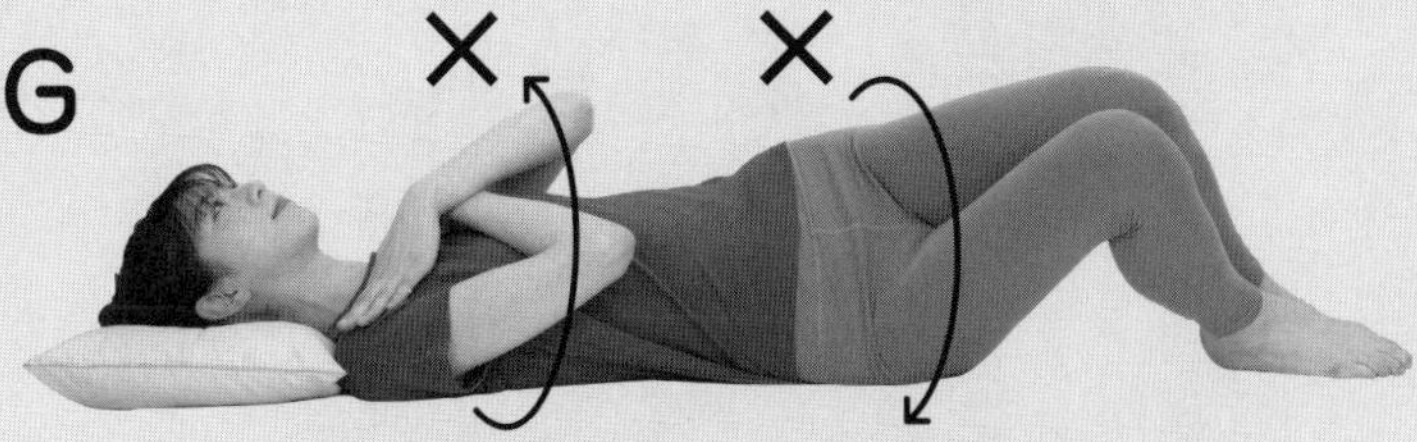

上半身と下半身がねじれると痛みの原因に！

起床時はあお向けからではなく、横向きになってから体を起こす

腹筋を使って腰をねじらず起きる

脊柱管狭窄症の人は、寝ている姿勢から起き上がるときに、痛みやしびれが出てしまうことがあります。とくに、**あお向けの状態からまっすぐ上体を起こすと、腰に大きな負担がかかって痛めてしまう恐れがあるので気をつけてください。**

布団の場合は以下の方法で起き上がります。

❶前項を参考にして腰をねじらないように気をつけながら、横向きの姿勢になります。

❷ひざと股関節を深く折り曲げて体をコンパクトにし、床に両手と片ひじをつき、腕の力を使って上半身を起こします。

ベッドの上で起き上がる場合は、前述のやり方で上半身を起こしながら、同時に足を床に下ろします。こうすると振り子の原理で楽に起き上がることができます。このとき、**腹筋に軽く力を入れると、胸と骨盤の間にある腰をねじらずに済むので、腰への負担を軽くできます。**

ポイントは次の2点。

◎肩・胸・腰・骨盤を同時に同じ方向へ動かす

◎腹筋に軽く力を入れる

ちなみに、この2点は、かがんだり、立ち上がったり、腰かけたり、さまざまな動作にもあてはまる大事なポイントです。脊柱管狭窄症の人の動作の基本として覚えておきましょう。

腰に負担をかけない起き上がり方

1 まず横向きになり、ひざと股関節を深く折り曲げて、体をコンパクトにまとめる。

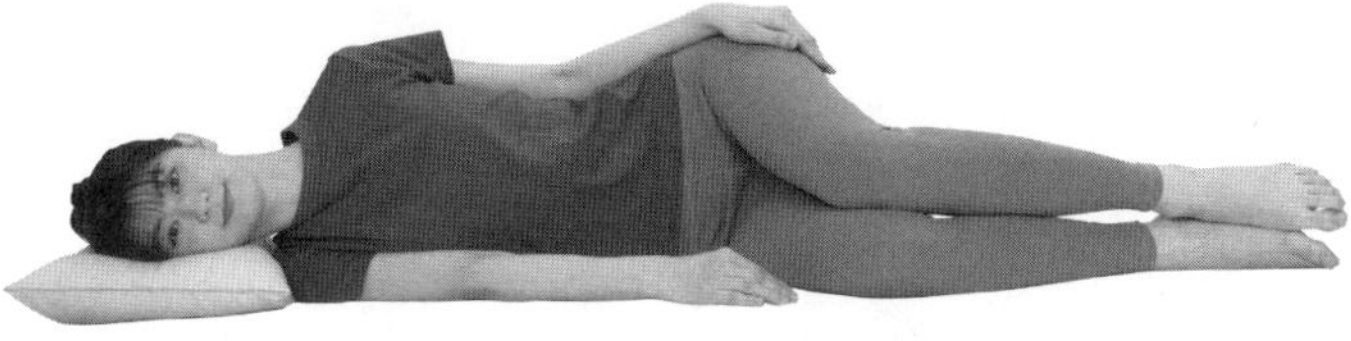

2 肩、胸、腰、骨盤をひとかたまりにして、たわませない（曲げない）ようにして、腕の力で上半身を起こす。このとき、腹筋に力を入れて背骨をまっすぐに保つ。

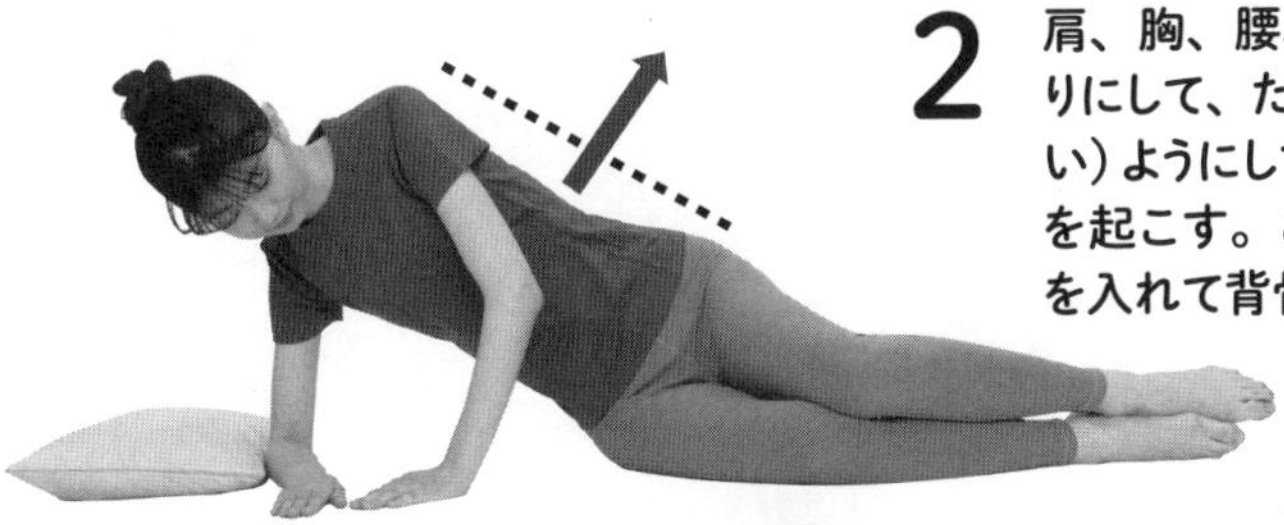

3 2の姿勢をキープしたまま、腕の力で上半身をゆっくりと起こしていく。

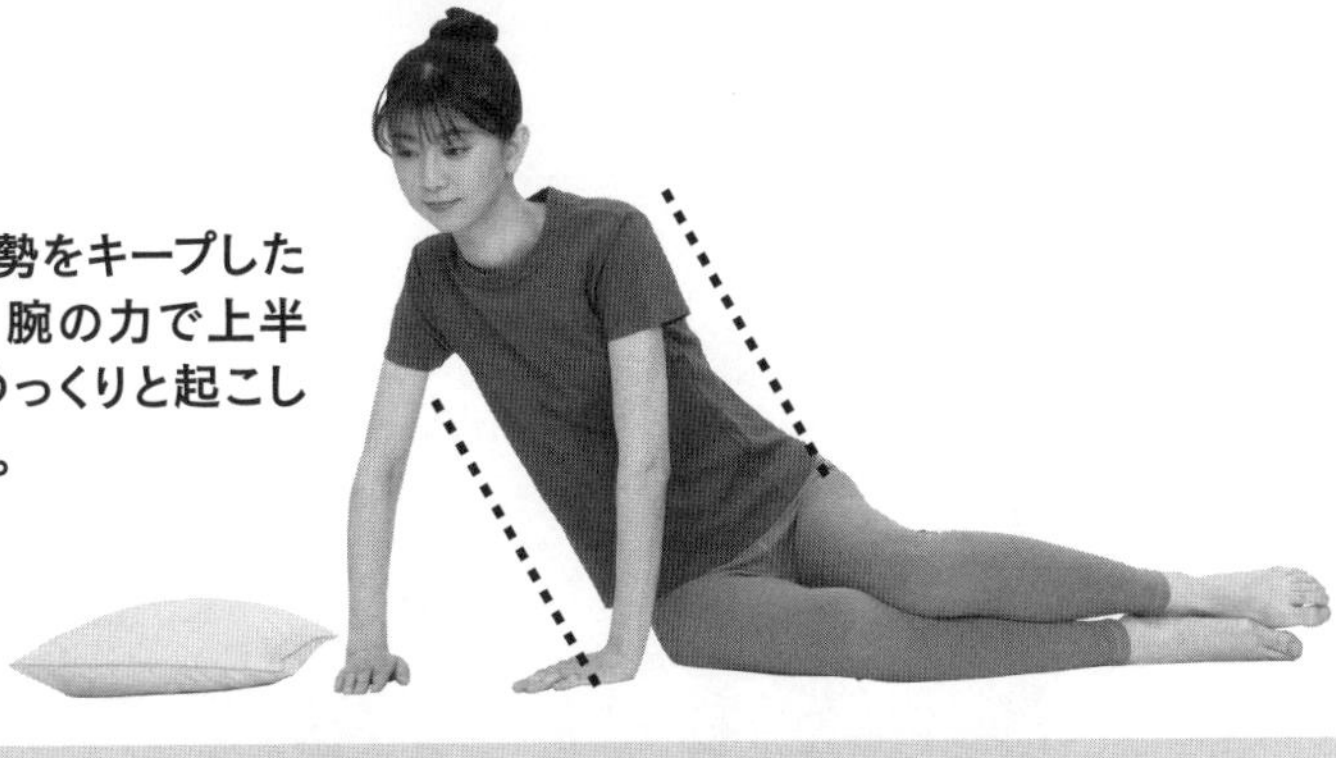

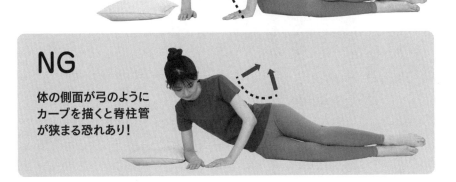

NG

体の側面が弓のようにカーブを描くと脊柱管が狭まる恐れあり！

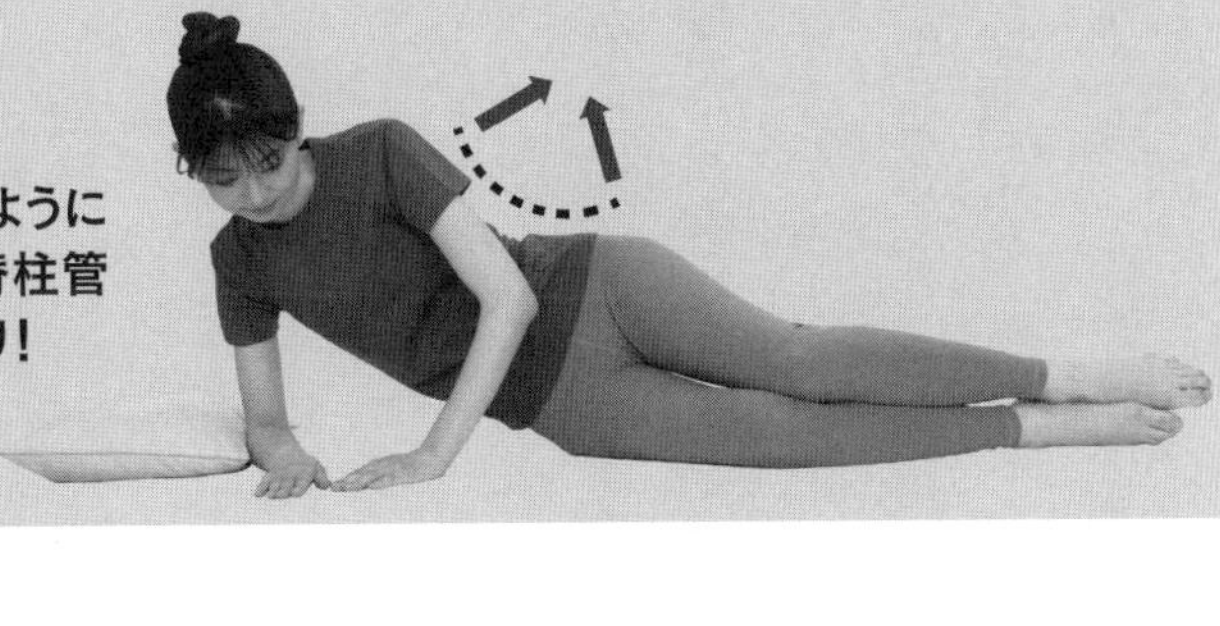

おすすめ体操

「背中伸ばし体操」で背中のこわばりを解消する

仕事の合間にこまめに実践

長時間同じ姿勢で座っていたり、立って作業を続けていたりすると、背中がまるまってしまい、背中がかたくなる傾向があります。そこで、脊柱管狭窄症の人でも比較的安全に行える体操を紹介します。**どちらも腰をあまり反らさずに、背中をしっかり伸ばすことを意識する点がポイントです。**

次ページのように、イスに座って背中を伸ばす方法（パターンA）と、立って背中を伸ばす方法（パターンB）がありますので、試してみて楽にできるほうを選びましょう。

パターンAは、イスに腰かけて、ひじから先の両腕をテーブルの上について背中を伸ばし、この状態を1分間キープします。

パターンBは、イスの背もたれなどに手を置いて、上半身を前に倒して背中を伸ばし、同じく1分間キープします。

パターンBのほうがパターンAよりしっかり背中を伸ばすことができますが、腰への負担が大きくなるので、足腰の痛みやしびれを感じる場合は中止しましょう。

この体操により、背骨の動きがよくなって背骨全体のバランスが整いやすくなります。そして、上半身や腰の筋肉の緊張がゆるみ、脊柱管の狭窄の緩和につながります。

背中伸ばし体操

パターンA イスに座って背中を伸ばす

テーブルに腕を置いて背中を伸ばす

イスに腰かけて、テーブルにひじから先の両腕をついて背中を伸ばす。この状態を1分間キープする。

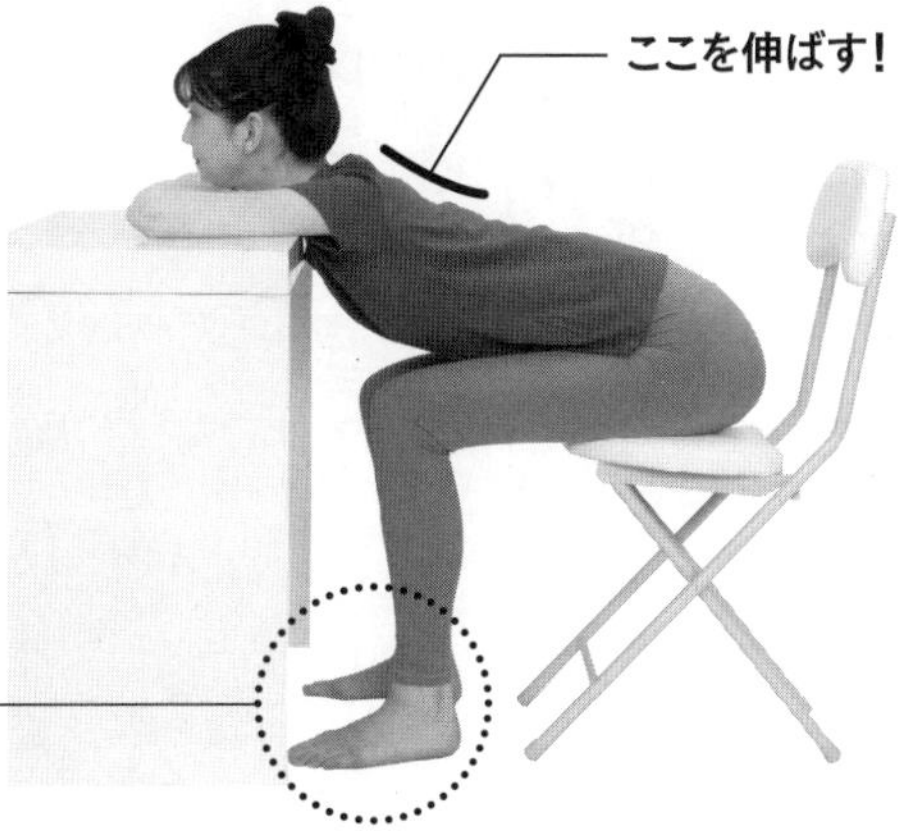
足は少しだけ開くとやりやすい

パターンB 立って背中を伸ばす

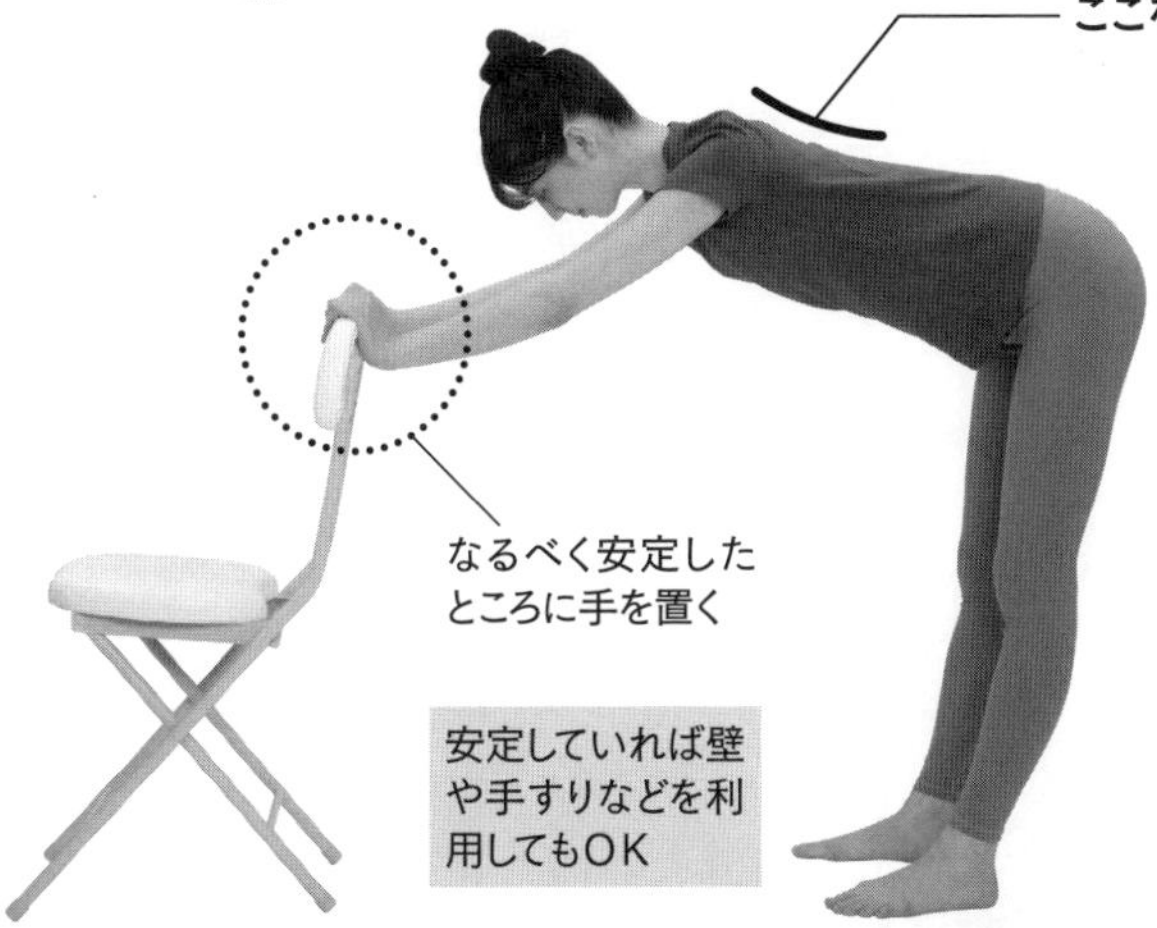
ここを伸ばす！
なるべく安定したところに手を置く
安定していれば壁や手すりなどを利用してもOK

上半身を前に出して背中を伸ばす

イスの背もたれなどに手を置き、上半身を前に倒して背中を伸ばす。この状態を1分間キープする。

POINT

- 腰を反らすのではなく、背中を伸ばすことを意識する
- パターンBのほうが、しっかり背中を伸ばすことができるが、腰への負担も大きくなるので、足腰に痛みやしびれを感じたら中止する

おすすめ体操

運動が難しい人でも実践しやすい「足上げ体操」で足腰を鍛える

寝たきり予防に筋力アップ

ここで紹介する「足上げ体操」は、外出や運動をしにくい脊柱管狭窄症の患者さんが、家で足腰の筋肉を手軽に鍛えることを目指しています。**この体操はあお向けでもできますが、脊柱管狭窄症の人には腰への負担が大きいので、必ずイスに座って行ってください。**

「足上げ体操」はおもに大腿四頭筋《だいたいしとうきん》や腸腰筋《ちょうようきん》の強化を目的としています。なぜなら、これらの筋肉が弱まると歩く際にふらつきやすくなるので、つまずいたり、転倒したりする原因になるからです。

高齢者の転倒は、大腿骨《だいたいこつ》などを骨折して、寝たきりになるリスクが高まります。**転倒や寝たきり防止のためにも、足腰の筋力アップを目的とした運動療法は不可欠です。**ひざへの負担も少ないので、ぜひ試してみてください。

❶イスに浅めに腰かけます。

❷片方の足のひざを伸ばしたまま、かかとを20～30センチくらいもち上げます。その際、足首は曲げた状態で行います。

❸もち上げた姿勢のまま、5～10秒間静止したあと、ゆっくり下ろします。

❹同じ足で3～5回繰り返します。

❺もう片方の足も同じように行います（＝1セット）。1日に2～3セット行うようにします。

足上げ体操

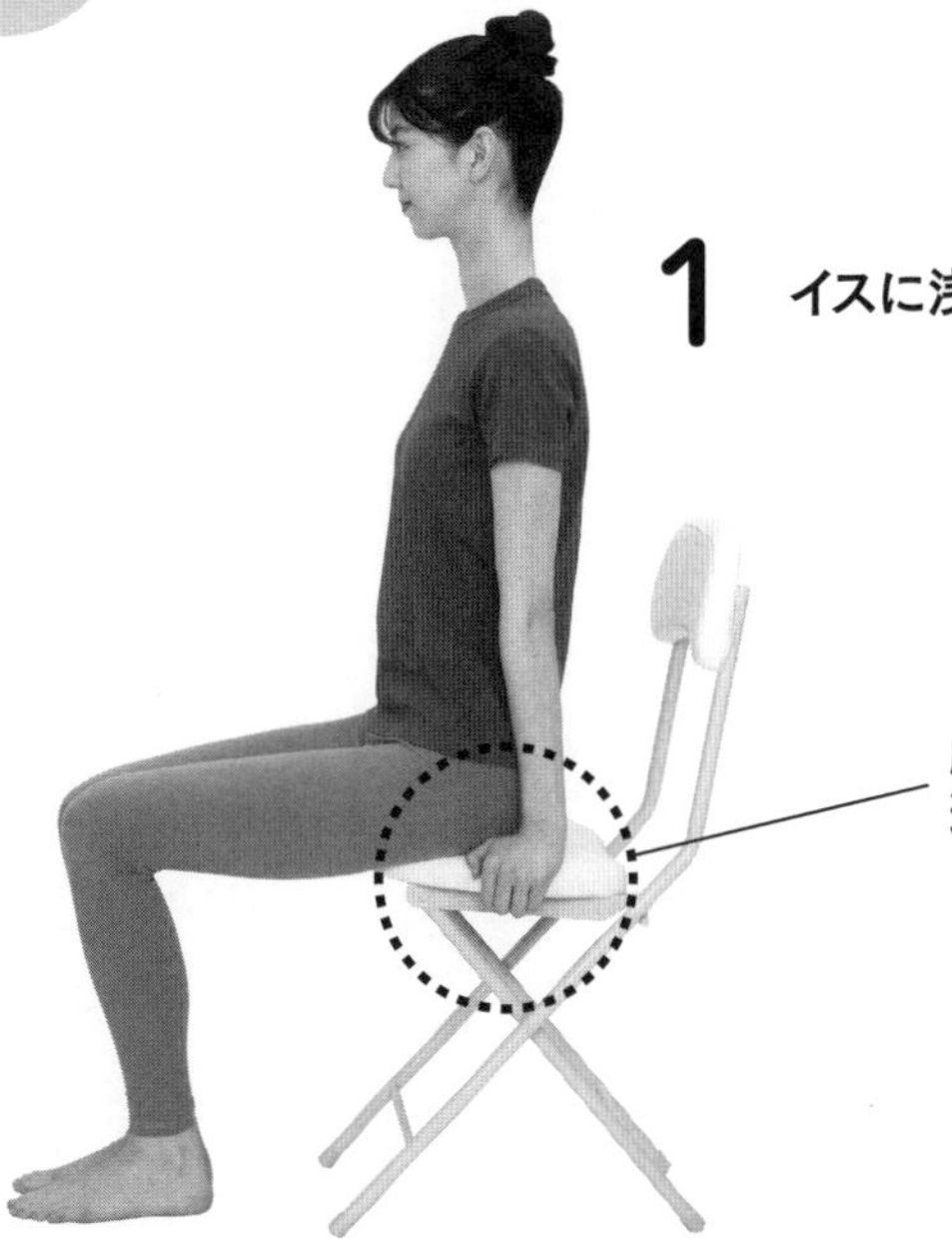
座面に手を置くと
運動しやすい

1 イスに浅めに腰かける。

2 足首は曲げたままで、20～30センチくらいもち上げる。このまま5～10秒間静止し、足を下ろす。

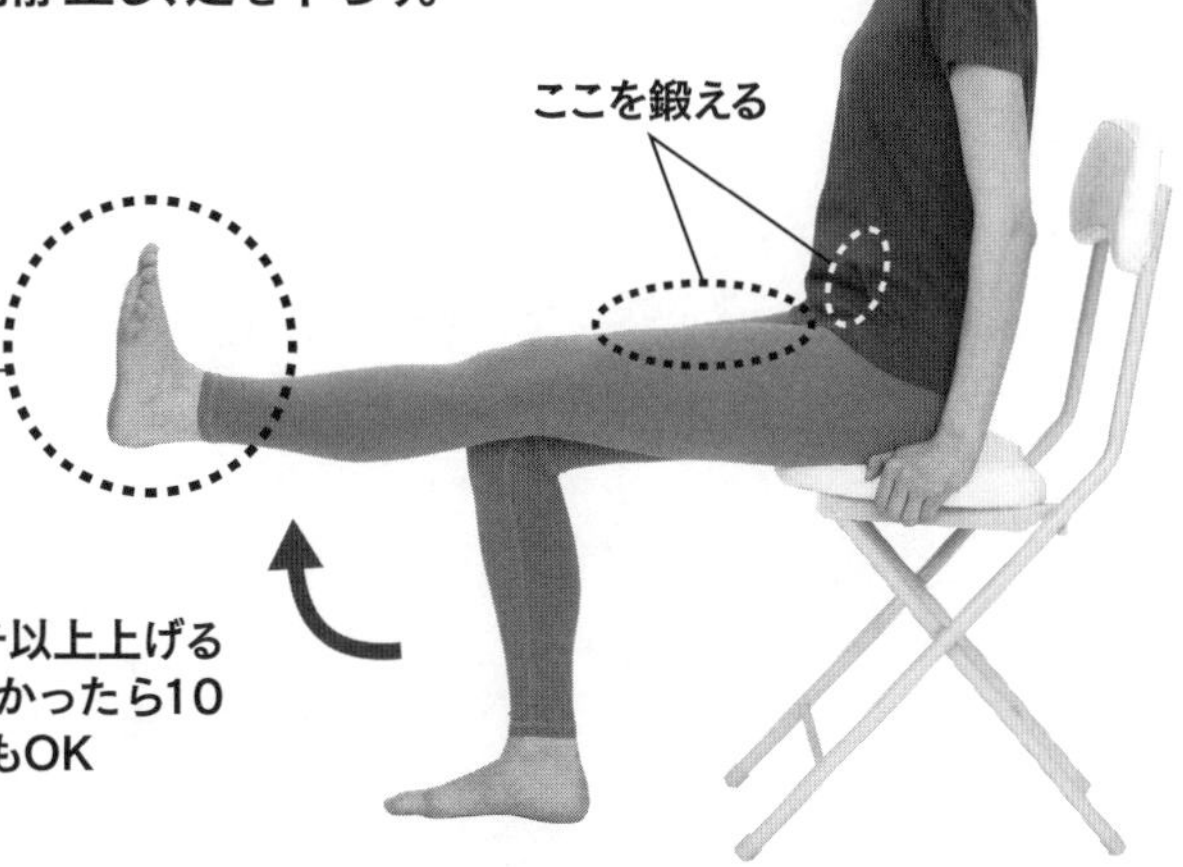
20センチ以上上げる
のがつらかったら10
センチでもOK

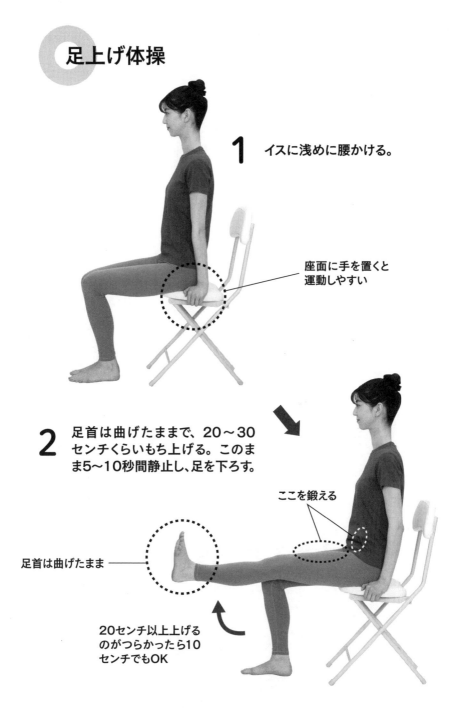

おすすめ体操

下半身を鍛えながら脊柱管を広げられる「腰まるめ屈伸体操」

できるだけ腰をまるめて行う

「腰まるめ屈伸体操」の目的は、お尻の筋肉（大《だい》臀筋《でんきん》）、太もも前面の筋肉（大腿四頭筋）、ふくらはぎの筋肉、足を上げる際に働く腹部の深いところにある腸腰筋など、歩くときに働く重要な下半身の筋肉群を広く鍛えることです。そして、**ひざを屈伸する際に腰をまるめるので、同時に脊柱管を広げる作用もあります。**

❶両足を肩幅に開いて立ち、手を骨盤にそえます。このとき、手の親指が前にくるようにします。

❷親指で骨盤を後ろに押すようにして、腰をまるめながらスクワットのようにゆっくりひざを曲げます。

❸腰を浅めに沈めた状態で、10秒間静止します。10秒が難しい人は、もっと短くてもかまいません。その後、ゆっくり立ち上がります。この動作を3回繰り返して1セットとし、1日3セットを目安に行いましょう。

この体操の1つ目のポイントは、**腰椎の下部をしっかり意識してまるめることです。腰がまっすぐなままで行うと、脊柱管が広がらないからです。**

2つ目のポイントは、ひざの曲げ方です。ひざがしらが足先より前に出てしまうと太ももの前面の筋肉への負荷が軽くなり、運動効果が減ってしまうので注意しましょう。

腰まるめ屈伸体操

1 足は肩幅に開き、親指が前にくるように骨盤に手をそえる。

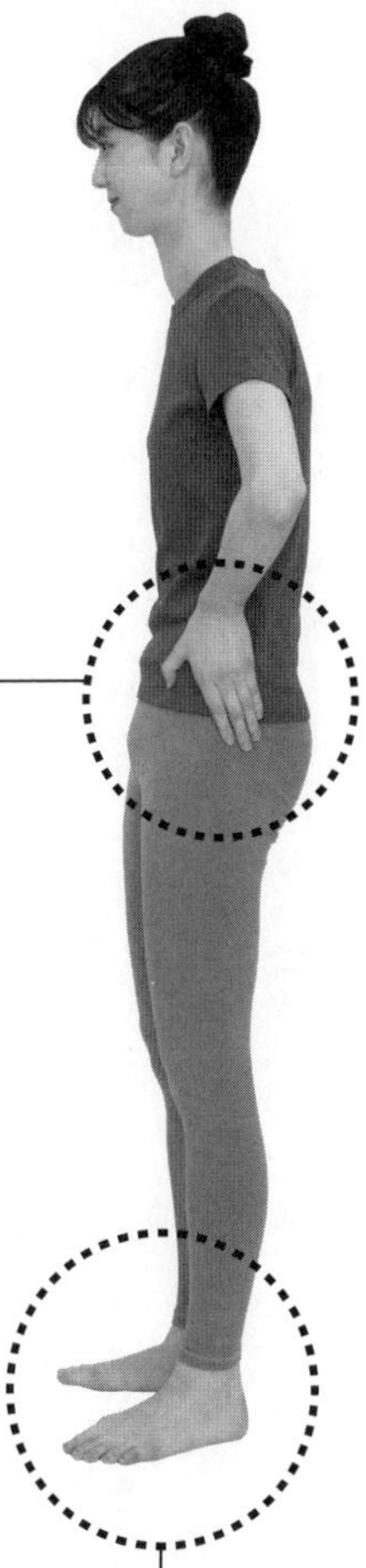

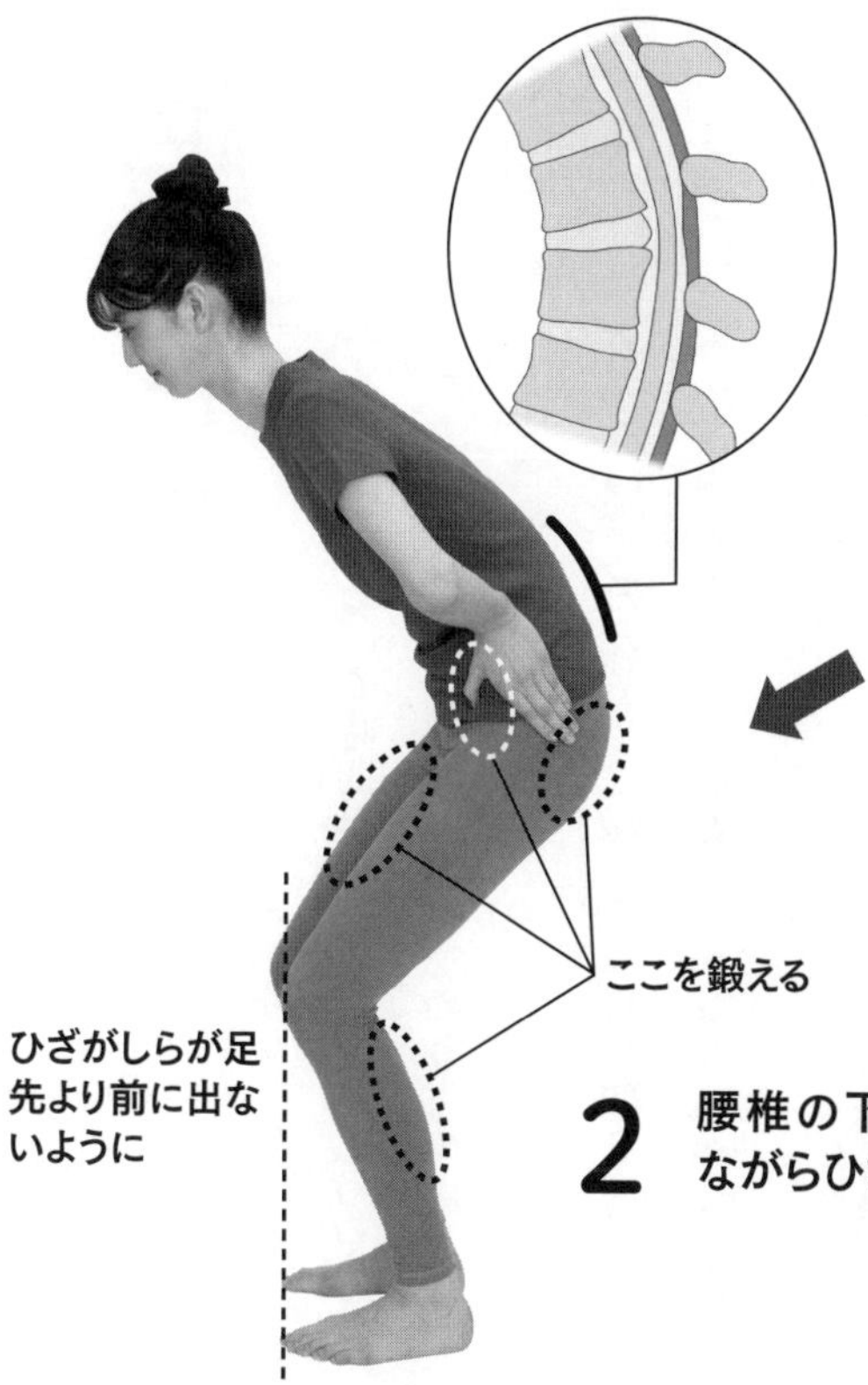

2 腰椎の下部をまるめながらひざを曲げる。

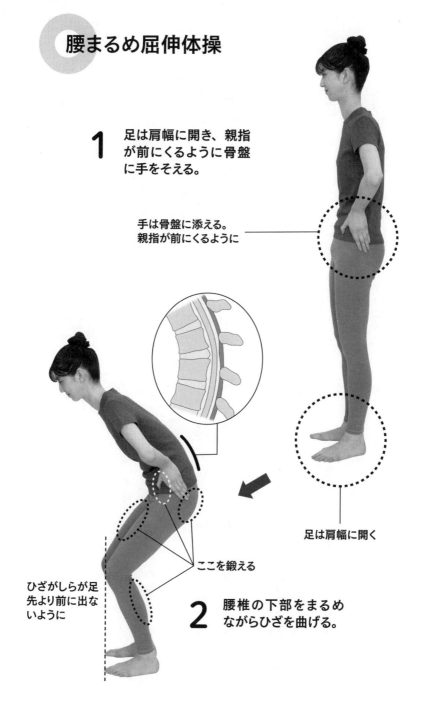

2日間寝るだけで神経のダメージを回復させる

神経が圧迫されない時間をつくる

骨棘《こつきょく》ができたり椎間板《ついかんばん》がつぶれたりして椎間《ついかん》孔《こう》が狭くなっている人は、起き上がった姿勢でいると、神経根《しんけいこん》がさらに圧迫されて神経が傷つきます。そこでおすすめしているのが、「2日間寝るだけ回復法」です。これは、2日間、できるだけ起きている時間を短くして過ごすという、シンプルな回復法です。

体を横にしていれば、上半身の重さがかからないので、起きているときより椎間孔が広がった状態を保てます。さらに腰をまるめれば、より椎間孔は広がります。こうして椎間孔における神経の圧迫をやわらげる時間をできるだけ長くつくることで、神経の回復を促します。やり方のポイントは3点あります。

◎2日間、できるだけ起きている時間を短くする
◎炊事、洗濯、掃除など、家事はなるべくしない
◎買い物は事前に済ませておく

なぜ2日間なのかといえば、**あまり長く寝すぎると、足腰が衰えたり、血液が固まりやすくなったり、肺炎を起こしやすくなったり、さまざまな弊害があるからです。**そのため、2日間が適切だと考えています。また、足腰の衰えや血液が固まるのを防ぐためには、126ページで紹介している足上げ体操を1日3セット実践しましょう。

寝ているときと立っているときの椎間孔の違い

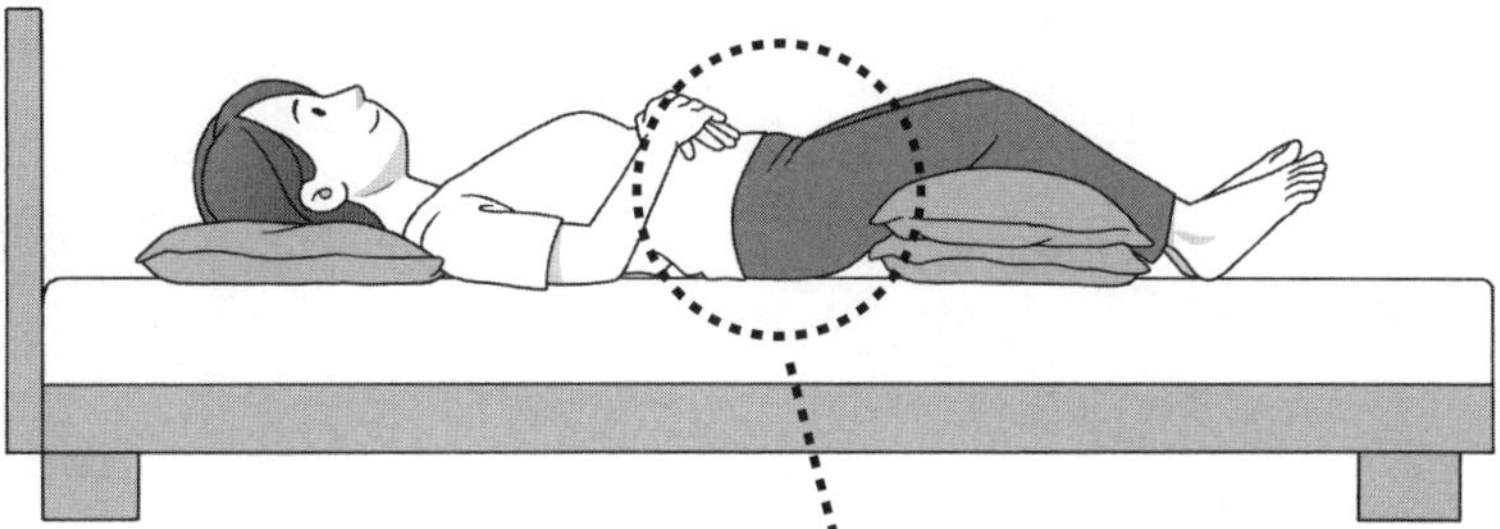

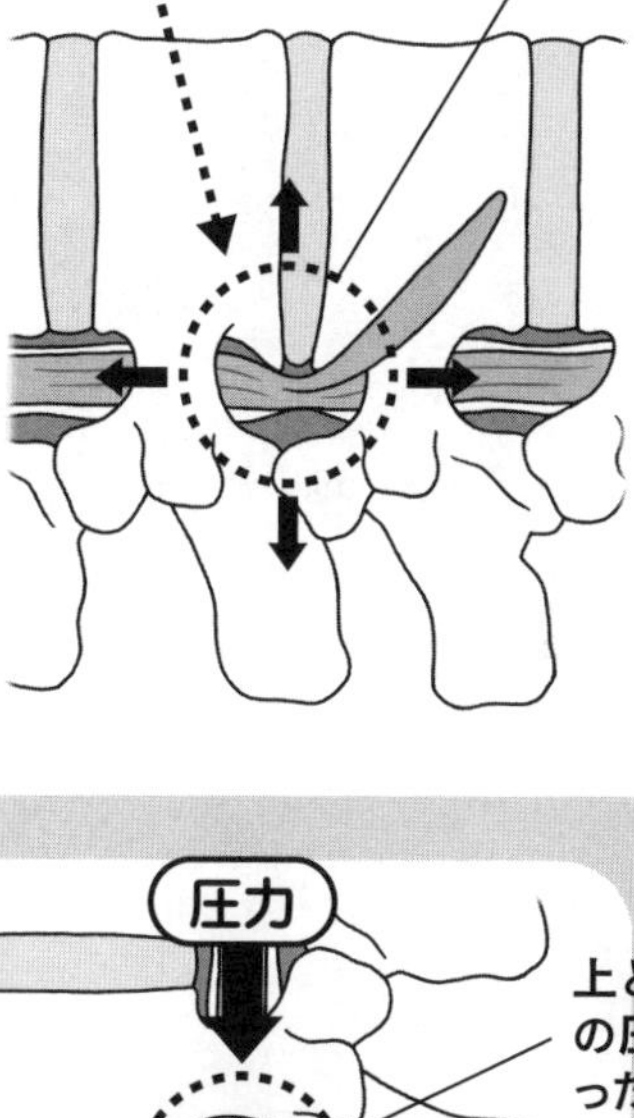

寝ているとき

横になることで上半身の重さがかからず、起きているときよりは椎間孔が広がる。

立っているとき

上半身の重みで椎間孔が狭くなる。上と左右からの圧力によっても神経は傷つく。

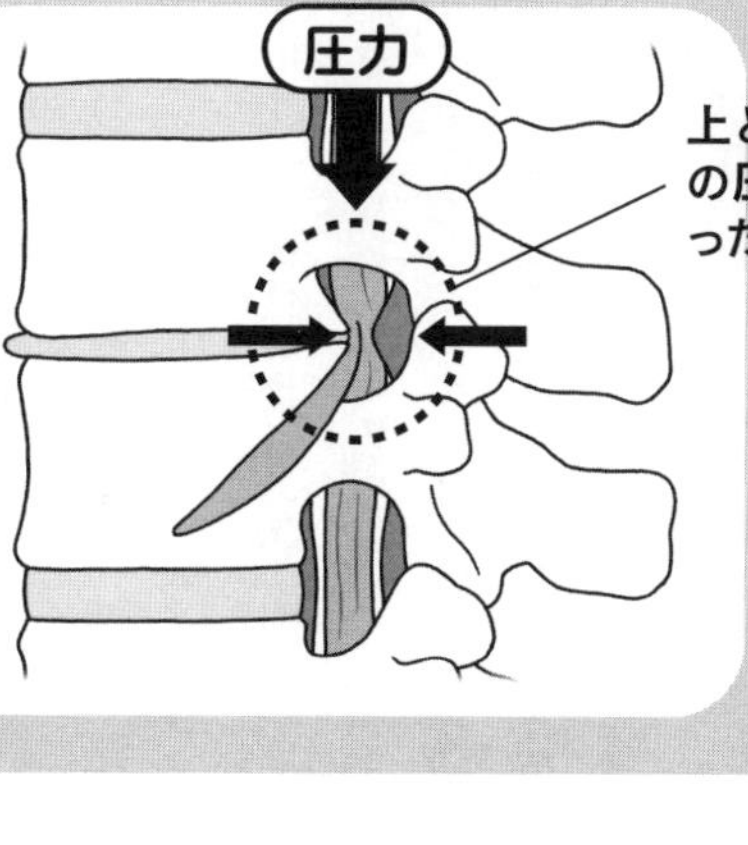

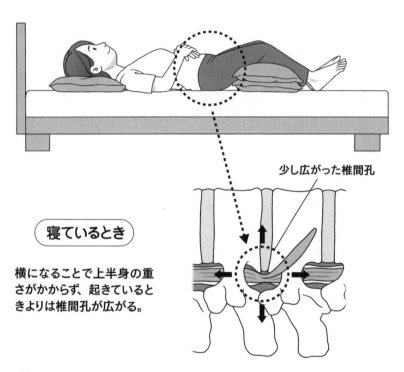

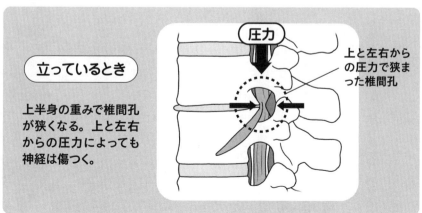

★★★ 付章 ★★★

もっと知りたい！
早く治したい！

脊柱管狭窄症Q&A

脊柱管狭窄症の理解を深め、治療につなげていくなかで、しばしば生じてくる疑問について詳しくお答えします。

Q 脊柱管狭窄症は椎間板ヘルニアとどう違うのでしょうか？

A 前屈のほうが楽なら脊柱管狭窄症です。

脊柱管狭窄症《せきちゅうかんきょうさくしょう》と椎間板《ついかんばん》ヘルニアは、どちらもお尻、太もも、ふくらはぎ、足の裏などに痛みやしびれ、つまり坐《ざ》骨神経痛《こつしんけいつう》を生じさせる病気です。

椎間板とは、椎骨《ついこつ》と椎骨の間をつなぐ軟骨で、かたくて変形もするので脊柱の可動性を担っています。この軟骨の中心部には髄核《ずいかく》と呼ばれるゼリー状の組織があります。

たとえば、激しいスポーツで腰に強い負荷がかけられるなど、なんらかの理由で椎間板に亀裂が入った場合に、この髄核が外に飛び出してしまうことがあります。飛び出してしまった髄核が脊柱管を通る神経を圧迫して、腰痛や坐骨神経痛を引き起こすのが、椎間板ヘルニアと呼ばれる病気です。

24ページで述べたとおり、椎間板がつぶれてはみ出すことは、脊柱管狭窄症の原因にもなりますが、椎間板が大きくはみ出してしまうことのみが原因で神経を圧迫しているのが椎間板ヘルニアです。一方で脊柱管狭窄症は、22～27ページで述べた6つの原因が複合的に絡み合って神経が圧迫される点が異なります。

発症原因の違いにより、発症しやすい世代が異なります。椎間板ヘルニアは10～30歳代の比較的若い世代で発症するのに対して、脊柱管狭窄症の多くは高齢者です。両者は病態が異なるので、間違った知識で体操などを行うと、かえって悪化させてしまう危険があるので注意が必要です。

2つの病気を簡易的に判別する方法があります。立った姿勢で前屈と後屈をしてみましょう。前屈のほうが楽なら脊柱管狭窄症、後屈のほうが楽なら椎間板ヘルニアです。脊柱管狭窄症の場合、前屈すると脊柱管が広がって神経への圧迫が少なくなるため、症状がやわらぎます。一方、椎間板ヘルニアの人が前屈すると、髄核が後ろにはみ出し、神経にさわって症状が出ます。ちなみに、前屈と後屈、どちらもお尻や足に痛みやしびれが出る場合は、脊柱管狭窄症と椎間板ヘルニアを併発している可能性があります。

腰椎椎間板ヘルニア

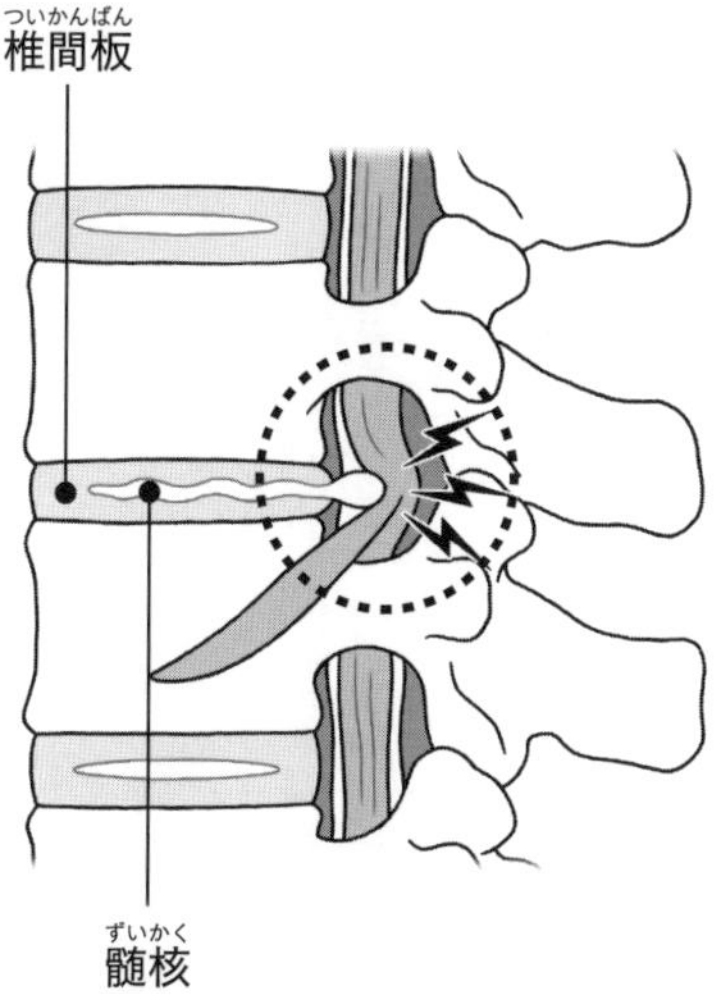

椎間板のなかにあるゼリー状の組織（髄核）が飛び出して神経にさわっている。

Q 下肢閉塞性動脈硬化症は脊柱管狭窄症とどう違うのでしょうか？

A 細かく見ていくと症状に違いがあります。

動脈硬化《どうみゃくこうか》は老化の一種で、血管の壁にコレステロールなどの脂質が沈着して血管内が狭くなったり、血管が弾力性を失ったりするうちにかたくなってしまいます。動脈硬化は血流を悪化させますが、動脈硬化が脳や心臓で起こると、脳梗塞《のうこうそく》や心筋梗塞《しんきんこうそく》の原因になります。そして、動脈硬化が足で起こった場合は、下肢閉塞性動脈硬化症《かしへいそくせいどうみゃくこうかしょう》と呼ばれる病気になるのです。

下肢閉塞性動脈硬化症は、足の動脈が狭くなったり詰まったりすることで血流が滞り、いつも足が冷たい、歩くと足がしびれる、ふくらはぎが痛いといった症状があらわれます。また、脊柱管狭窄症の特徴的な症状の間欠跛行《かんけつはこう》の症状も出てきます。

これらは脊柱管狭窄症の症状と似ており、血管の老化が原因で起こる病気なので、発症しやすい世代が50代以降という共通項もあります。しかし、細かく見ていくと違いがあります。

◎脊柱管狭窄症の症状の特徴

- 杖を突いたり、シルバーカートを押したりすると楽に歩ける
- 歩行中に痛みやしびれのために歩け

なくなるが、立ち止まって腰をまるめて休むと再び歩けるようになる
・歩くより自転車で移動するほうが楽である
・残尿感や、会陰部《えいんぶ》に症状が出ることもある

◎下肢閉塞性動脈硬化症の症状の特徴

・杖があってもなくても、痛みやしびれに違いはない
・歩行中に痛みやしびれで立ち止まることがあるが、立ち止まるだけで回復する
・自転車でも歩きでも、痛みやしびれに違いはない
・残尿感や会陰部の違和感は出ない
・左右の足の色が違う

両者は症状が似ていても治療法はまったく異なるので、専門の医療機関を受診して判別することをおすすめします。

Q どのような薬物療法がありますか？

A 一般的な処方薬のほか漢方薬も有用です。

薬が作用する仕組みはさまざまですが、いずれの薬も症状をやわらげる目的で処方されます。

◎プロスタグランジンE_1製剤

細い末梢血管《まっしょうけっかん》を広げて血流を増加させ、血液をさらさらにする働きがあります。圧迫された神経根の血流改善により、脊柱管狭窄症の症状緩和を期待する薬です。ただし、この薬は、服用してすぐに効果を発揮しないケースも少なくありません。少なくとも6～8週間ほど服用を続けて、症状に改善が見られるか判断しましょう。飲み薬のほか注射タイプもあります。

◎非ステロイド性抗炎症《こうえんしょう》薬（NSAIDs＝エヌセイズ）

抗炎症・解熱鎮痛《げねっちんつう》作用があり、いわゆる痛み止めです。飲み薬は、副作用として胃腸障害があるので、一般的には胃薬といっしょに服用します。そのほか、腎障害、肝障害などの副作用があります。坐薬タイプもあり、飲み薬に比べると胃腸障害の副作用が少なく、即効性が期待できます。また、市販の湿布薬も、非ステロイド性抗炎症薬にあたります。

◎アセトアミノフェン

おもに中枢神経《ちゅうすうしんけい》（脳と脊髄《せきずい》）に作用して、鎮痛や解熱を促します。比較的安全性の高い薬ですが、副作用としては肝障害が挙げられます。非ステロイド性抗炎症薬（NSAIDs）で効果が得られなかった場合や、胃腸が弱い患者さんに対して処方します。

◎ワクシニアウイルス接種《せっしゅ》家兎《かと》炎症皮

膚抽出液

痛みの伝達を抑制する神経経路を活性化することで痛みを抑えます。比較的副作用が少ない薬です。

◎筋弛緩《きんしかん》剤

筋肉の異常な緊張をやわらげて痛みを緩和させます。おもな副作用は眠気、ふらつき、頭痛、めまいです。そのほか、食欲不振や嘔吐《おうと》も挙げられます。

◎抗不安薬・抗うつ薬

不眠、不安、うつなどの症状に対して処方します。そのほかに、抗不安薬（商品名＝デパス、セルシン）は、筋肉を弛緩する作用があるので、筋肉の過緊張が関与する症状に対しても処方します。脊柱管狭窄症に対しても、こうした効果を期待して処方するケースがあります。なかでも、抗うつ薬（商品名＝サインバルタ）は慢性腰痛症に適用となり、脊柱管狭窄症の治療でも使われています。ただし、デパスやセルシンには依存性や耐性の問題があります。サインバルタは、急に服用をやめると、めまいや耳鳴りなどの症状があらわれる場合があります。いずれも、服用や中止にあたっては、医師とよく相談して慎重に判断しましょう。

◎神経障害性疼痛《とうつう》治療薬

脳や脊髄などの中枢神経に作用する薬で、神経障害が原因であらわれる痛みをやわらげます。副作用としては、頭痛、めまい、ふらつき、便秘、口の乾きなどが挙げられます。特効薬とはいえませんが、「効く人には効く」という印象です。

◎ビタミンB_1・B_6・B_{12}製剤

ビタミンB_1・B_6・B_{12}は、不足すると神経障害を招く原因になるので、市販薬を内服するのもよいでしょう。

いずれの薬も、効果には個人差があ

脊柱管狭窄症の薬物療法で使われるおもな薬

プロスタグランジンE_1製剤
●商品名／オパルモン、プロレナールなど

消炎鎮痛薬（非ステロイド性抗炎症薬＝NSAIDs〈エヌセイズ〉）
●商品名／ロキソニン、ボルタレン、セレコックスなど

解熱鎮痛薬（アセトアミノフェン）
●商品名／カロナールなど

ワクシニアウイルス接種家兎炎症皮膚抽出液
●商品名／ノイロトロピン

筋弛緩剤
●商品名／ミオナール、リンラキサー、テルネリンなど

抗不安薬・抗うつ薬
●商品名／デパス、セルシン、サインバルタなど

神経障害性疼痛治療薬（プレバガリン、ミロバガリン）
●商品名／リリカ、タリージェ

ビタミンB製剤
●商品名／メチコバールなど

るので、もし、薬の効果を感じられない場合は、漫然と飲み続けるのではなく、医師に相談してください。また、薬はあくまでも対症療法で、脊柱管狭窄症の原因そのものを解消する働きはないことを留意してください。

そのほか、漢方薬では腰痛や坐骨神経痛に効果を期待できる牛車腎気丸《ごしゃじんきがん》や疎経活血湯《そけいかっけつとう》、足のつりに短時間で効果を発揮する芍薬甘草湯《しゃくやくかんぞうとう》を用いることがあります。

Q 神経ブロック療法とはどのような治療ですか？

A おもに2種類あります。

歯科で、抜歯《ばっし》などのときに、痛みをなくすために麻酔《ますい》をすることがありますが、ブロック注射も基本的には同じ原理です。

おもに2つの方法があります。

1つは硬膜外《こうまくがい》ブロック注射で、これは脊柱管を通る神経の束を包んでいる硬膜という膜の外側（硬膜外腔《こうまくがいくう》）に注射する方法です。

硬膜外腔に向かって針を刺し、局所麻酔薬を硬膜外腔に注入します。すると、薬が硬膜の外側を伝って広がり脊柱管から出て行く神経全体が薬で麻痺して痛みがやわらぎます。

もう1つは神経根ブロック注射で、こちらは圧迫されている神経根のすぐそばに注射する方法です。痛みを起こしている神経が薬で麻痺して痛みがやわらぎます。

神経根ブロック注射は、注射針が神経根に直接ふれるので、瞬間的に電気が走るような強い痛みを伴う場合があります。圧迫されて障害を受けている

硬膜外ブロックと神経根ブロック

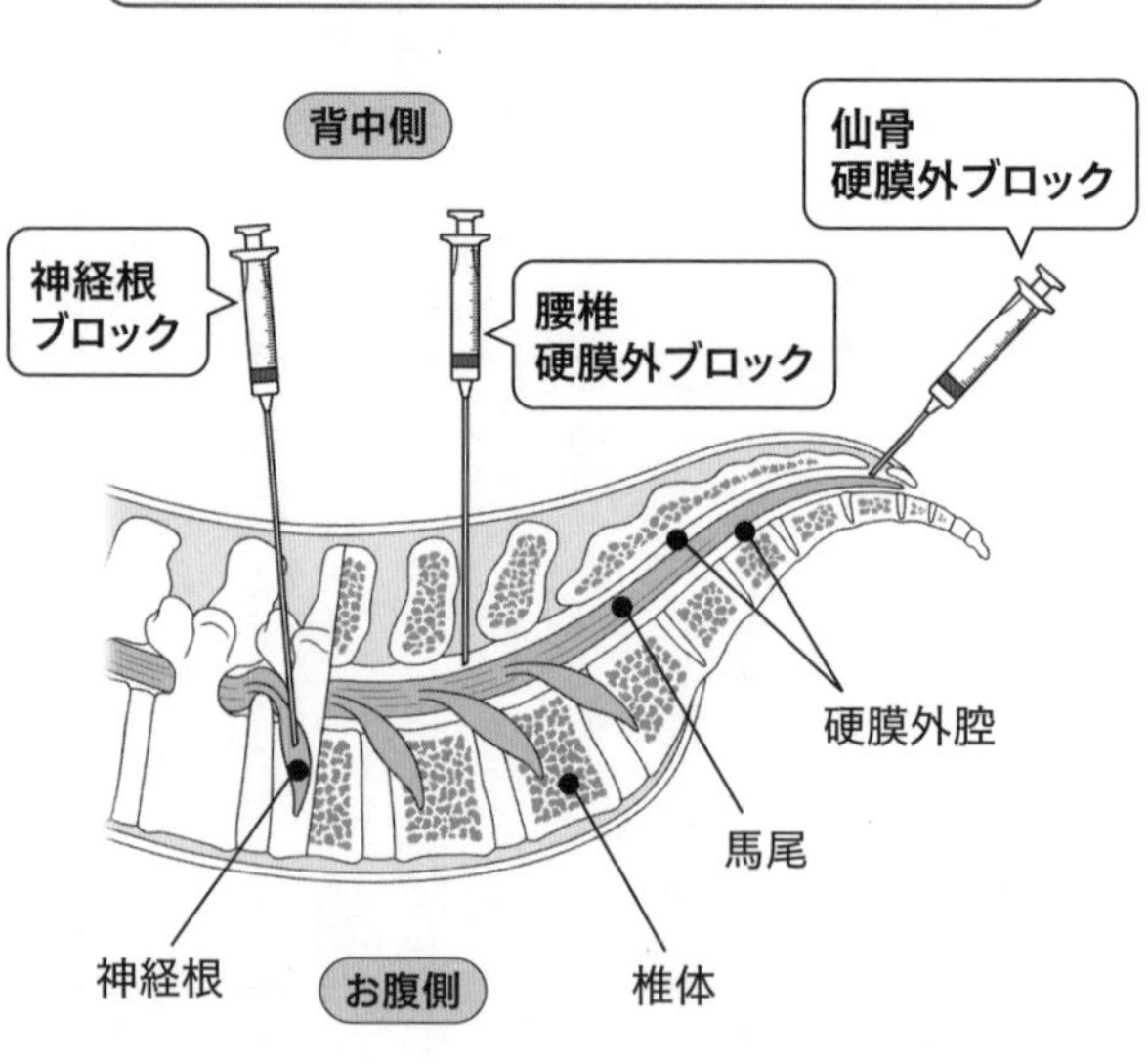

神経根の周囲に、ピンポイントで麻酔薬を注入するため、神経根ブロック注射は硬膜外ブロック注射よりも効果は高いです。

また、神経根ブロック注射で痛みが消えれば、その神経根が痛みの原因だと特定できるので、診断法の1つにもなります。

一般的には硬膜外ブロックを行って効果がない場合に神経根ブロックを行います。

Q 理学療法とはどのような治療ですか？

A 温熱療法などさまざまな種類があります。

温熱療法は、患部を温めることで血流を促し、痛みなどの症状をやわらげることを目指します。具体的には、ホットパック、超短波《ちょうたんぱ》、赤外線などが挙げられます。温泉浴や、使い捨てカイロを腰にあてることも、一種の温熱療法のような効果が期待できます。

そのほか、低周波《ていしゅうは》や干渉波《かんしょうは》を流す電気療法、機器を使って腰椎《ようつい》を引き伸ばして痛みなどの症状をやわらげる牽引《けんいん》療法、緊張してこわばった筋肉をもみほぐして血流を促すマッサージ療法などがあります。

ただし、脊柱管狭窄症の患者さんに効く理学療法は、メソッドとして確立されていないため、スタンダードな治療として取り入れていない整形外科もあります。

58ページで紹介したとおり、私のクリニックでも牽引による治療を行っていますが、整形外科で行っている牽引療法とは考え方が違い、装置もまったく異なります。

Q どんな人が手術を受けるべきでしょうか？

A 生活の質が著しく低下する場合に手術を検討しましょう。

脊柱管狭窄症の患者さんに手術を行う目的は、脊柱管が狭くなったために圧迫されている神経を解放し、痛みやしびれなどの症状をとることです。腰椎の加齢による変化など、根本的な原因を解消するわけではありません。つまり、手術も一種の対症療法です。

基本的に、薬物療法をはじめとする保存療法をやり尽くしたうえで、痛みやしびれなどの症状改善が見られない場合、かつ日常生活に大きな支障が生じている場合に、手術を検討する段階に入ります。同じ症状でも、「大きな支障が生じている」という判断は本人次第で、たとえば仕事をリタイヤしてあまり外出をしない高齢者と、仕事や趣味でこれからも動き回りたいと考えている人とでは、手術の必要性が異ってきます。ですから、患者さん本人が生活の質を考えて、医師と十分にコミュニケーションをとって判断することが肝要です。

一方、医学的に手術が必要と考えられる場合は、大きく2つあります。馬《ば》尾《び》が圧迫されて排尿や排便に支障が出ている場合、もしくは、足の筋肉が低下して、下垂足《かすいそく》（足首に力が入らず、歩行時につま先が下がった状態）になるなど、麻痺が悪化してきている場合です。排尿・排便は生命維持に不可欠な機能であること、また足の筋肉が著しく衰えると転倒して要介護や寝たきりになるリスクが高まるからです。

手術によって症状が改善した方もたくさん見てきましたが、手術はやってみなければわかりません。手術を過度に恐れてはいけませんが、「悪いところを切ったらすべて解決する」という楽観的な考えも誤りです。

手術を受けてから4～5年は7割以上の人が良好な状態を保てるものの、それ以上の長期にわたると、手術による効果が低下するという報告もあります。再発しないためには、本書で紹介しているストレッチや日常生活の工夫を実践しましょう。

Q 症状が強いとき、湿布薬を貼るのは効果を望めますか？

A 炎症を抑えられますが、一時しのぎにすぎません。

湿布薬を貼ると、消炎鎮痛作用のある薬効成分が皮膚から浸透して、貼っている間とその後の少しの間、貼った部分や付近の炎症がやわらいで症状が楽になることがあります。症状が強いときに活用するのもよいでしょう。ただし、傷《いた》んだ神経を回復させるような根本的な改善ではありませんので、効果は一時的に留まります。

また、脊柱管狭窄症で足（お尻、太もも、すねなど）に痛みがあらわれている場合、痛いからといって足に湿布薬を貼ってもあまり効果は望めません。脊柱管狭窄症は腰の脊柱管で神経が圧迫されることによって足に痛みが生じている状態なので、湿布薬は腰に貼るほうが理にかなっています。

なお、痛み止めの薬は湿布薬よりも飲む鎮痛薬のほうが血液をめぐって患部に届いて効果が高いでしょう。

また、薬よりも第2章で紹介した体操のほうがより効果的に患部に働きかけられますのでおすすめです。

Q セルフケアの効果が十分に感じられない場合はどうするべきでしょうか？

A やり方を再確認して継続しましょう。

本書で紹介しているストレッチや、日常生活での工夫は、脊柱管狭窄症を改善するため、あるいは悪化させないためのメソッドなので、効果が実感できないからといって、すぐに止めてしまうのは得策ではありません。ストレッチであれば、やり方が正しくできているか再確認してみる、回数を増やしてみることをおすすめします。痛みやしびれを出さないための工夫も継続してください。

すぐに効果があらわれる人もいますが、脊柱管狭窄症の多くは、腰椎、あるいはお尻（梨状筋《りじょうきん》）、足首に長年負担をかけてきた蓄積により発症しているので、症状改善にあたっても同様に時間がかかるものと考えて、1か月単位の長いスパンで取り組みましょう。

脊柱管狭窄症の症状の出方についても個人差が大きく、さらに同じ人であっても、その日の体の調子、ストレスのかかり具合、天気、気圧など、さまざまな影響を受けるので、日によって痛みやしびれの程度は違ってきます。ですから、痛みやしびれにあまり一喜一憂せずに、1週間程度の単位で、症状の推移を観察しながら、セルフケアを実践し続けてください。

Q セルフケアを挫折せずに続けるコツはありますか？

A 「取り戻したい生活」をイメージしましょう。

セルフケアをしていくモチベーションを継続するためには、目標を設定することをおすすめします。自分が「取り戻したい生活」「やりたいこと」を具体的にイメージしてみてください。

その目標達成への第一歩として、今あなたが症状のせいで日常生活で困っていることは何かを考えてみることから始めていきましょう。

そして、身近な困りごとを克服して、生活の質を向上させていくことが大切です。具体的には、「近所のスーパーまで無理なく行けるようになりたい」「立ち仕事を無理なくこなせるようになりたい」などクリアしやすい目標を立てて、ハードルを高く設定しないことがポイントです。

それがクリアしたら次に高いハードルの目標を設定してセルフケアを続け、さらなる大きな目標に向かって努力を重ねましょう。

巻末収録

ケース紹介!

竹谷内メソッドでしつこい症状を治した4人

ケース1

足首や梨状筋のセルフケアで坐骨神経痛をほぼ解消

ステージ2

Y・Mさん(70代・女性)

Y・Mさんは、以前は介護職員として働き、仕事柄、腰に負担をかけていました。

来院当初は、10分ぐらい歩くと間欠跛行《かんけつはこう》が出ていました。梨状筋《りじょうきん》、足首を押してみると、どちらも痛みがあり、とくに足首は非常に痛がっていて、伺ってみると、過去にひどい捻挫《ねんざ》した経験がありました。

Y・Mさんの場合、当初は腰につっぱりがあり、腰まるめ体操をすると、足のしびれを感じると話されていたので、まずはテニスボールを使った腰ゆるめを実践してもらいました。その後、さらに足首とお尻のセルフケアも追加しました。足首サポーターを装着したところ、「歩くのが楽になった」とすぐに効果を実感したそうです。

ゴルフボールを使った足裏のマッサージも実践しています。また、梨状筋のストレッチとお尻をゆるめるケアも続けています。その後、腰のつっぱりがゆるんだので、イスに座って行う腰まるめ体操にも取り組んでもらっています。

3か月ほど通院した現在は、少しお尻に症状が残るのみ。ほとんど回復されています。今も経過は良好です。

ケース2

すすめられていた手術をせずに睡眠や歩行ができるまで回復

ステージ2

S・Kさん(80代・男性)

S・Kさんは、来院された2か月前に発症。右側は腰とお尻に、左側はお尻から太もも裏、ふくらはぎにかけて痛みがあると話されていました。立っても歩いても痛いとのことで、生活の質を大きく損《そこ》ねていました。また、寝ようと思っても、寝ている姿勢で痛みが出るので、仕方なく座った姿勢で寝ていたそうです。当然、よく眠れない日々が続き、そんなS・Kさんを心配した息子さんのすすめで、来院されました。

もともと整形外科を受診されていて、薬は2種類処方されていました。また、痛みが強かったので、ブロック注射も受けたそうですが、「寝ていても痛い、眠れない」という悩みを訴えたところ、手術をすすめられたそうです。

今は引退されていますが、若い頃は物流ドライバーとして働いていて、重い荷物のもち運びや長時間の運転など、長年の腰への負荷が発症の一因になった可能性があります。

まず、睡眠時は、あお向けならひざの下にクッションをはさんで寝ること、横向きのときはウエストにタオルを敷いて寝るよう指導しました。また、できるだけ腰をまるめて寝てくださいとお伝えしました。S・Kさんのように両足に痛みやしびれが強く出ているタイプは、脊柱管の関与が強い可能性が高いのですが、足首やお尻の影響もかなりあると考えられたので、足首やお尻の治療も並行して行いました。そのほか、本人には、腰まるめ体操を実践すること、梨状筋のストレッチをすること、足首サポーターをつけることをお話ししました。

その結果、眠れるようになり、今は普通に歩行ができています。手術せずに症状が大幅に改善したことをご本人も息子さんも安堵《あんど》されています。

ケース③ 両足にしびれや痛み、灼熱感も。杖や体操で症状が大幅改善！

ステージ3　O・Tさん（70代・男性）

O・Tさんは2か月ほど前にクリニックに来院されました。8年前から右側の足に症状が出始め、1年前からは両足に症状が出るようになったとのことでした。おもな症状は、腰痛、太ももとすねの痛みで、両足のつま先のしびれも常にあり、さらには、10分も歩かないうちに、間欠跛行が出て、歩いているとすねが熱くなる感覚もあらわれるとのこと。なかなか重症といえました。

O・Tさんは茶道師範をされているそうで、畳の上で正座する機会が多く、普段から腰、お尻、足首に負担があったものと思われます。ですので、クリニックでは、腰のほかにも、足首とお尻の施術もしっかりと行うことにしました。O・Tさんは、とくにお尻の梨状筋がかたくなっていました。また、激しい捻挫の経験はないものの、正座をすることが多いせいか足首のゆるみも大きかったです。

O・Tさんは、仕事で出掛けることもある方で、症状のせいで仕事に大きな支障を来しているというお悩みも吐露《とろ》されていました。

ご本人は、痛みやしびれをがまんして生活されていたので、まず症状を出さないことの大切さを理解してもらい、正座はなるべく控えることをおすすめしました。また、外出時には杖と足首サポーターを使ってもらいました。また、イスに座って行うお尻のストレッチと、床に座るシチュエーションでは、正座でできる腰まるめ体操を取り入れてもらいました。

O・Tさんは、来院された時点では症状は重いほうでしたが、クリニックでの施術とセルフケアを3か月ほど続けてもらったことで、当初の症状を10とすると、いまは3程度まで軽くなっています。

仕事への支障も軽くなって、喜んでいます。

ケース4

太もものしびれが消えて犬の散歩もできるようになった

ステージ1

A・Hさん(60代・女性)

A・Hさんは家庭菜園を楽しんでいて、日頃から腰に負担がかかる中腰の姿勢をとることが多いそうです。また、現役時代はスーパーの品出しの仕事をしていて、たくさんの荷物を上げ下げする機会も多くあったとのことです。

彼女の場合、半年前から左のお尻とふくらはぎの痛み、足先のしびれが出ていて、さらに腰にも強い痛みがあると訴えていました。話を聞くと、2年前に腰を痛めた経験があるとのことでした。

日々の生活では、イスに長く座ったあとに立ち上がると腰が曲がったままになって伸びなくなると悩んでいました。また、寝ているときに、あお向けから寝返りをうとうとすると、腰に痛みが出る、ふくらはぎがつりやすいと語っていました。

診察をするとO脚が認められ、また両足の前距腓靭《ぜんきょひじん》帯《たい》や足根管《そっこんかん》を押してみると、どちらも痛みがあり、足首の関与が疑われたので、足首サポーターの使用をすすめました。本人は足首に不調を感じていませんでしたが、実際に装着してみると歩きやすくなったとのことでした。お尻の筋肉もかたく、梨状筋をゆるめる施術も行いました。

イスに座って行う腰まるめ体操を1日3セットとゴルフボールを使って足裏をほぐすセルフケアも続けているそうです。

現在は通院歴4か月で、1週間に1回通院されていますが、お尻とふくらはぎの痛みがほとんどなくなり、現在は足先のしびれが少し残る程度。こむら返りもなくなり、犬の散歩も1時間ほどできるようになったそうです。施術だけに頼らず、ご本人がしっかりセルフケアを続けて成果があらわれています。犬の散歩など体を動かす習慣は今後も継続していただきたいです。

【著者】
竹谷内 康修（たけやち・やすのぶ）

竹谷内医院院長。整形外科医・カイロプラクター。東京都生まれ。2000年に東京慈恵会医科大学卒業後、福島県立医科大学整形外科へ入局。3年間臨床に携わる。2003年、米国のナショナル健康科学大学へ留学し、カイロプラクティックを学ぶ。2006年、同大学を首席で卒業。2007年、東京駅の近くにカイロプラクティックを主体とした手技療法専門のクリニック（現・竹谷内医院）を開設。腰痛、腰部脊柱管狭窄症、肩こり、首の痛み、腕のしびれ、関節痛などの手技治療に取り組む。また、雑誌、新聞、テレビなど多数のメディアで健康関連のトピックをわかりやすく解説している。祖父、父は日本におけるカイロプラクティックのパイオニア。著書に『頸椎症の名医が教える 竹谷内式首トレ』（小社刊）、『脊柱管狭窄症を治す 竹谷内式100点法』（さくら舎）、『最新版 腰をまるめて自分で治す! 脊柱管狭窄症』（宝島社）などがある。

【参考文献】
萩原祐介著『しつこい坐骨神経痛 腰痛は足首テーピングでよくなる』（河出書房新社）、紺野愼一・矢吹省司監修『別冊NHKきょうの健康 シニアの脊柱管狭窄症 痛みと不安を解消する!』（NHK出版）、菊地臣一編集『プライマリケアのための腰部脊柱管狭窄 外来マネジメント 改訂版』（医薬ジャーナル社）、田村睦弘監修『図解でわかる 坐骨神経痛』（主婦の友社）、矢吹省司ほか：特集 ロコモの視点を交えた腰部脊柱管狭窄症疫学、LOCO CURE Vol.1 no.3:20-25,2015

【スタッフ】
カバーデザイン　柿沼 みさと（カキヌマジムショ）
本文デザイン&DTP　島崎 幸枝
撮影　谷山 真一郎
ヘアメイク　川原 恵美
モデル　丹羽 奏恵（オスカープロモーション）
イラスト　勝山 英幸
編集協力　神田 綾子、中尾 道明
編集制作　株式会社 風土文化社

名医《めいい》が教《おし》える
自分《じぶん》で治《なお》す 脊柱管狭窄症《せきちゅうかんきょうさくしょう》 改善《かいぜん》トレ

初版第一刷　2024年6月30日

著　者　竹谷内康修
発行者　小宮英行
発行所　株式会社 徳間書店
〒141-8202 東京都品川区上大崎3丁目1番1号 目黒セントラルスクエア
電話　【編集】03-5403-4350／【販売】049-293-5521
振替　00140-0-44392

印刷・製本　株式会社 広済堂ネクスト

ISBN978-4-19-865792-5